百例疑难病症中医医案集萃

刘敬霞 主编

全国百佳图书出版单位
中国中医药出版社
·北 京·

图书在版编目（CIP）数据

百例疑难病症中医医案集萃／刘敬霞主编 . --北京：
中国中医药出版社，2025.3.
ISBN 978 – 7 – 5132 – 9305 – 1

Ⅰ. R249.7

中国国家版本馆 CIP 数据核字第 20252CP421 号

中国中医药出版社出版

北京经济技术开发区科创十三街 31 号院二区 8 号楼
邮政编码　100176
传真　010 – 64405721
保定市西城胶印有限公司印刷
各地新华书店经销

开本 710×1000　1/16　印张 19.25　字数 331 千字
2025 年 3 月第 1 版　2025 年 3 月第 1 次印刷
书号　ISBN 978 – 7 – 5132 – 9305 – 1

定价　78.00 元
网址　www.cptcm.com

服 务 热 线　010 – 64405510
购 书 热 线　010 – 89535836
维 权 打 假　010 – 64405753

微信服务号　zgzyycbs
微商城网址　https://kdt.im/LIdUGr
官 方 微 博　http://e.weibo.com/cptcm
天猫旗舰店网址　https://zgzyycbs.tmall.com

如有印装质量问题请与本社出版部联系（010 – 64405510）

《百例疑难病症中医医案集萃》编委会

主 编

刘敬霞

副主编

常 昊 孔 娟 关 芳

编 委

(以姓氏笔画为序)

马金梅 王 娜 史 欢 朱惠婵

刘 玲 李 娜 李巧玲 张 瑜

张易从 张昭璐 郑立江 柳安宁

学术秘书

张易从

序

20世纪90年代我从中医院校毕业，被分配到三级综合医院，至今已经从事了近10年的西医临床工作。从消化科到呼吸科，再到心血管科，还有儿科和急诊，其间我很少用中医方法诊治疾病，只是在遇到一些辨证典型、治疗比较棘手的病证时，我会一边温习中医经典条文，一边开出中药方，并观察和记录患者在西医治疗方案没有调整的情况下，应用中药后的临床反应，可以发现应用中药治疗往往会取得峰回路转、意想不到的作用，打开病情症结，临床收获良效。比如在消化科，我用附子理中汤治疗每天凌晨1~3点胃痛发作的消化性溃疡患者、用温脾汤治疗顽固性便秘患者，在呼吸科用射干麻黄汤治疗支气管哮喘患者，在心血管科用真武汤治疗心力衰竭患者，在儿科用麻杏石甘汤治疗感冒高热的患儿，在急诊科用麻黄细辛附子汤治疗体弱又感冒发热的患者，在重症监护病房用参附注射液治疗应用多巴胺后血压仍然不能上升的休克患者。后来，我考取了河南中医药大学的硕士研究生，师从李建生教授，攻读方向为中医药防治老年病研究，学习了老师治疗老年患者"时刻顾护气阴，不可攻伐太过"的学术思想，对我后来的临证用药和组方思路有非常重要的指导作用。再后来，我又去北京中医药大学攻读博士学位。博士毕业后我在河南中医药大学第一附属医院从事临床工作，病房医生用药多以中药为主，有时候也会用一些必要的西药或者中成药，可能因为自己的中医功底不深，所以当时对中医的案例学习和总结不够。年届四十，我到中国中医科学院博士后工作站进站学习，师从姚乃礼研究员，其间有幸参与了老师负责的国家科技支撑项目研究，整理了 102 位名中医的临床经验和学术思想，深感医案记录和学习对中医传承、发展和研究的重要价值和作用。作为医者，我们尤其要重视临床医案的保存和整理，记录医案、解析医案、交流医案、挖掘医案、研究医案，基于经典、突破经典，形成新知，才可能在当下及更长远的将来，成为中医守正创新在理论创新方面的一个突破口。

刘敬霞

2023 年 12 月

前 言

　　2016 年，银川易德中医医院成立以来，我们的患者几乎都接受"纯中医"方法治疗，包括 2020 年年初感染新冠病毒的患者，我们分析西北的疫毒多为寒湿侵袭，"大白肺"（肺部影像学检查呈现大面积的白色高密度影）是外寒内饮所致，辨证选用荆防败毒散合小青龙汤为主方。我们发现患者的检查结果几乎都有 D - 二聚体水平升高，意识到疫毒引起了血瘀（西医的血液高凝状态），即邪入营血，于是在常规辨证的基础上，加用活血化瘀之品，患者入院 3 ~ 4 天，肺部感染基本控制，1 周基本能够痊愈出院。无论是重病、慢性病患者，还是比较危急的患者，通过患者的疗效，验证了中医独特的作用和优势。但是在共性辨证论治的基础上，每一个医案都是不一样的，在遇到棘手的病情时，一条切合临床经典条文的指导、一个更为准确的方药加减变化、一种更具有神奇作用的非药物治疗方法……总能在关键时候让诊疗走出困境，使患者转危为安。为此，在前期编写《刘敬霞临证医案集·常见疑难病症篇》的基础上，我们对刘敬霞教授（下文称刘教授）临床取得显著效果、开展过案例分享的 100 例医案加以记录并逐一进行总结，真实展现我们诊治疾病的思路、方法和经验，并结合中医文献和理论进行解析，整理编写成《百例疑难病症中医医案集萃》一书，以和大家交流、讨论、共勉、提高。

一、编写目的

　　中医医案是中医治病时对有关症状、处方及用药的连续记录，是理、法、方、药综合运用的具体反映形式，最能切实反映中医辨证论治的精神及个体化治疗的特色。医案作为中医诊疗资料的一种特殊载体，不仅是单纯的医疗记录，更是医家诊病技艺、辨证思路、诊疗经验的体现。历代中医名家丰富的临诊经验多以医案这一重要载体来传承和发扬，后世医家也从中汲取精华，运用于自己的临床实践。医案在中医学术承前启后的发展中发挥了不可替代的作用。银川易德中医医院医生团队2022年编写《中医常见疑难病医案实录》一书的时候，提出编写医案的目的在于：一是记录第一手临床资料；二是验证和充实中医理、法、方、药；三是开拓辨证论治思路；四是挖掘理论创新源泉；五是构建中医学术研究的资料库。和《中医常见疑难病医案实录》一书不同的是，我们在《百例疑难病症中医医案集萃》中所选取的案例是对疑难案例开展床边大查房所讨论的案例，代表着病证的一个阶段和过程，是"往前走"的案例记录方式；而且本书编写的医案是临床取得显著效果的案例，在分享诊疗结果的基础上，再对医案进行"回头看"，从医理上对医案进行解析。本书编写的目的有以下几个方面。

1. 重视中医理论的学习和应用。我们所记录的每一个成功案例，是在综合分析病情，紧扣中医病机，从复杂的诊治头绪中抓到关键点，切合邪正虚实，寒热真假，分析病情，选方用药，药到即效。比如一例黄疸患者，肤色黄如橘子、呕吐剧烈、皮肤瘙痒、脉象弦滑，根据黄疸阴阳辨证，辨为阳黄－热重于湿，用方茵陈蒿汤，用药第二天，呕吐就减轻了，其中就贯彻了中医辨证黄疸的理论指导。

2. 增强中医治疗急危重症的信心。我们对临床治疗棘手的案例，或者变化比较快、病情不稳定，甚至容易出现危重情况的患者，结合中医理、法、方、药进行分析，只要抓对关键病机，中医治疗急危重症患者效果立见。比如一例慢性阻塞性肺疾病患者，中医诊断为肺胀，每到凌晨 1~3 点发作呼吸困难（喘憋），我们结合十二时辰对应五脏六腑的理论，从肝论治，采取"佐金平木"的治疗思路，调整方药后患者当晚喘憋就得到减轻，病情向好转变。

3. 探寻中医辨证和临床指标的对应关系。中医的特点和辨证体系是"证"的确立和治疗，西医关注的是检测指标的异常和改变。守正创新，需要在中医辨证和检查指标之间探寻一种可能存在的关系，医案是寻求这个关系的突破点，可以以一观三，以三及十，进而总结现象，开展研究，形成规律性认识，创新性地构建所存在的对应关系，这个对现在以及将来中医的发展至关重要。

二、内容和特点

《百例疑难病症中医医案集萃》每个医案的内容由以下三部分组成。

第一部分：临床资料。主管医生（医案记录和编写者）对病历资料进行书写，内容包括患者的病史和诊疗经过、临床表现，主要的辅助检查、体格检查，中医诊断和辨证分型，中医诊断辨证依据。

第二部分：诊疗过程。记录首诊治疗运用的方药，以及患者的病情变化；二诊治疗方案的调整，以及调整方案后患者病情的改善情况；三诊和四诊在二诊基础上的思路和方药，以及取得的显著效果。

第三部分：医案解析。针对上述案例治疗思路和临床用药的调整，这一部分内容从文献学习、诊疗分析、效果见验、临床体会等几个方面进行回顾和分析，以领悟和升华中医诊疗疾病理、法、方、药方面的认识和应用。

三、编写和致谢

本书在编写过程中，银川易德中医医院的全体医生均参与了医案的记录、分享、解析，集思广益，认真参与每一次编委会的讨论，并提出合理的修改意见，最后完成写稿、校稿、统稿和定稿，感谢医生团队；特别感谢中国中医药出版社黄春雁老师的大力帮助；感谢银川易德中医医院提供书稿出版的全部费用，以及医院所有辛勤工作、为中医药事业发展而奋斗的每一位工作人员；感谢每一位关注、支持我们的同道中人；感谢患者对中医诊疗的信任和选择，是你们提供了最为宝贵的临床资料，对抗疾病，护佑身体，获得健康，您和我们，从来都站在一起。

虽然我们对本书的编写十分重视，但由于学识有限，书中缺点和错误在所难免，对医案的解析还有很多不到位的地方，敬祈读者不吝指正，以便改进，为后续编写质量的提高而不断努力。

本书可供所有从事中医医疗的工作者参考使用；也可用于中医院校的临床教学；对于西医临床医生，同样不失为一本可以参考阅读以扩展思路和提高临床能力的医学书籍。

《百例疑难病症中医医案集萃》编委会

2023 年 12 月

目 录

第一部分　肺病医案

一、培土生金法治疗肺大疱

(一) 临床资料

1. 病例

[**病史**] 患者王某，女，67岁。主诉：胸闷气短间作4个月，加重半个月。患者自诉4年前劳累后出现胸闷气短症状，伴乏力，就诊于当地医院查胸部CT提示肺大疱，其间患者每因劳累及受凉后上述症状加重，多次于当地医院住院治疗以缓解症状。半个月前，患者不慎受凉后再次出现胸闷气短症状，且症状较前加重，活动后喘促，夜间阵发性咳嗽，咳少量白色黏痰，咽干咽痒，怕冷明显，疲乏无力，口干口苦，偶有心慌心悸，偶有心前区刺痛，情绪焦虑、急躁，手足心热，全身易汗出，纳差，胃脘部胀满不适，反酸、烧心、呃逆时作，小便偶有烧灼感，大便干结 (3～4日1次)，夜眠差，入睡困难，夜梦多。舌淡红，苔白腻，脉弦滑。

[**辅助检查**] 胸部CT：①左肺上叶尖段局部支气管轻度扩张；②右肺上叶前段肺大疱。血常规：白细胞计数 3.52×10^9/L↓，中性粒细胞百分比40.5%↓，淋巴细胞百分比47.0%↑，嗜酸性粒细胞百分比8.5%↑，平均红细胞血红蛋白浓度313g/L↓，血小板计数 325×10^9/L↑。血糖、肾功能未见明显异常。肝功能：总蛋白62.0g/L↓，白蛋白37.3g/L↓。尿常规、便常规未见明显异常。心脏彩超：静息状态下，左心室舒张功能减退，三尖瓣、肺动脉瓣微量反流。甲功五项未见明显异常。

[**体格检查**] 体温36.5℃，脉搏64次/分，呼吸16次/分，血压122/80mmHg。神志清晰，发育正常，营养中等，表情自如，自主体位，步态正常，精神欠佳，查体合作，对答切题。全身皮肤黏膜无黄染，未见皮疹及出血点，无肝掌和蜘蛛痣。全身浅表淋巴结未扪及肿大。咽部充血、水肿，双侧扁桃体无肿大，咽后壁可见散在大小不等滤泡，悬雍垂居中。颈部僵硬，颈静脉不充盈，颈前区视诊略饱满，气管居中，双侧甲状腺无肿大，触诊光滑。胸廓无畸形，乳房两侧对称，呼吸运动两侧对称，双侧语颤正常，右肺上叶语颤减弱，呼吸节律规整，左肺叩诊呈清音，右肺上叶叩诊呈过清音，呼吸音低，两肺可闻及痰鸣音。心尖搏动位于左侧第5肋间左锁

骨中线内0.5cm，心尖部无震颤、无摩擦感，心脏浊音界无扩大，心率64次/分，心律齐，心音有力，各瓣膜听诊区未闻及病理性杂音。

2. 中医诊断

肺胀（肺脾气虚，兼有痰湿证）。

3. 中医诊断依据

依据患者胸闷气短，活动后喘促，夜间阵发性咳嗽，咳少量白色黏痰，咽干咽痒，怕冷明显，疲乏无力，舌淡红，苔白腻，脉弦滑，辨病属中医学"肺胀"范畴，综合辨证为肺脾气虚，兼有痰湿证。

（二）诊疗过程

首诊：患者咽部略充血、水肿，考虑外感表邪，遵循"急则治其标"的原则，给予中药汤剂以疏风解表、稳定心律为主，方选荆防败毒散合炙甘草汤，用药有荆芥、防风、羌活、独活、桂枝、麻黄、生地黄、麦冬、炙甘草、阿胶等。3剂，日1剂，水煎服。

二诊：查体见患者咽部无明显充血，自觉胸闷气短较前改善，心慌心悸症状较前好转，但仍感纳差，食少，胀满不适，夜间反酸、烧心，按压腹部脐下2寸有压痛、质硬，考虑患者胃下垂，调整中药汤剂以健脾补肺、运化痰湿之邪，在补中益气汤的基础上加紫菀、白前、款冬花、前胡、百部、旋覆花、煅瓦楞子等化痰止咳中药。4剂，日1剂，水煎服。

三诊：患者胃脘部胀满改善，进食增多，反酸、烧心改善，怕冷明显，手足心热，易汗出，结合患者年事已高，考虑肝肾亏虚，予以补中益气汤合左归丸合柴胡疏肝散。3剂，日1剂，水煎服。

四诊：患者手足心热改善，汗出减少，无明显恶寒，情绪稳定。继续给予上方巩固治疗。

（三）医案解析

1. 文献学习

肺胀病名出现在中国现存最早的医学著作《黄帝内经》中，书中有言："肺胀者，虚满而喘咳。"《圣济总录》认为肺胀的病因主要是肺虚和肺实热。巢元方《诸病源候论》中指出肺胀的发病机制，认为："肺虚为微寒所伤，则咳嗽，嗽则气还于肺间，则肺胀，肺胀则气逆，而肺本虚，气为不足，复为邪所乘，壅痞不能宣畅，故咳逆短乏气也。"后世在对肺胀的认识上不断发展，朱震亨就认为肺胀的发生与痰瘀互结阻碍气道密切相关。对于肺胀的辨证施治，李用粹《证治汇补·咳嗽》提出肺胀当分虚实，说："又有气散而胀者，宜补肺，气逆而胀者，宜降气，当参虚实而施治。"肺胀的主要症状表现为胸部膨隆、憋闷如塞、喘息上气、咳嗽痰多，甚者神昏、痉厥、喘脱等，相当于西医学的肺气肿、慢性阻塞性肺疾病（简称慢阻肺）等。

2. 诊疗分析

肺主气，司呼吸，宣发肃降，通调水道；脾主运化水液，输布津液。肺吸入自然界之清气，与脾运化的水谷之精结合，生成宗气。肺脾气虚，则运化失司、宗气不足，故而出现胸闷气短、乏力、神疲、语声低微等不适。治疗以"培土生金"为原则。刘教授治疗肺大疱重视肺和脾的关系，脾脏位于中焦，脾气散精，上输于肺，若脾虚不能运化水谷精微，导致痰湿内生，痰湿阻于肺，则肺气虚损，故见胸闷气短症状。故在治疗中健脾气、补肺气、化痰湿，促进肺脏和脾脏功能的恢复，脾气散精于肺，肺气充足，痰得以出，故而减轻胸闷气短等症状。

3. 效果见验

刘教授治疗肺大疱患者，以"培土生金"为法，善用补中益气汤，方中重用黄芪、人参等补益佳品，同时善用炒白术、升麻、柴胡、陈皮、山药等药物以健运脾胃，半夏、旋覆花等药以防补益太过阻碍脾运。针对患者兼症：痰多质黏，不易排出者，在方中加入化痰止咳药，如款冬花、白前、紫菀、百部等；痰黄质黏者加川贝母；对于气逆不能下降者，可用三子养亲汤以增强化痰功效。通过以上治疗方法治疗肺大疱患者效果显著。

4. 临床体会

肺大疱患者轻者可无明显症状，但随着病情的发展，肺泡壁破裂，可能出现气胸、肺气肿等严重并发症。因此，在发现肺大疱时应该予以重视，积极治疗，提高肺脏功能，避免严重并发症的出现。

二、温化寒饮、稳心复脉法治疗肺炎并发心律失常

（一）临床资料

1. 病例

[**病史**] 患者马某，女，88岁。主诉：咳嗽、咳痰，胸闷气短40天，加重1周。于2023年2月27日以"肺部感染"入院，入院症见：咳嗽、咳痰时作，咳白色黏痰，不易咳出，胸闷气短明显，心慌心悸，头晕头昏，疲乏无力，胃脘部胀满，恶心，纳差，腹胀明显，偶有四肢水肿，睡眠欠佳，入睡困难，大便干结，小便量少。舌质红，苔白腻，脉浮紧。

[**辅助检查**] 胸部CT：①左肺下叶不均匀实变影，考虑肺部感染病变，建议对症治疗后复查；②双肺间质增生，双肺多发纤维增殖病灶，左肺为

主，病灶局部胸膜粘连；③双肺多发肺大疱，肺气肿；④心脏体积增大，肺动脉高压。腹部彩超：肝硬化性改变，慢性胆囊炎、胆囊结石（多发），脾大，门静脉、胰、双肾未见明显异常。心电图：心房颤动（过速型），室性早搏（偶发），肢导低电压，QTc 间期延长，心率 115 次/分。尿常规：白细胞（＋）。血常规：中性粒细胞百分比 72.3%↑，淋巴细胞百分比 12.7%↓，红细胞计数 $3.23 \times 10^{12}/L$↓。

［体格检查］体温 36.3℃，脉搏 78 次/分，呼吸 18 次/分，血压 106/73mmHg。神志清晰，发育正常，营养中等，表情自如，自主体位，步态正常，精神欠佳，查体合作，对答切题。全身皮肤黏膜无黄染，未见皮疹及出血点，无肝掌和蜘蛛痣。全身浅表淋巴结未扪及肿大。唇暗红，口腔黏膜无溃疡，咽喉充血、水肿，双侧扁桃体无肿大，悬雍垂居中。颈软，颈静脉不充盈，气管居中，双侧甲状腺未触及肿大。桶状胸，乳房两侧对称，呼吸运动两侧对称，双侧语颤正常，呼吸节律规整，两肺叩诊呈浊音，呼吸音粗，双下肺可闻及湿啰音。心尖搏动位于左侧第 5 肋间左锁骨中线内 0.5cm，心尖部无震颤、无摩擦感，心脏浊音界无扩大，心率 78 次/分，心律不齐，心音低钝，心音强弱不等，各瓣膜听诊区未闻及病理性杂音。

2. 中医诊断

咳嗽（风寒袭肺，兼有痰湿证）。

3. 中医诊断依据

患者主要临床表现为咳嗽、咳痰，咳白色黏痰，不易咳出，故辨为"咳嗽"。患者既往有慢阻肺、心房颤动、胸腔积液、肝硬化腹水等病史多年。本次发病是因为感受风寒后出现咳嗽、痰多、不易咳出，痰阻于肺而出现胸闷气短、心慌心悸等症状。查体咽部充血明显，外邪侵袭机体，先由口鼻而入，结合舌苔、脉象，综合辨证为风寒袭肺，兼有痰湿证。

（二）诊疗过程

首诊：患者入院测血氧饱和度偏低，心率明显增快，伴有喘息，给予氧气吸入，3 升/分以增加体内的氧气供应，改善机体缺氧状态；予静滴维生素 C、维生素 B₆ 以免疫调节和辅助治疗。患者双下肺可闻及湿啰音，胸部 CT 提示肺部炎症，予静滴注射阿奇霉素 0.5g 抗感染。中药汤剂先以疏风散寒、宣肺止咳为主，兼以化痰逐饮，方选荆防败毒散加紫菀、白前、款冬花等化痰止咳药；同时加炙甘草汤稳定心律；患者胸腔积液，喘满明显，稍加葶苈子泻肺平喘。4 剂，日 1 剂，水煎服。

二诊：患者胸闷气短明显改善，腹胀好转，食欲增加，心悸心慌较入院时好转，睡眠欠佳，大便可，小便较前增加，无明显水肿。调整中药汤剂以益气扶正、养心安神为主，以补中益气汤合炙甘草汤加减，加酸枣仁、远志、柏子仁等养心安神药。3剂，日1剂，水煎服。

三诊：患者症状明显好转，脉率稳定，无明显心慌心悸，无咳嗽，胸闷气短明显好转，睡眠改善。继续给予上方巩固治疗。嘱患者注意避风寒，防止病情反复。

（三）医案解析

1. 文献学习

《黄帝内经》对咳嗽的成因、症状、证候分类、病理转归及治疗等问题进行了较为详细的论述，如《素问·咳论》即认为咳嗽是由于"皮毛先受邪气"所致，又指出"五脏六腑皆令人咳，非独肺也"，强调外邪犯肺或脏腑功能失调，病及于肺，均可以导致咳嗽。咳嗽的分类，历代论述甚多，《素问·咳论》以脏腑命名，分为肺咳、心咳、肝咳、脾咳、肾咳等，并且描述了各类不同证候的特征。《诸病源候论·咳嗽候》有十咳之称，除五脏咳外，尚有风咳、寒咳、久咳、胆咳、厥阴咳等。

咳嗽的范畴包括西医学的急性肺炎等。西医学主要应用抗生素、祛痰止咳药物来治疗该疾病，但由于抗生素滥用使机体产生耐药性，导致患者咳嗽久治不愈，反复发作，增加临床治疗困难。中医学认为，无论是肺脏本身气血亏虚，还是外感六淫之邪侵袭肺脏，均可使肺失宣发肃降，引起咳嗽，因此治疗应以宣通肺气为主。

2. 诊疗分析

咳嗽分外感、内伤两大类，但因环境差异、个人体质、病程长短及年龄等不同因素，现在很多患者都表现为虚实夹杂，只是在疾病发展的不同阶段，邪实和正虚的侧重点不同。刘教授认为咳嗽首辨表里，通过多年的临床经验发现，可以通过看咽喉是否红肿、充血来辨表证是否存在。若咽喉红肿、充血明显，伴有扁桃体肿大、充血，说明近期新感外邪，治疗的侧重点则以解表邪为主，在处方用药时君药则以解表药为主，稍佐辅助正气之品，达到祛邪而不伤正的目的。针对本例患者，因年老病久，存在胸腔积液，故在宣散表邪的同时，使用化痰逐饮药物以消除积液，达到清肃肺脏的目的，进而提高血氧饱和度，纠正缺氧。又因患者既往有快速型心律失常病史，本次因复感外邪而诱发，故处方佐以稳心复脉的炙甘草汤以稳定心律，减少氧气的消耗，从而改善症状。

3. 效果见验

刘教授通过分析病史，分清主次，根据病邪的主次不同、治疗的侧重点不同，治以疏风散寒祛表邪、化痰逐饮消积液、稳心复脉养心神之法，从而达到治疗目的。

4. 临床体会

临床针对长期慢性肺病反复感染的患者，先祛其邪以解决外邪及内邪的困扰，再根据内在病邪及正气虚损的情况，或化痰饮，或养气血，或健脾气以扶助正气，增强免疫功能，避免再次感邪而发病，临床治疗效果显著。

三、急则治标、缓则治本论治慢性支气管炎

（一）临床资料

1. 病例

[病史] 患者李某，女，58 岁，2023 年 7 月 17 日入院。主诉：咳嗽、咳痰间作 3 年余，加重伴气短、乏力半个月。患者诉 3 年前受凉后出现咳嗽、咳痰，咽部干痒，咽痛，无发热、恶寒等症状，未予以重视。其间咳嗽、咳痰反复发作，每年间断咳嗽 3 个月余，严重时自行口服化痰止咳中药缓解症状。2023 年 1 月患者感染新冠病毒后咳嗽、咳痰较前加重，自行口服化痰止咳药（具体不详）后症状缓解。半个月前患者夜间受凉后再次出现咳嗽、咳痰症状，痰多，呈白色黏稠痰，偶有痰中带血，无明显发热、恶寒，自觉乏力气短明显，今日于我院就诊。行胸部正侧位片检查：①主动脉迂曲，双肺纹理稍增强，请结合临床，必要时做 CT 进一步检查；②胸椎退行性变。为求进一步中医治疗，门诊以"慢性支气管炎"收住入院。入院症见：患者咳嗽、咳痰时作，咳少量白色黏稠痰，可咳出，偶有痰中带血丝，胸闷气短，疲乏无力，心慌心悸时作，偶有心前区憋闷、疼痛，头晕，偶有头痛，眼睛干涩，视物略感模糊，汗多，烦躁，时有潮热，手心偏热，咽部干痒，伴咽部异物感，胃脘部不适，时有反酸、烧心，纳食一般，后腰部疼痛，双膝疼痛，活动尤甚，睡眠欠佳，入睡困难，梦多易醒，大便干结，小便正常。舌淡暗，苔白略腻，脉弦滑。

2. 中医诊断

咳嗽（痰湿阻肺证）。

3. 中医诊断依据

患者主要临床症状为咳嗽、咳痰、气短、乏力，四诊合参，当属"咳嗽"范畴。肺主气，司呼吸，上连气道、喉咙，开窍于鼻，外合皮毛，内为五脏华盖，其气贯百脉而通他脏，不耐寒热，若饮食不节，或过食肥甘厚味辛辣，或平素脾失健运，饮食精微不归正化，脾湿生痰，上渍于肺，

壅遏肺气,则咳嗽、咳痰;肺为贮痰之器,痰湿壅于肺中,运化不及,闭阻气机,故见乏力。辨证为痰湿阻肺证。

(二)诊疗过程

首诊:患者入院时胸闷气短明显,咳嗽时作,痰不易咳出,胃脘部胀满,恶心,不欲饮食,查体见咽部充血,扁桃体肿大,两肺呼吸音低,可闻及痰鸣音。血常规提示病毒感染,第一阶段给予中药汤剂以疏风解表、化痰止咳为主,处方以荆防败毒散为主,加姜半夏、细辛、旋覆花和胃降逆,祛邪易伤正气,故佐以益气扶正之黄芪、人参以防伤正。3剂,日1剂,水煎服。

二诊:患者咳嗽、咳痰症状稍好转,仍有乏力、胸闷气短、汗多、胃脘部胀满等症状,调整中药汤剂以益气健脾、和胃降逆为主,兼以化痰降浊、固表止汗,以补中益气汤为主,加大黄芪、人参用量。针对胃脘部不适、恶心,加柿蒂、制吴茱萸降逆止呃;针对汗多,加浮小麦、炒白芍、五味子、煅牡蛎固表止汗。5剂,日1剂,水煎服。

三诊:患者食欲明显好转,出汗减少,偶有咳嗽,咳痰呈白色泡沫状,易咳出,胸闷气短好转,出汗可,胃脘部不适明显好转,继续予上方巩固治疗。

(三)医案解析

1. 文献学习

慢性支气管炎是由感染或非感染因素造成的气管、支气管黏膜与其四周组织的慢性非特异性炎症,在临床具有较高的患病率。根据临床表现,将慢性支气管炎分为单纯型与喘息型两型。单纯型主要表现为反复咳嗽、咯痰;喘息型除咳嗽、咯痰外尚有喘息症状,并伴有哮鸣音。慢性支气管炎属中医"咳嗽""喘证"等范畴,多属虚实夹杂之证,病机为肺虚邪阻、宣降失调,多由外感风寒或过食生冷以及嗜食酸咸甘肥等物损伤脏腑而诱发,其标在肺,本在脾,根在肾。根据患者病程长短、起病缓急可分为外感、内伤两类,外感者以风寒袭肺、风热犯肺为主,内伤者包括痰湿阻肺、痰热郁肺、肝火犯肺、肺脾气虚、肺肾阴虚等证型。临床应根据具体辨证进行治疗。

2. 诊疗分析

刘教授认为,慢性支气管炎病史多在2年以上,病程较长,且患者多有反复发作的特点,故其本质是本虚,其中以肺脾气虚为主。"脾为生痰之源,肺为贮痰之器",痰湿阻滞,肺失宣降,咳嗽内生。脾虚生湿则湿困脾阳,脾失健运则痰湿内生,互相影响,则痰湿不断生成,咳嗽、咳痰反复发作，甚至常年咳痰，每遇风寒则加重。刘教授临床治疗重视辨外感、内伤，患者本质是因肺脾气虚，导致痰湿内生，又因新感外邪而发病。故在治疗上，有外感者，先予以宣肺解表、化痰止咳，方以荆防败毒散为基础方，加化痰止咳药以治标；待表证缓解后，再重点解决患者内伤的问题。一方面补益脾肺之气，重用黄芪、人参、白术等补益之品；另一方面，加大化痰的力度，除常用的陈皮、半夏、紫菀、白前、前胡、百部等化痰药，对于痰黏难咳者，加用川贝母、浙贝母等增加化痰力度；同时注意兼顾兼症。临床治疗效果显著。

3. 效果见验

通过辨外感、内伤，分清主次，有表证者当以解表，无表证者根据辨证遣方用药。刘教授在治疗咳嗽方面有自己独到的经验，她认为患者痰湿较甚者，一方面是因为顽痰老痰不易咳出；另一方面，考虑肺气不足，无力排痰外出。故治疗时除重视化痰，同时注重补肺气，故临床善用补中益气汤，且重用黄芪、人参之品。通过临床观察发现，患者经治疗后，排痰增多且较易排出，痰出则咳止，胸闷气短等症状也随之缓解。

4. 临床体会

咳嗽病程有长短之分，病情有轻重之别。临床上，如果新发的咳嗽失治误治，则可转为慢性，一旦成为慢性则病情迁延难愈，如平时不注意调护，则可能发展为喘证甚至肺胀。中医药治疗的两大原则即"未病先防"和"既病防变"，对于慢性支气管炎的治疗，既要减轻患者症状，又要防止疾病进一步发展，这是中医药的优势，也是有信心做到的。

四、益气化痰法治疗肺气肿

（一）临床资料

1. 病例

[病史] 患者李某，女，34岁，2023年6月15日入院。主诉：发现肺气肿3年余，胸闷气短1年，加重1周。患者诉2020年1月于当地医院体检时行胸部CT检查，提示肺气肿，当时无胸闷气短，无呼吸困难，未予治疗及就诊。2021年于宁夏某体检中心行胸部CT检查，提示右肺上叶肺气肿，双肺多发索条影，考虑陈旧性病变，右肾低密度灶，医院建议患者定期复查。2023年3月15日患者因受凉后再次出现咳嗽、咳痰，咳吐白色泡沫痰，胸闷气短，遂就诊于某县医院行胸部CT检查，提示双肺少许纤维灶，右肺上叶肺气肿，给予输液治疗（具体不详），症状未见好转。1周前

患者因登台演出后感染风寒再次出现咳嗽、咳痰，咳吐白色泡沫痰，胸闷气短，气促，活动后明显，为求进一步系统治疗，遂由门诊以"肺气肿"收住入院。入院症见：胸闷气短，活动后明显，咳嗽、咳痰，咳少量白色泡沫痰，易咳出，夜间及晨起受凉后明显，乏力，无胸痛，无呼吸困难，无咯血，口干、咽干，无咽痒，稍有咽痛，咽部异物感，晨起口苦，头晕头昏，偶有头痛，心慌心悸，夜间胸腔区及后背部疼痛，汗多，胃脘部胀满，偶有胃痛，偶有反酸、烧心，偶有腰痛，睡眠欠佳，梦多，醒后不易入睡，易焦虑，烦躁，大便不成形，小便调，近期体重无明显增减。舌红，苔白腻，脉弦滑。

[辅助检查] 胸部 CT：双肺少许纤维灶，右肺上叶肺气肿。血常规：白细胞计数 $3.66 \times 10^9/L \downarrow$。肝功能：丙氨酸氨基转移酶 40.3U/L↑，天门冬氨酸氨基转移酶 52.5U/L↑。血糖、肾功能、尿常规、便常规未见明显异常。腹部彩超：脂肪肝（轻度），慢性胆囊炎，门静脉、胰、脾、双肾未见明显异常。心电图：正常窦性心律，正常心电图。

[体格检查] 体温 36.3℃，脉搏 88 次/分，呼吸 21 次/分，血压 116/72mmHg。唇暗红，咽喉充血、水肿，扁桃体无肿大，悬雍垂居中。颈软，颈静脉不充盈，颈部视诊饱满，气管居中，双侧甲状腺触诊光滑。胸廓无畸形，乳房两侧对称，呼吸运动两侧对称，双侧语颤正常，呼吸节律规整，两肺叩诊呈过清音，呼吸音低弱，两肺闻及痰鸣音。心尖搏动位于左侧第 5 肋间左锁骨中线内 0.5cm，心尖部无震颤、无摩擦感，心脏浊音界无扩大，心率 88 次/分，心律齐，心音有力，各瓣膜听诊区未闻及病理性杂音。腹无膨隆，未见腹壁静脉曲张及蠕动波。腹壁柔软，无肌紧张，无压痛及反跳痛，肝脾肋下未触及，无液波震颤，未触及包块。肝脾区均无叩击痛，无移动性浊音，双肾区无叩击痛。

2. 中医诊断

肺胀（痰湿阻肺证）。

3. 中医诊断依据

患者女性，结合现代影像学检查，辨病当属中医学"肺胀"范畴。患者久病体虚，肺脾气虚，脾失健运，聚湿成痰；脾为生痰之源，肺为储痰之器，痰湿上渍于肺，壅遏肺气，肺失宣降，气机不畅，故见胸闷；脾失运化，气血乏源，故气短。结合舌暗红，苔白腻，脉弦滑，四诊合参，辨证为痰湿阻肺证。

（二）诊疗过程

首诊：刘教授查房时查体见患者咽喉充血、水肿，咽后壁可见数个散在大小不等滤泡，双肺呼吸音低弱，双肺可闻及大量痰鸣音，故初诊给予中药汤剂以解表散邪、化痰止咳为主，用方以荆防败毒散合射干麻黄汤加减，用药有荆芥、防风、羌活、苍术、白芷、炒僵蚕、紫菀、款冬花、白前、前胡、射干、百部、细辛等。3剂，日1剂，水煎服。

二诊：查体见患者咽喉无充血、水肿，双肺呼吸音低弱，仍有胸闷气短、咳嗽、咳痰、汗多，故调整中药汤剂以补肺益气、化痰止咳为主，选方以补中益气汤合前胡止嗽汤，用药为黄芪、人参、升麻、仙鹤草、金樱子肉、炒白术、紫菀、款冬花、白前、前胡、射干、川贝母、姜半夏、细辛、旋覆花、麸炒苍术、五味子、炒白芍、山茱萸、浮小麦、威灵仙、炒酸枣仁、远志等。4剂，日1剂，水煎服。

三诊：查房时患者自诉胸闷气短较前缓解，仍汗多，乏力，呛咳，咽痒，查体双肺呼吸音较前稍清晰。继续于上方基础上加补骨脂、诃子、木蝴蝶；又因患者大便不成形，故加砂仁、山药以健脾止泻。

四诊：患者出院前胸闷气短明显改善。嘱患者出院后避免风寒，保持心情舒畅，少食寒凉食物，按时休息。

（三）医案解析

1. 文献学习

肺气肿在中医范畴中称为"肺胀"，出自经典古籍《黄帝内经》，此书最早提出肺胀的病名，并对其病因病机进行了论述。《金匮要略·肺痿肺痈咳嗽上气脉证治》中指出本病的主症为"咳而上气，此为肺胀，其人喘，目如脱状"。又《灵枢·经脉》谓："肺手太阴之脉……是动则病肺胀满，膨膨而喘咳。"

2. 诊疗分析

肺主气，司呼吸，肺气虚，则肺之宣发肃降失常，吸入清气后宣发无力，浊气停留于肺泡，导致肺泡膨胀破裂。肺为储痰之器，脾为生痰之源，肺泡的伸缩排除痰液，肺泡过大，痰液停留，肺气虚痰液无法排除，容易形成肺部感染，故临床上以补肺气、化痰浊为治法，扶正、祛邪同用。该患者为戏曲工作者，唱音多以悲、忧为主，结合五情与五脏的关系，悲伤肺，忧思伤脾，脾为肺之母，母病及子，唱腔时需要气沉丹田，日久导致中气下陷，损伤脾气，故肺脾气虚，治疗时应培土生金，可选用白术、砂仁、山药、陈皮等。该患者有肾囊肿损伤肾气，若子盗母气，在临床用药中可选用补肾纳气之品如补骨脂、蛤蚧、沉香等。

3. 效果见验

刘教授认为病久入肺络，故在补肺益气、化痰浊的基础上兼用化瘀养血之法。瘀血是人体疾病过程中形成的病理产物，又是疾病的致病因素。瘀血阻滞于肺泡，肺泡弹性减退，肺大疱形成日久，肺容积增大，肺泡局部血流不畅，导致肺络瘀阻，形成瘀血，瘀血不去，新血不生，故用三七、白芍以活血养血，化瘀不伤正。反复的感染，导致疾病加重，一定要守好底线，补气兼化痰。肺脾脏腑为母子之关，可用固护肺脾之气如砂仁、炒白术、山药等品以培土生金；合并肾脏疾病的患者可用补肾纳气之品如补骨脂、蛤蚧、沉香等。各个脏腑之间相互关联，需要兼顾多个脏器。

4. 临床体会

肺气肿看似为肺气虚损，但肺气虚中有实，实中有虚，因虚致实。实邪有痰、瘀血、气滞，虚多为气虚、血虚、虚实夹杂。此外，当肺大疱的患者感受外邪时，一定不能过度宣发肺气，要固护脾肺之气。

五、温肺散寒、化痰降逆平喘法治疗支气管哮喘

（一）临床资料

1. 病例

[**病史**] 患者任某，男，54 岁，2023 年 10 月 8 日入院。主诉：咳嗽、咳痰，胸闷气短、喘促间作 2 年余，加重 10 天。患者自诉 2 年余前因受凉后出现咳嗽、咳痰，咳白色泡沫痰，能咳出，胸闷气短、喘息，活动后呼吸困难，无痰中带血，无刺激性干咳，无胸痛，遂就诊于当地总医院完善相关检查后诊断为支气管哮喘，住院给予抗炎、解痉平喘等药物治疗，症状好转出院。此后每因受凉患者就咳嗽、咳痰，胸闷气短、喘息反复，其间间断吸入布地奈德气雾剂及口服孟鲁司特钠片、氨茶碱缓释片以对症治疗，症状稍有好转。10 天前患者因受凉后感咳嗽、咳痰，胸闷气短、喘促较前加重，活动后感呼吸困难，伴心慌心悸，鼻塞，打喷嚏，流清涕，自行吸入布地奈德气雾剂及口服孟鲁司特钠片、氨茶碱缓释片治疗，症状未见明显改善。今为求进一步中医治疗，就诊于我院门诊，门诊拟"支气管哮喘"收住入院。入院症见：患者咳嗽、咳痰，咳黄白色黏痰，喉中哮鸣有声，胸闷气短、喘促，活动后呼吸困难，心慌心悸，鼻塞，打喷嚏，流清涕，咽干咽痒，无咽痛，咽部异物感，后背部胀痛，形寒畏冷，面色青晦，出汗多，纳可，胃胀，反酸、烧心，睡眠一般，易醒，梦多，大便不成形（每日 2 次），小便正常。舌红，苔白腻，脉滑数。

[**辅助检查**] 胸部 CT：①双肺支气管壁增厚，考虑炎性改变；②右肺中叶炎症；③左侧部分肋骨、胸 1 棘突局部骨密度增高；④肝内钙化灶。

[**体格检查**] 体温 36.3℃, 脉搏 112 次/分, 呼吸 24 次/分, 血压 122/74mmHg。神志清晰, 发育正常, 营养中等, 表情自如, 自主体位, 步态正常, 精神可, 查体合作, 对答切题。唇暗红, 口腔黏膜无溃疡, 咽喉充血、水肿, 扁桃体无肿大, 悬雍垂居中。胸廓无畸形, 乳房两侧对称, 呼吸运动两侧对称, 双侧语颤正常, 呼吸节律规整, 两肺叩诊呈清音, 呼吸音低, 两肺可闻及散在哮鸣音, 右肺可闻及湿啰音。心尖搏动位于左侧第 5 肋间左锁骨中线内 0.5cm, 心尖部无震颤、无摩擦感, 心脏浊音界无扩大, 心率 112 次/分, 心律齐, 心音低钝, 各瓣膜听诊区未闻及病理性杂音。

2. 中医诊断

哮病 (寒包热哮)。

3. 中医诊断依据

肺热素盛, 寒邪外束, 或表寒未解, 内已化热, 热为寒郁, 肺失宣降, 而见喉中哮鸣有声, 喘息气促; 肺气闭郁, 不得宣畅, 而见胸闷气短, 兼咳痰不爽, 或黄白相间。

(二) 诊疗过程

首诊: 患者咳嗽、咳痰, 喘息气促, 查体见咽部充血、水肿, 两肺可闻及哮鸣音, 舌苔厚腻, 可知患者表寒未解。刘教授在一诊中药汤剂中以宣肺散寒、化痰平喘为主, 方用荆防解表合射干麻黄汤加减为主, 方中荆芥、防风、羌活、独活解表散寒, 麻黄、射干宣肺平喘、化痰利咽, 干姜、细辛、姜半夏温肺化饮降逆, 紫菀、款冬花化痰止咳。3 剂, 日 1 剂, 水煎服。

二诊: 查体见患者咽部无充血、水肿, 可知表邪已解, 仍有咳嗽、咳痰, 喘息气促减轻, 故调整中药汤剂以补肺健脾、清肺化痰、降气平喘, 方用补中益气汤合小青龙汤合三子养亲汤加减, 方中黄芪、人参、白术、升麻补气健脾, 干姜、细辛、姜半夏温肺化饮, 五味子、炒白芍敛肺止咳, 芥子、紫苏子、杏仁降气平喘。4 剂, 日 1 剂, 水煎服。

三诊: 查房时患者诉咳嗽、咳痰, 喘息气促明显缓解, 上方加防风、蝉蜕祛风化痰。4 剂, 日 1 剂, 水煎服。

(三) 医案解析

1. 文献学习

《黄帝内经》中记载的"喘鸣", 与哮病发作特点类似。汉代张仲景《金匮要略·肺痿肺痈咳嗽上气病脉证治》载"咳而上气, 喉中水鸡声, 射干麻黄汤主之", 指出了哮病发作的典型症状及治疗, 在病理上将哮病归属于痰饮病中的"伏饮"。元代朱丹溪首创哮喘病名, 并阐明病理因素"专主于痰"，提出"未发以扶正气为主，既发以攻邪气为急"的治疗原则。

2. 诊疗分析

刘教授认为本病的病理因素以痰为主，痰伏于内，遇感引发。发作时痰阻气道，痰气相搏，肺气失于肃降，以邪实为主，治当祛邪利气，以治标为主；平时多为虚证，治以扶正为主，尤以补肾最为重要；大发作时可见邪实正虚，治当扶正祛邪兼治。

3. 效果见验

刘教授提出，哮喘发作期重风邪为患，善用祛风解痉药，祛风解痉是控制哮喘发作的主要治法。结合哮病具有起病急、变化快等风邪"善行而数变"的特征，故在治疗过程中酌情使用祛风解痉药，除用麻黄、防风等本草药物外，还可选择虫类药搜风解痉，如僵蚕、蝉蜕、地龙等。

4. 临床体会

刘教授认为哮病虽为肺系疾病，但与全身五脏六腑息息相关，重视"治标不离肺，也不止于肺"。平时重视治本，区别肺、脾、肾的主次，在抓住重点的基础上，适当兼顾。其中尤以补肾最为重要，因肾为先天之本、五脏之根，精气充足则根本得固；补肺可加强卫外功能，以防止外邪入侵；补脾可杜绝生痰之源。

六、小青龙汤合射干麻黄汤治疗肺炎

（一）临床资料

1. 病例

[**病史**] 患者蒙某，女，61岁，2023年11月22日入院。主诉：咳嗽、咳痰间作2个月，加重8天。患者诉2个月前因受凉后出现咳嗽、咳痰，痰多色黄质黏稠，不易咳出，咽痒咽痛，无恶寒发热，无胸闷气短，无胸痛咯血，无心慌心悸，未予重视，未行进一步检查及治疗。8天前患者不慎再次受凉后上述症状较前加重，遂就诊于我院。入院症见：患者咳嗽、咳痰，咳少量白色黏痰，不易咳出，晨起加重，咽痛、咽干、咽痒，无咽部异物感，鼻塞，打喷嚏，流清涕，乏力，胸闷气短。舌质暗，苔白腻，脉弦滑。

[**辅助检查**] 胸部CT：①右肺上叶前段胸膜下少许实变影，考虑少许炎性病变；②双肺及其胸膜下多发结节，建议6～12个月复查。

[**体格检查**] 体温36.0℃，脉搏91次/分，呼吸22次/分，血压111/73mmHg。神志清晰，发育正常，营养中等，表情自如，自主体位，步态正

常，精神一般，查体合作，对答切题。唇暗红，口腔黏膜无溃疡，咽喉充血、水肿，咽后壁可见散在大小不等滤泡，扁桃体无肿大，悬雍垂居中。胸廓无畸形，乳房两侧对称，呼吸运动两侧对称，双侧语颤正常，呼吸节律规整，两肺叩诊呈浊音，呼吸音弱，双肺可闻及痰鸣音，左下肺可闻及散在湿啰音。心尖搏动位于左侧第 5 肋间左锁骨中线内 0.5cm，心尖部无震颤、无摩擦感，心脏浊音界无扩大，心率 91 次/分，心律齐，心音低钝，各瓣膜听诊区未闻及病理性杂音。

2. 中医诊断

咳嗽（痰湿阻肺证）。

3. 中医诊断依据

患者主要临床症状为咳嗽、咳痰时作，四诊合参，当属"咳嗽"范畴。肺主气，司呼吸，上连气道、喉咙，开窍于鼻，外合皮毛，内为五脏华盖，其气贯百脉而通他脏，不耐寒热。若饮食不节，或过食肥甘厚味辛辣，或平素脾失健运，饮食精微不归正化，肺气上逆，故咳嗽、咳痰；肺为贮痰之器，痰湿壅于肺中，运化不及，闭阻气机，故见乏力。结合患者舌脉，故辨证为痰湿阻肺证。

（二）诊疗过程

首诊：刘教授查房时查体见患者咽喉充血、水肿，咽后壁可见散在大小不等滤泡，双侧两肺呼吸音低，可闻及少量痰鸣音，故初诊中药汤剂以祛风解表、健脾祛湿为主，用方以荆防败毒散加减，用药有荆芥、防风、羌活、独活、桂枝、麻黄、苍术、砂仁等。2 剂，日 1 剂，水煎服。

二诊：查体见患者咽部无充血、水肿，咽后壁滤泡消失，故调整中药汤剂以利水健脾、宣肺化痰，用方以小青龙汤加减，用药有麻黄、桂枝、干姜、细辛、姜半夏、五味子、炒白芍、射干、紫菀、款冬花等。3 剂，日 1 剂，水煎服。

三诊：查房时患者自诉咳嗽、咳痰较前明显缓解，查体可见咽喉无充血、水肿，咽后壁未见散在滤泡，双侧两肺呼吸音可，未闻及痰鸣音，舌质干，有裂纹，脉细数，遂于上方加北沙参、玉竹、熟地黄、山茱萸，继续服用 3 剂，日 1 剂，水煎服。

四诊：患者出院前已无明显咳嗽、咳痰，无明显乏力，胸闷气短较前好转。嘱患者院外防风保暖，定期复查。

（三）医案解析

1. 文献学习

《伤寒论》云："伤寒表不解，心下有水气，干呕发热而咳，或渴，或利，或噎，或小便不利，少腹满，或喘者，小青龙汤主之。"此方是医圣张仲景笔下一张经久不衰、攻城拔寨的名方，是治疗"伤寒表不解，心下有水气"诸症的名方。该方由麻黄、桂枝、芍药、干姜、细辛、半夏、五味子、炙甘草组成。在《金匮要略》中主治"咳逆，倚息不得卧""妇人吐涎沫"。综合医圣的经典论述，刘教授认为使用小青龙汤在重视外感的基础上，关键还在于判断有无"水气"，这就拓展了小青龙汤方证的范围，不再拘泥于表证，为我们重新审视临床疾病中使用本方指引了新方向。

2. 诊疗分析

刘教授认为张仲景在《金匮要略·痰饮咳嗽病脉证并治》中论述的"病痰饮者，当以温药和之"就是治疗总纲，奠定了治疗"痰饮"的基础。清代医家陈修园在《医学三字经》中有"温药和，博返约""阴霾除，阳光灼"的论述。这种用方思想一直影响着从古到今的医家。小青龙汤治疗"伤寒表不解，心下有水气"，方中的干姜、细辛、五味子为治疗"水气"的要药。清代医家陈修园在《医学实在易》中有"《金匮》以小青龙一方加减为五方，皆以行水为主也。麻黄桂芍可以去取，干姜、细辛、五味子三味必不可离"的真知灼见。刘教授在临床上治疗"咳家""喘家""哮家"诸病证，常在应证方中加用干姜、细辛、五味子，不但可以治疗诸症而且可以预防复发。麻黄可解表祛邪、平喘、泻表上之水饮；细辛可散寒解表、祛风止痛；桂枝可助阳行气、镇静止痛，促进胃动力，间接增加食欲，增强机体免疫力；干姜可以健运脾阳、温肺化饮；半夏可燥湿化痰、和胃降逆；芍药可和营养血、缓急止痛；五味子具有敛肺滋肾止咳功效；甘草益气和中，又能调和辛散酸收。以上诸味中药联用，可以达到止咳平喘、宣肺化痰、祛邪扶正的效果，从而使病证逐步减轻。而现代药理学研究发现，小青龙汤具有非常明显的抑制炎症介质及炎症细胞释放作用，从而可以缓解肺组织内炎性细胞浸润，抑制气道平滑肌增生及纤维增生，改善气道构建。此外，小青龙汤还具有调节机体免疫力的功能。

3. 效果见验

小青龙汤是一张名方，其应用之广泛、效果之迅猛历来为喜用经方的医家所赏识，但这也有误用、滥用的危险。作为一名临床医生不仅要知道怎么扬长避短更要知道如何善后。刘教授认为：①小青龙汤本证为表寒里饮，但同时可以兼有里热、痰热等，因此，黄痰、苔黄腻、脉滑数等不是禁用小青龙汤的绝对条件；②麻黄有升压、升心率、缩尿、开窍醒神、减重等功效，同时应该避免这些功效带来的不良反应；③本方原方偏于温燥，证型改变时及时加减调方，避免长期应用；④合并手脚凉等属于阳气不足者，多合麻黄细辛附子汤，属于小青龙汤的虚化应用。

4. 临床体会

小青龙汤主治病证为太阳、太阴合病，同时可治疗溢饮、咳喘、吐涎沫等病证。小青龙汤以桂枝汤为底方，加麻黄、细辛辛通散寒饮止痛；半夏化痰止咳；五味子与麻黄、细辛，一散一敛，均有止咳作用。小青龙汤本方症状：干呕发热而咳、肢节疼重（溢饮）、咳逆倚息不得卧、吐涎沫。辨证要点：咳嗽、喘憋、稀水痰或泡沫痰、苔水滑、脉弦，或伴有身疼痛、恶寒无汗、发热等表证。刘教授临床多以咳喘、无痰或少痰、苔水滑、脉弦细，或者咳喘伴有泡沫痰或稀水痰这两条为主要临床指征。

七、健脾利湿、化痰降浊法治疗肺炎

（一）临床资料

1. 病例

[**病史**] 患者秦某，男，72 岁，2023 年 5 月 8 日入住我院。主诉：咳嗽、咳痰，气短、喘息间作 1 个月余，加重 1 周。患者 1 个月余前因受凉后出现发热，就诊于宁夏某医院，给予地塞米松磷酸钠注射液、头孢静脉输液治疗，随后逐渐出现咳嗽、咳痰，伴气短、喘息，行胸部 CT 检查，提示双肺散在磨玻璃渗出影，诊断为重症肺炎、呼吸衰竭，于 4 月 4 日转入急诊 ICU，给予抗感染、抗病毒、激素抗炎、抗凝等对症支持治疗。4 月 11 日复查胸部 CT，提示双肺磨玻璃渗出影较前明显扩大，于 4 月 12 日转入呼吸重症监护室，积极完善病原学检查，继续给予奈玛特韦/利托那韦片抗病毒，低分子肝素抗凝预防血栓，胸腺法新提高免疫力，吡啡尼酮抗肺纤维化、营养、氧疗等对症支持治疗，患者症状好转出院，出院后嘱其规律口服醋酸泼尼松（2 片，1 次/日）、吡啡尼酮（100 毫克，3 次/日）治疗。1 周前患者饮食不节后出现咳嗽、咳痰、气短、喘息加重，为求中医治疗，今日就诊于我院门诊，为进一步治疗，门诊拟"肺炎"收住入院。入院症见：患者咳嗽、咳痰，痰黏、色白，夜间咳嗽明显，不易咳出，咽部异物感，气短、喘息，活动后加重，乏力，偶有心慌心悸，偶有饮水呛咳，汗可，头晕头昏，无痰中带血，无呼吸困难，无恶心呕吐，无口角流涎，纳差，睡眠可，二便调，近 1 个月体重下降6kg。舌暗红，苔白厚，脉滑。

[**辅助检查**] 胸部 CT：①考虑炎症，病毒性肺炎可能，部分机化性肺炎，不除外混合感染，请结合临床；②双肺间质增生；③左肺上叶尖后段实性小结节，建议随诊复查；④主动脉壁及冠状动脉壁钙化；⑤双侧胸膜

增厚；⑥肝左叶低密度灶，请结合腹部相关检查。血常规：中性粒细胞百分比82.7%↑，淋巴细胞百分比14.1%↓，单核细胞百分比2.6%↓，嗜酸性粒细胞百分比0.1%↓，中性粒细胞计数$7.60×10^9$/L↑，嗜酸性粒细胞计数$0.01×10^9$/L↓，空腹血糖6.62mmol/L↑。肝功能：丙氨酸氨基转移酶87.20U/L↑，$γ$-谷氨酰转移酶125.60U/L↑。肾功能未见明显异常。尿常规、便常规未见明显异常。腹部彩超：肝囊肿，门静脉、胆、胰、脾、双肾未见明显异常。心电图：正常窦性心律，正常心电图。

[**体格检查**] 体温36.4℃，脉搏80次/分，呼吸20次/分，血压133/91mmHg。神志清晰，发育正常，营养中等，表情自如，自主体位，轮椅推入病房，精神尚可，查体合作，对答切题。唇红，口腔黏膜无溃疡，咽喉充血、水肿，双侧扁桃体无肿大，双侧软腭上抬减弱，悬雍垂偏右，双侧咽反射减弱。胸廓无畸形，乳房两侧对称，呼吸运动两侧对称，双侧语颤正常，呼吸节律规整，两肺叩诊呈清音，呼吸音粗，两肺可闻及散在湿啰音。心尖搏动位于左侧第5肋间左锁骨中线内0.5cm，心尖部无震颤、无摩擦感，心脏浊音界无扩大，心率80次/分，心律齐，心音有力，各瓣膜听诊区未闻及病理性杂音。

2. 中医诊断

咳嗽（痰湿阻肺证）。

3. 中医诊断依据

咳嗽是指外感或内伤等因素，导致肺失宣肃，肺气上逆，冲击气道，以发出咳声或伴咯痰为临床特征的一种病证。患者主因"咳嗽、咳痰，气短、喘息间作1个月余，加重1周"入院，辨病为中医学"咳嗽"。咳嗽的辨证首先辨外感咳嗽和内伤咳嗽，外感咳嗽起病急，病程短，实证多；内伤咳嗽起病缓，病程长，证属虚实夹杂。患者早期有受凉病史，早期属于风寒表证，治疗不彻底，邪气入里，病程延长；又饮食不节后出现病情加重，脾为生痰之源、肺为贮痰之器，痰湿内生，壅阻气道，故咳嗽、咳痰加重。结合舌脉，辨证为痰湿阻肺证。

（二）诊疗过程

咳嗽分外感咳嗽与内伤咳嗽，外感咳嗽病因为外感六淫之邪；内伤咳嗽病因为饮食、情志等内伤因素致脏腑功能失调，内生病邪。患者入院时咽喉充血、水肿，两肺呼吸音粗，两肺可闻及散在湿啰音，仍有表证，治疗以荆防败毒散合止嗽散加减以疏风散寒、宣肺化痰，兼以益气健脾，方中荆芥、防风、羌活、独活、麻黄、桂枝疏散风寒，紫菀、款冬花、白前、前胡、百部以宣肺化痰，佐以黄芪、人参以益气健脾使祛邪不伤正。4剂，日 1 剂，水煎服。

二诊：患者咽喉无充血、水肿，两肺湿啰音较前减少，咳嗽、咳痰，痰多、痰稠、色白，易咳出。调整中药以补中益气汤合止嗽散合三子养亲汤加减以健脾利湿、化痰降浊。4 剂，日 1 剂，水煎服。

三诊：患者咳嗽、咳痰减轻，无明显胸闷气短，在上方基础上加五味子、白芍、百合以养阴润肺，防止伤及肺阴。4 剂，日 1 剂，水煎服。

（三）医案解析

1. 文献学习

《素问·宣明五气》说："五气所病……肺为咳。"《素问·咳论》更是一篇论述咳嗽的专篇，指出"五脏六腑皆令人咳，非独肺也"，强调了肺脏受邪以及脏腑功能失调均能导致咳嗽的发生，对咳嗽的症状按脏腑进行分类，分为肺咳、心咳、胃咳、膀胱咳等，并指出了证候转归和治疗原则。汉代张仲景所著《伤寒论》《金匮要略》不仅拟出了不少治疗咳嗽行之有效的方剂，还体现了对咳嗽进行辨证论治的思想。

2. 诊疗分析

本病发病有两个发病因素：一是正虚，二是邪实。患者年老体弱，有多种基础疾病，体虚又感受风寒邪气，经过 1 个多月的抗感染、抗病毒、激素抗炎、抗凝治疗，从中医的角度来说这些都是祛邪的方法，祛邪伤正以致正气越虚，病情加重；后又调整为抗病毒、抗凝联合胸腺法新提高免疫力、营养等治疗后症状好转出院。又因饮食不节导致病情反复，内伤饮食而发为咳嗽，故治疗早期以疏风散寒、宣肺化痰为主，表证解后，调整中药以健脾利湿、化痰降浊。脾为生痰之源、肺为贮痰之器，益气健脾以绝生痰之源，化痰降浊以消肺中之痰。

3. 效果见验

刘教授临床治疗咳嗽一是强调辨清致病邪气，抓住主要矛盾，以达到药到病除的目的；二是强调扶正。咳嗽的治疗，除直接治肺外，还应从整体出发注意治脾、治肝、治肾等。外感咳嗽一般均忌敛涩留邪，当因势利导，俟肺气宣畅则咳嗽自止；内伤咳嗽应防宣散伤正，注意调理脏腑，顾护正气。

4. 临床体会

咳嗽是人体祛邪外达的一种病理表现，治疗绝不能单纯的见咳止咳，必须按照不同的病因分别处理。外感咳嗽以祛邪利肺为治疗原则，内伤咳嗽以祛邪扶正为治疗原则，使肺能主气、宣降有权。要注意外感咳嗽慎用敛肺止咳之法，以免留邪为患；内伤咳嗽慎用宣散之法以防发散伤正。

八、化痰消痈法治疗肺脓肿

(一) 临床资料

1. 病例

[**病史**] 患者曹某，男，58岁，2022年4月6日入院。主诉：咳嗽、咳痰间作1个月余，加重1周。患者诉1个月前受凉后出现咳嗽、咳痰，呈脓痰，自觉口中腥臭味，右侧胸痛，全身发热，寒战，未测体温，无咽干，无刺激性干咳，无喘息气促，无心慌心悸，自行口服复方氨酚烷胺片、病毒灵、感康等药物治疗，咳嗽、咳痰未见明显缓解，遂就诊于当地某医院，行胸部CT检查，提示右肺上叶病变，多考虑肺脓肿，请结合临床及实验室检查。血常规显示白细胞计数 $12.88 \times 10^9/L\uparrow$，中性粒细胞绝对值 $9.69\uparrow$，单核细胞绝对值 $1.07\uparrow$，中性粒细胞比率 $75.20\%\uparrow$。诊断为肺脓肿，给予头孢、桉柠蒎等药物治疗，症状稍有好转。其间咳嗽、咳痰间作，呈脓痰，自觉口中腥臭味，1周前患者因受凉后上述症状较前加重，今为求进一步治疗，遂就诊于我院门诊，经门诊检查后拟以"肺脓肿不伴有肺炎"收住入院。入院症见：患者咳嗽、咳痰，咳脓痰，易咳出，自觉口中腥臭味，胸闷气短，烦躁不安，转侧不利，乏力明显，时感心慌心悸，咽干咽痒，无咽痛，头晕头昏，无头痛，腰部酸困、僵硬，偶有疼痛，汗出身热，纳食可，睡眠可，二便正常。舌红，苔黄腻，脉弦滑。

[**辅助检查**] 胸部CT：右肺上叶病变，多考虑肺脓肿，请结合临床及实验室检查。血常规：白细胞计数 $12.88 \times 10^9/L\uparrow$，中性粒细胞绝对值 $9.69\uparrow$，单核细胞绝对值 $1.07\uparrow$，中性粒细胞比率 $75.20\%\uparrow$。

[**体格检查**] 体温36.0℃，脉搏81次/分，呼吸20次/分，血压109/72mmHg。神志清晰，发育正常，营养中等，表情自如，自主体位，步态正常，精神良好，查体合作，对答切题。全身皮肤黏膜无黄染，未见皮疹及出血点，无肝掌和蜘蛛痣。全身浅表淋巴结未扪及肿大。唇红，无龋齿，无义齿，无缺齿，牙龈无肿胀，无溢脓及色素沉着，口腔黏膜无溃疡，咽喉充血、水肿，咽喉壁可见数个针尖样疱疹，扁桃体无肿大，悬雍垂居中。胸廓无畸形，乳房两侧对称，呼吸运动两侧对称，双侧语颤正常，呼吸节律规整，左肺叩诊呈清音，右上肺叩诊呈浊音，呼吸音低，两肺闻及痰鸣音，右肺上叶可闻及湿啰音。心尖搏动位于左侧第5肋间左锁骨中线内0.5cm，心尖部无震颤、无摩擦感，心脏浊音界无扩大，心率81次/分，心律齐，心音有力，各瓣膜听诊区未闻及病理性杂音。

2. 中医诊断

肺痈（成痈期）。

3. 中医诊断依据

邪热入里，热毒内盛，故身热；热毒壅肺，肺气上逆，失于宣肃，则咳嗽、胸闷气短、转侧不利；痰浊瘀热熏蒸成痈，则咳吐黄白色痰、喉中有腥味；热毒内滞，上扰于心，故烦躁不安。

（二）诊疗过程

首诊：患者咳嗽、咳痰，咳脓痰，易咳出，自觉口中腥臭味，查体咽部充血、水肿，两肺可闻及痰鸣音，舌苔黄腻，可知患者表证未解。刘教授在一诊中药汤剂中以解表散邪、化痰止咳为主，方用荆防解表合《千金》苇茎汤加减，方中荆芥、防风、羌活、独活解表散邪，冬瓜仁、薏苡仁、桃仁、桔梗化浊行瘀散结。3剂，日1剂，水煎服。

二诊：查体见患者咽部无充血、水肿，可知表邪已解，仍有咳嗽、咳痰、咳脓痰，故调整中药汤剂以补肺健脾、清肺化痰、化瘀消痈，方用补中益气汤合《千金》苇茎汤加减，方中黄芪、人参、白术、升麻补气健脾、扶正托毒外出，金荞麦、鱼腥草、败酱草以清热解毒消痈，桔梗、杏仁、薏苡仁、冬瓜仁化浊行瘀散结，桑白皮、瓜蒌、射干、海蛤壳清热化痰。4剂，日1剂，水煎服。

三诊：查房时患者诉咳嗽、咳痰明显好转，脓痰减少，口中腥臭味减轻，上方可加用阿胶、白及、百部收敛止血、祛腐消痈。4剂，日1剂，水煎服。

（三）医案解析

1. 文献学习

《金匮要略》首创肺痈病名，并设专篇进行论述。《金匮要略·肺痿肺痈咳嗽上气病脉证治》指出："咳而胸满振寒，脉数，咽干不渴，时出浊唾腥臭，久久吐脓如米粥者，为肺痈。"在治疗上，对未成脓者治以泻肺，用葶苈大枣泻肺汤；对成脓者治以排脓，用桔梗汤。唐代孙思邈的《备急千金要方》中用苇茎汤清热排脓、活血消痈，成为后世治疗本病的要方。

2. 诊疗分析

刘教授认为排脓法主要用于成痈化脓期，一为透脓，常重用皂角刺、金荞麦根、桔梗；二为清脓，常用薏苡仁、冬瓜仁、桔梗、浙贝母、瓜蒌皮、桃仁；三为托脓，常用生黄芪、党参或太子参、棉花根。在成脓及溃脓期，常辅以化瘀之品，有利于炎症的吸收和痈脓的消散，常选用牡丹皮、赤芍、鬼箭羽、红藤、桃仁、郁金、三七等；出血量多者，用生蒲黄、花蕊石、三七、茜草、藕节等。

3. 效果见验

肺痈的临床特征是发热、咳嗽、胸痛、咳吐大量脓血痰，其形成由外感风寒或风寒化热，内有痰热素盛，内外合邪而致。刘教授认为在肺痈的治疗过程中，重视解毒排脓，在痈脓破溃时，蓄结之脓尚盛，邪气仍实，绝不能忽视脓毒的清除。遵循"有脓必排"的原则，脓未成应着重清肺消痈；脓已成应排脓解毒；在溃脓期，脓液能否畅利排出，是治疗成败的关键。

4. 临床体会

刘教授认为本病的主要病机为邪热郁肺，蒸液成痰，痰热壅阻肺络，血滞为瘀，而致热与瘀血互结，蕴酿成痈，血败肉腐化脓，肺络损伤，脓疡内溃外泄。病情演变过程主要分为四期，即初期、成痈期、溃脓期、恢复期。肺痈的临证治疗过程中重视排脓解毒，遵循"有脓必排"的原则，警惕危候、恶候。

九、温肺益气法治疗特发性肺间质纤维化

（一）临床资料

1. 病例

[**病史**] 患者钱某，男，70岁，2023年7月18日入院。主诉：喘息、气短伴咳嗽、咳痰6年，加重2天。患者诉6年前无明显诱因出现喘息、气短伴咳嗽、咳痰，咳白色黏痰，不易咳出，活动后症状加重，休息后症状减轻，遂就诊于当地医院完善相关检查后诊断为特发性肺间质纤维化，予以平喘、止咳等药（具体用药及用量不详）对症治疗后，咳嗽、咳痰症状好转。2天前患者无明显诱因感上述症状加重，为求进一步中医治疗，遂就诊于我院。入院症见：患者喘息，气短伴咳嗽、咳痰，咳白色黏痰，不易咳出，胸部憋闷，活动后感呼吸困难，休息后缓解，心慌心悸，伴心前区疼痛，无发热、寒战、盗汗，头晕，严重时伴意识障碍，双眼干涩，视物模糊，双耳耳鸣，口干、口苦，乏力，双手足心热，出汗可，纳食欠佳，睡眠差，梦多，睡后易醒，小便调，尿中有泡沫，大便干（2～3日1次）。舌红，苔白腻，脉弱。

[**辅助检查**] 胸部CT：①双肺间质纤维化，双肺肺气肿，肺动脉高压；②左肺结节，建议随诊；③心影增大，主动脉及冠状动脉壁钙化；④双侧胸膜增厚；⑤胆囊多发结石。

[**体格检查**] 体温 36.2℃，脉搏 103 次/分，呼吸 23 次/分，血压 116/67mmHg。神志清晰，发育正常，营养中等，表情自如，自主体位，扶入病房，精神欠佳，查体合作，对答切题。口唇发绀，咽喉充血、水肿，双侧扁桃体无充血肿大，悬雍垂居中，下垂 1.5cm。颈软，颈静脉不充盈，气管居中，颈前视诊饱满，双侧甲状腺触诊光滑。桶状胸，乳房两侧对称，呼吸运动两侧对称，双侧语颤减弱，呼吸节律规整，双肺叩诊呈过清音，双肺呼吸音粗，双肺闻及散在湿啰音。心尖搏动位于左侧第 5 肋间左锁骨中线内 0.5cm，心尖部无震颤、无摩擦感，心脏浊音界无扩大，心率 103 次/分，心律齐，肺动脉瓣区第 2 心音增强，各瓣膜听诊区未闻及病理性杂音。

2. 中医诊断

肺痿（肺气虚寒证）。

3. 中医诊断依据

患者主要临床症状为喘息、气短，咳嗽、咳痰，结合影像学检查，当属"肺痿"范畴。患者体虚，外感风寒之邪，邪滞于肺，导致肺功能失调，肺气阻郁，宣降失司，气机不利，运行受阻，故见喘息、气短；津液失于输布，反聚为痰而贮于肺，肺气壅塞，上逆蕴阻，故见咳嗽、咳痰。结合舌质红，苔白腻，脉弱，四诊合参，辨证属肺气虚寒证。

（二）诊疗过程

首诊：刘教授查房时查体见患者咽喉充血、水肿，两肺呼吸音低，可闻及大量痰鸣音，故初诊中药汤剂以解表祛邪、散寒化湿为主，用方以麻黄细辛附子汤加减，用药有麻黄、附子、细辛、荆芥、防风、羌活、独活等。3 剂，日 1 剂，水煎服。

二诊：查体见患者咽部无充血、水肿，故调整中药汤剂以温肺益气、化痰止咳平喘，方用甘草干姜汤加减。用甘草、干姜温肺脾；人参、白术、茯苓、黄芪等甘温补脾，益气生津。4 剂，日 1 剂，水煎服。

三诊：查房时患者诉喘促、咳嗽、咳痰好转，上方加芥子、紫苏子、葶苈子、射干等。3 剂，日 1 剂，水煎服。

（三）医案解析

1. 文献学习

肺痿之名最早见于《金匮要略》，并设专篇论述，记载了肺痿的主症、病因病机和治疗。如《金匮要略·肺痿肺痈咳嗽上气病脉证治》曰："寸口脉数，其人咳，口中反有浊唾涎沫者何？师曰：为肺痿之病。"在病机上有虚热和虚寒的不同，治疗上有麦门冬汤和甘草干姜汤，对后世治疗肺痿具有指导意义。

2. 诊疗分析

肺痿的发病机理主要为肺燥津伤，或肺气虚冷，气不化津，以致津气亏损，肺失润养，肺叶枯萎。在治疗上重视调补脾胃，脾胃为后天之本，肺金之母，培土有助于生金，气虚者宜补脾气以温养肺体，使脾能转输精气上承。正如《高注金匮要略·肺痿肺痈咳嗽上气病》所说："虚则补其母，非温脾胃之中土以温肺金，无他法也。重用甘以守中之甘草，使之径趋脾胃，佐以辛温之干姜，是直从中土，升其生金之化。"

3. 效果见验

刘教授治疗肺痿在温肺益气的基础上，提出本病的病位在肺络，基本病机为肺络痹阻，"邪既入络，易入难出，势不能脱然无累"。肺痿缠绵难愈，常规治疗很难取效。若病久及心，心阳虚则为水肿、喘脱；若因外感，变证蜂起，为呼吸窘迫、喘脱，甚则阴阳离决而亡。故在常规治疗的基础上，配合通补肺络大法。其一络痹唯宜平通，常用半夏，并根据痰的性质配以他药，如痰热加黄芩、桑白皮、蒲公英、金银花；湿痰合陈皮、厚朴、茯苓等；燥痰合沙参、麦冬、紫菀、杏仁等；寒痰合桂枝、附子。其二络痹宜活血化瘀，搜剔络邪可借虫类药，常用药有蜈蚣、全蝎、地龙、僵蚕，其中蜈蚣、全蝎两者相伍，搜剔和软化肺络中胶结之痰瘀。

4. 临床体会

肺痿发病的主要病机是气虚、阴虚，引起肺叶痿弱不用。患病日久，可有痰瘀互结。肺痿以肺泡炎症与间质纤维化病变同时存在，致使肺循环不良，肺动脉压增高，后期以呼吸衰竭为特点。所以肺痿的中医治则以益气养阴、清热化瘀、止咳化痰为主。临床中辨证治疗，取得较好的效果。

十、疏风散寒、宣通肺气法治疗支气管炎

（一）临床资料

1. 病例

[**病史**] 患者王某，男，42岁，2023年10月15日入院。主诉：咳嗽、咳痰间作2周。患者诉2个月前受凉后出现咳嗽、咳痰，咽部干痒，咽痛，无发热、恶寒等症状，未予以重视，严重时自行口服化痰止咳中药缓解症状。入院症见：患者咳嗽、咳痰时作，咳少量白色黏稠痰，不易咳出，无痰中带血，恶寒明显，汗多，胸闷气短，疲乏无力，偶有心慌心悸，无心前区憋闷、疼痛，头晕头昏，无头痛，烦躁，时有潮热，手心偏热，咽部干痒，偶有咽部异物感，胃脘部偶有胀满不适，反酸、烧心，纳食不佳，

颈项部僵硬、酸困，睡眠欠佳，晨起乏力，二便可。舌苔白腻、水滑，脉浮紧。

[辅助检查] 血常规：中性粒细胞百分比 48.9%↓，淋巴细胞百分比 43.2%↑，血红蛋白浓度 106g/L↓，平均血红蛋白浓度 306g/L↓。肝功能：γ-谷氨酰转移酶 56.7U/L↑。心电图：心率 80 次/分，正常窦性心律。腹部彩超：轻度脂肪肝，门静脉、胰、脾、双肾未见明显异常。

[体格检查] 体温 36.4℃，脉搏 68 次/分，呼吸 17 次/分，血压 131/92mmHg。神志清晰，发育正常，营养中等，表情自如，自主体位，步态正常，精神良好，查体合作，对答切题。全身皮肤黏膜无黄染，未见皮疹及出血点，无肝掌和蜘蛛痣。全身浅表淋巴结未扪及肿大。唇暗红，咽喉略充血、水肿，咽喉壁可见数个米粒大小滤泡增生，悬雍垂居中。颈软，颈静脉不充盈，气管居中，双侧甲状腺无肿大。胸廓无畸形，乳房两侧对称，呼吸运动两侧对称，双侧语颤正常，呼吸节律规整，两肺叩诊呈清音，呼吸音低弱，两肺可闻及痰鸣音。心尖搏动位于左侧第 5 肋间左锁骨中线内 0.5cm，心尖部无震颤、无摩擦感，心脏浊音界无扩大，心率 68 次/分，心律齐，心音有力，各瓣膜听诊区未闻及病理性杂音。

2. 中医诊断

咳嗽（风寒袭肺证）。

3. 中医诊断依据

患者咳嗽、咳痰间作 2 周，辨病当属中医学"咳嗽"范畴。患者感受风寒之邪，侵袭肺脏，肺失清肃，宣发肃降功能失常，故见咳嗽、咳痰。结合舌苔白腻、水滑，脉浮紧，辨证为风寒袭肺证。

（二）诊疗过程

首诊：刘教授查房时查体见患者咽喉充血、水肿，咽后壁可见散在大小不等滤泡，双侧两肺呼吸音低，可闻及痰鸣音，故初诊中药汤剂以疏风解表、宣肺化痰为主，用方以荆防败毒散合止嗽散加减，用药有荆芥、防风、羌活、独活、桂枝、麻黄、白芷、白前、款冬花、前胡、射干、干姜等。3 剂，日 1 剂，水煎服。

二诊：查体见患者咽部无充血、水肿，咽后壁滤泡消失，故调整中药汤剂以补益肺气、化痰宣肺热，用方以补中益气汤合三子养亲汤加减，用药有黄芪、人参、白术、白前、款冬花、紫菀、百部、芥子、紫苏子等。4 剂，日 1 剂，水煎服。

三诊：查房时患者自诉咳嗽、咳痰较前明显缓解，听诊闻及双肺痰鸣音较前减少，上方加五味子、炒白芍、山茱萸。3 剂，日 1 剂，水煎服。

四诊：患者出院前咳嗽、咳痰好转，双肺痰鸣音消失。嘱患者院外忌酒，饮食清淡、避风寒。

（三）医案解析

1. 文献学习

支气管炎是西医学的病名，中医并无相关记载，根据其主要临床症状和体征，可归入中医"咳嗽"范畴，其病因多为外感邪气。风邪为外感六淫之首，风邪侵袭，鼻咽受邪，继而乘犯肺脏，肺失宣肃。受风邪特性影响，其致病特点为易袭阳位、善行数变，且易夹杂其他邪气。临床症状主要表现为咳嗽，少痰或咯白痰、咽痒、咽痛、喉间气冲感。治疗应以祛风散邪、宣肺通窍止咳为主。

2. 诊疗分析

刘教授认为治疗方面，一是以宣降肺气止咳为总的治疗原则，可随风寒、风热、风燥等邪气不同而分别予以疏风散寒、疏风清热、疏风润燥等；二是重视降气化痰，使气顺痰消，则咳嗽易止；三是注意固护正气，老年患者体弱多伴正气不足，发散清解不宜过重，注意顾护正气使邪去而不伤正，或对于肺气虚或气阴两虚者应以扶正为主兼以祛邪；四是注意长期调补预防发病，素体正虚卫外不固，容易受邪而反复发病者，则在未发病时可根据正虚性质不同而分别予以益气或益气养阴等治疗。

3. 效果见验

刘教授运用疏风散寒、宣通肺气法治疗支气管炎，疗效显著，可以明显改善患者支气管炎，提高其生活质量，值得临床推广。

4. 临床体会

支气管炎病程有长有短，如果患者病程较长，则多伴有正气亏损。治疗时刘教授认为"有是证用是药"，对患者表现为阳虚者，方药中多加附子、麻黄、细辛、黄芪、人参、白术、桂枝等温阳益气之品，往往效果颇著。

十一、从"风"论治咳嗽变异性哮喘

（一）临床资料

1. 病例

[病史] 患者刘某，男，39岁。主诉：咳嗽、咳痰间作半年，加重伴胸闷气短半个月。于2023年10月14日以"咳嗽变异性哮喘"由门诊收入我院中医内科。现病史：患者诉半年前因受凉后出现咳嗽、咳痰，受凉后、

夜间及平卧后咳嗽加重，痰黄，质黏，易咳出，无胸闷气短，无痰中带血，无喘促，无呼吸困难，遂就诊于银川市第一人民医院，完善相关检查后考虑"咳嗽变异性哮喘"，患者遵医嘱口服苏黄止咳胶囊、孟鲁司特钠片、沙美特罗替卡松吸入粉雾剂等药物，病情稍缓解。其间，患者受凉或劳累后咳嗽、咳痰反复发作，未系统治疗。半个月前，患者因受凉后咳嗽、咳痰较前明显加重，受凉后、夜间及平卧后咳嗽加重，偶有胸闷气短，偶有胸痛，偶有痰中带血，无呼吸困难，无喘促，患者就诊于北京协和医院，对症给予孟鲁司特钠片、沙美特罗替卡松吸入粉雾剂、盐酸西替利嗪片、复方甲氧那明胶囊等药物治疗后，症状未见明显改善。2023 年 10 月 10 日于银川市第一人民医院复查胸部 CT：①左肺上叶局限性肺气肿。②右心缘旁结节灶，淋巴结？其他？③左侧肾上腺局部结节样增粗，请结合临床。今为求进一步中医治疗，患者遂前往我院门诊就诊，门诊以"咳嗽变异性哮喘"收治。入院症见：患者咳嗽、咳痰时作，咳少量白色黏痰，易咳出，偶有胸闷气短，无喘促，乏力明显，咽干，咽部发痒，偶有咽痛，偶有咽部异物感，头晕头昏偶作，偶有头痛，双眼干涩，无心慌心悸，无心前区疼痛不适，出汗一般，双手足心偏热，腰部酸困，久坐后加重，纳食一般，偶有胃痛，无胃脘部胀满，无反酸、烧心，无恶心呕吐，夜寐差，眠不实，多梦，大便稍干结（1~2 日 1 次），小便正常，偶有夜尿，近期体重未见明显增减。舌色暗红，苔白腻，脉弦滑。

[辅助检查] 胸部 CT：①左肺上叶局限性肺气肿。②右心缘旁结节灶，淋巴结？其他？③左侧肾上腺局部结节样增粗，请结合临床。血常规：中性粒细胞百分比 73.8%↑，淋巴细胞百分比 17.5%↓。血糖、肝功能、肾功能、血脂、尿常规未见明显异常。便常规暂未回报。腹部彩超：肝、门静脉、胆、胰、脾、双肾未见明显异常。心电图：心率 84 次/分，正常窦性心律，正常心电图。

[体格检查] 体温 36.1℃，脉搏 88 次/分，呼吸 22 次/分，血压 129/85mmHg。神志清晰，发育正常，营养中等，表情自如，自主体位，步态正常，精神可，查体合作，对答切题。全身皮肤黏膜无黄染，未见皮疹及出血点，无肝掌和蜘蛛痣。全身浅表淋巴未扪及肿大。唇色暗红，咽喉充血、水肿，扁桃体无肿大，悬雍垂居中。胸廓无畸形，乳房两侧对称，呼吸运动两侧对称，双侧语颤正常，呼吸节律规整，两肺叩诊呈清音，呼吸音略粗，两肺可闻及痰鸣音，两肺未闻及湿啰音。心尖搏动位于左侧第 5 肋间左锁骨中线内 0.5cm，心尖部无震颤、无摩擦感，心脏浊音界无扩大，心率 88 次/分，心律齐，心音有力，各瓣膜听诊区未闻及病理性杂音。右下腹

可见约5cm手术瘢痕，腹无膨隆，未见腹壁静脉曲张及蠕动波。

2. 中医诊断

咳嗽（风痰恋肺证）。

3. 中医诊断依据

咳嗽变异性哮喘是指一种以咳嗽为主要或唯一临床表现的特殊类型哮喘。患者以刺激性干咳为主，受凉后、夜间及平卧后咳嗽加重，无明显喘息、气促等哮喘典型症状和体征，故诊断为咳嗽。患者咳嗽、咳痰时作，咳少量白色黏痰，易咳出，咽干，咽部发痒，偶有咽痛，多于感受风寒之邪病情反复或加重，风性善行而数变，夹杂他邪而变生他病，结合舌色暗红，苔白腻，脉弦滑，知患者痰湿内盛，故风痰合而致病。患者病情反复，缠绵半年，导致肺之气阴亏损，故见乏力、手足心热、汗出、夜眠差。"风"多因虚而生，阴虚风动，内风而起，外风引动，内外相引，则五脏不和。肺气久虚，子病犯母而累及脾，脾之运化失司，故见纳差、大便干结。

（二）诊疗过程

首诊：结合患者舌色暗红，苔白腻，脉弦滑，查体见咽部充血、水肿，双肺可闻及散在痰鸣音，考虑患者感受风寒之邪，予以荆防败毒散合止嗽散以疏风、散寒、止咳，3剂后，患者咳嗽、咳痰稍缓解。

二诊：患者咳嗽以刺激性干咳为主，痰少，不易咳出，激素及抗过敏治疗效果欠佳，考虑风痰恋肺，反复迁延致咳嗽、咳痰未见明显缓解，故予以补中益气汤合止嗽散，佐以徐长卿、地肤子、蛇床子、乌梅、蝉蜕、浮萍、鹅不食草等祛风、降气、润肺之品，4剂后，患者咳嗽、咳痰明显缓解。

三诊：患者偶有咳嗽，无明显咳痰，多以感受风寒之邪后发作，故予以补中益气汤合三子养亲汤，佐以淫羊藿、巴戟天、防风、杜仲、紫苏叶等补益肺肾之品，5剂后，咳嗽、咳痰症状不明显。

（三）医案解析

1. 文献学习

《金匮要略·肺痿肺痈咳嗽上气病脉证治》中载"风舍于肺，其人则咳"，认为咳嗽变异性哮喘以"咳嗽"为单一或主要症状，发病根本为外邪袭肺，肺失宣肃、肺气上逆，病位在肺。《景岳全书·咳嗽》指出"外感之咳，其来在肺，故必由肺以及脏"，咳嗽变异性哮喘属邪实致咳，日久必渐及他脏。《仁斋直指附遗方论》中载"痰涎浮涌，呼不得呼，吸不得吸，于是上气促急，填塞肺脘，激动争鸣，如鼎之沸，而喘之形状具矣"，指出哮病发作时，有形之痰涎阻结气道，发出声响，而见喉中哮鸣有声，痰鸣辘辘。

2. 诊疗分析

刘教授认为风邪为咳嗽变异性哮喘的始发因素，本病因感受外邪，邪犯肺卫，肺宣发肃降失司，肺气上逆发为咳嗽，气道高反应性，刺激痰湿内生，风痰交阻于肺而发为本病。久病体虚，耗伤肺脏，导致本病缠绵难愈，故临床上注重补虚和祛邪兼顾，标本同治。

3. 效果见验

刘教授临床首重祛邪，若外感之邪未祛，一则入里变生他邪，二则伤及脏腑，三则正邪交争耗伤卫气，而致外感之邪长驱直入，加重本病。咽喉为肺之门户，易受外邪侵袭，其色淡红而苍白为气血亏虚，其色红为感受风寒之邪，其色艳红为感受风热之邪，其色紫暗为瘀血阻络。其次"风盛则挛急"，风邪束肺，气道收引则发病，内风为本病之根本，外风为本病之诱因，故"祛外风、息内风"是本病的治疗原则。另外，脾为生痰之源，肺为储痰之器，故刘教授方药中多用党参、白术、姜半夏、陈皮、木瓜等益气健脾之品，防止痰湿内生。

4. 临床体会

咳嗽变异性哮喘不同于哮病，伏痰作为病理产物贯穿哮病始终，哮病发作期病证复杂多变，耗损正气，使本病缓解期病根难除，缠绵难愈，而本病以气道挛急为特点，故一则重视风药，二则重视解痉药，临床效果显著。

十二、宣肺化痰平喘法治疗肺下叶切除术后支气管扩张

（一）临床资料

1. 病例

[**病史**] 患者刘某，男，43岁，2023年7月15日入院。主诉：胸闷气短间作8年，加重伴咳痰、喘息半个月。入院患者诉8年前无明显诱因出现胸闷气短症状，咳痰量少，呈黄色黏痰，不易咳出，无呼吸困难，无喘息气促，无咯血，就诊于宁夏医科大学总医院，查胸部CT提示左下肺支气管扩张，遂住院完善相关检查后予以左肺下叶切除术，术后患者胸闷气短间断发作，伴咳痰、喘息、气促，动则加重，未进一步治疗。其间患者每因受凉后上述症状加重，伴咳嗽、咳痰，于当地诊所输液治疗以缓解症状。2023年11月15日于宁夏颐阳医院体检查胸部CT：①左肺下叶呈术后改变，左肺散在陈旧性病灶；②右肺中叶支气管扩张；③右肺下叶结节；④左肺

胸腔少量包裹性积液，左侧胸膜增厚、粘连。患者未予重视及治疗，半个月前受凉后自觉胸闷气短，咳嗽、咳痰症状较前加重，伴明显喘息，乏力，遂来我院就诊，门诊以"支气管扩张（症）"收住入院。入院症见：患者胸闷气短明显，咳嗽、咳痰，时有喘息，乏力，咽部干痒，偶有咽部异物不适，偶有心慌心悸，颈项部僵硬、酸痛，时有烦躁，出汗可，手足心热，纳食可，睡眠安，大便不干，进食不当易腹泻，小便正常。舌暗红，苔白腻，脉弦滑。

[辅助检查] 胸部 CT：①左肺下叶呈术后改变，左肺散在陈旧性病灶；②右肺中叶支气管扩张；③右肺下叶结节；④左肺胸腔少量包裹性积液，左侧胸膜增厚、粘连。腹部彩超：脂肪肝（中度），肝囊肿，门静脉、胆、胰、脾、双肾未见明显异常。心电图：电轴左偏（轻度），心率 62 次/分。血常规：红细胞计数 6.35×10^{12}/L↑，血红蛋白浓度 172g/L↑。尿常规、便常规未见异常。血糖、肝功能、肾功能未见明显异常。

[体格检查] 体温 36.2℃，脉搏 71 次/分，呼吸 18 次/分，血压 122/87mmHg。神志清晰，发育正常，营养中等，表情自如，自主体位，步态正常，精神良好，查体合作，对答切题。咽喉充血、水肿，双侧扁桃体无肿大，咽后壁可见大小不等的散在滤泡，悬雍垂居中。胸廓无畸形，乳房两侧对称，两肺叩诊呈清音，两肺闻及痰鸣音，右肺中叶及下叶可闻及哮鸣音。左侧腋下可见 3 个 2cm 左右手术疤痕。心尖搏动位于左侧第 5 肋间左锁骨中线内 0.5cm，心尖部无震颤，心率 71 次/分，心律齐，心音有力，各瓣膜听诊区未闻及病理性杂音。腹无膨隆，肝脾肋下未触及，无液波震颤，未触及包块。肝脾区均无叩击痛，无移动性浊音，双肾区无叩击痛。右下腹可见一长约 3cm 斜行手术疤痕。肠鸣音正常，4 次/分，未闻及血管杂音。

2. 中医诊断

肺胀（痰湿阻肺证）。

3. 中医诊断依据

依据患者胸闷气短间作 8 年，中医诊断为"肺胀"病。现患者上述症状加重，伴咳痰、喘息，结合肺部查体，两肺可闻及痰鸣音，右肺闻及明显湿啰音考虑痰湿内生。肺为娇脏，易受邪气侵袭，患者平素饮食不节、劳倦伤肺，致肺气亏虚，故见气短；气不化津成痰，故咳嗽、咳痰；肺气亏虚，故乏力。结合舌脉，舌质暗红，苔白腻，脉弦滑，四诊合参，辨证为痰湿阻肺证。

（二）诊疗过程

首诊：刘教授医师查体可见患者咽部充血、水肿，咽后壁可见大小不等的散在滤泡，两肺闻及痰鸣音，右肺中叶及下叶可闻及哮鸣音。考虑外感风寒较甚，故给予中药汤剂以荆防败毒散为基础方；又因患者时有喘息，两肺可闻及哮鸣音，故在上方的基础上加射干麻黄汤以止咳平喘。

二诊：患者咽部无明显充血，咽后壁疱疹明显消退，听诊两肺哮鸣音明显减少，患者仍感痰多，不易咳出，胸闷气短明显。调整中药汤剂以补肺健脾、化痰止咳为主，方药以补中益气汤加减，方中重用黄芪、人参之类，增加补气力度，促进痰液排出；在此基础上合三子养亲汤加紫菀、白前、款冬花、前胡等药以化痰；患者有少量胸腔积液，加少量葶苈子以泻肺平喘。4剂，日1剂，水煎服。

三诊：患者稍有喘息，痰易咳出，胸闷气短明显缓解，听诊两肺无明显哮鸣音，痰鸣音较前减少，继续予以上方巩固治疗后出院。嘱患者院外注意避风寒，规律作息，饮食清淡，防止病情反复。

（三）医案解析

1. 文献学习

肺胀病名首见于《黄帝内经》，并对病机、证候进行了描述。如《灵枢·胀论》曰："肺胀者，虚满而喘咳。"《灵枢·经脉》亦曰："肺手太阴之脉……是动则病肺胀满，膨膨而喘咳。"其认为肺胀的病机在虚，证候表现以胸满、喘咳为主。张仲景在《金匮要略·肺痿肺痈咳嗽上气病脉证治》指出本病的主症为："咳而上气，此为肺胀，其人喘，目如脱状。"《诸病源候论·咳逆短气候》阐述了肺胀的发病机理，认为"肺虚为微寒所伤，则咳嗽。嗽则气还于肺间，则肺胀，肺胀则气逆。而肺本虚，气为不足，复为邪所乘，壅痞不能宣畅，故咳逆短乏气也"，突出论述肺胀的病机为久病肺虚。《证治汇补·咳嗽》认为肺胀"又有气散而胀者，宜补肺，气逆而胀者，宜降气，当参虚实而施治"，说明对肺胀的辨证论治当分虚实两端。

2. 诊疗分析

刘教授认为，肺胀的治疗应遵守"发时治标，平时治本"的原则。即在病情发作时，应以治标为主，或宣散表邪，或化痰降浊，或清热化痰，或化痰开窍；病情平稳时则以治本为要，或补肺健脾，或补肺纳肾，或健脾温阳。本案例患者病史多年，既往曾行手术治疗，素体肺脾两虚，痰湿内盛，就诊时因感受风寒之邪，导致病情加重，胸闷气短，喘息时作，故在治疗初期以宣肺解表为主，方选荆防败毒散合射干麻黄汤加减；第二阶段查体可知表邪祛其大半，故中药增加补益正气的力度，转变治疗方向，以健脾补肺、化痰止咳、平喘利气为主，方药以补中益气汤合三子养亲汤为主，并结合患者兼症予以加减。

3. 效果见验

刘教授在临床中善于辨表里，分虚实，抓住疾病的主要矛盾，"久病必虚"，或肺气虚，或脾气虚，或肾气虚，亦或两脏甚至三脏俱虚，治疗则根据辨证予以健脾补肺、补肺纳肾等。脾为生痰之源，脾虚则运化失司，痰湿内生；肺为储痰之器，体内痰饮水湿之邪存储于肺，肺气被遏，失于宣肃，则痰湿排除不利，阻塞于肺及胸中，则患者表现为满闷、气短。故在治疗中，有表邪者先予以宣散表邪，后以健脾补肺、化痰降浊，临床疗效肯定。

4. 临床体会

中医不仅重视望闻问切，通过看舌苔、切脉象以分虚实；而且重视看咽喉，分表里，听双肺了解痰湿之有无。遵循"急则治其标，缓则治其本"的治疗原则。患者表证突出时，先以解表邪为主，表证缓解后根据患者疾病的本质，给予扶正气、化痰湿等法治疗，则可以解除患者的病痛，通过临床实践，证明疗效确切。

十三、从"痰"论治慢性阻塞性肺疾病

（一）临床资料

1. 病例

[病史] 患者马某，女，62岁，2022年10月26日入院。主诉：咳嗽、咳痰、喘促间作10余年，再发1个月，加重4天。患者诉10年前因受凉后出现咳嗽、咳痰，咳少量白色黏痰，活动后喘息气促，无明显胸闷气短，无端坐呼吸、张口抬肩，无痰中带血，无发热恶寒，无胸痛，患者未予重视。7年前患者因受凉后出现咳嗽、咳痰，胸部憋闷，喘息气促，突发晕厥，遂就诊于吴忠市人民医院急诊科，完善相关检查后诊断为慢性阻塞性肺疾病，住院给予扩张支气管平滑肌、缓解气道痉挛等药物治疗后，症状好转出院，出院后患者间断使用沙美特罗氟替卡松吸入剂治疗，病情控制不佳，自行更换硫酸沙丁胺醇吸入气雾剂控制病情。1个月前患者因受凉后出现咳嗽、咳痰，喘息气促，胸部憋闷，气短，遂就诊于红寺堡区人民医院，住院给予消炎、止咳、化痰、平喘等药物治疗后症状好转出院。4天前患者感咳嗽、咳痰、胸部憋闷、喘息气促加重，不可平卧，为求进一步中医系统治疗，今来我院就诊。入院症见：咳嗽、咳痰，咳少量白色黏痰，痰易咳出，胸部憋闷，喘息气促，夜间加重，不可平卧，乏力明显，心慌心悸，咽干咽痒，无咽痛，咽部异物感，头晕头昏，无头痛，双目干涩，

双手心热，汗多，纳食可，夜寐差，睡后易醒，多梦，大小便正常。舌红，苔白腻，脉滑。

[辅助检查] 血常规：红细胞计数 $5.1 \times 10^{12}/L\uparrow$，平均红细胞血红蛋白浓度 $314g/L\downarrow$，血小板计数 $302 \times 10^9/L\uparrow$。肝功能：直接胆红素 $8.38\mu mol/L\uparrow$，丙氨酸氨基转移酶 $39.8U/L\uparrow$，γ-谷氨酰转移酶 $52.4U/L\uparrow$。肾功能：尿酸 $413.0\mu mol/L\uparrow$。血糖、血脂、尿常规、便常规未见明显异常。心电图：正常窦性心律，正常心电图。腹部彩超：脂肪肝（重度），门静脉、胆、胰、脾、双肾未见明显异常。

[体格检查] 体温 $36.1℃$，脉搏 77 次/分，呼吸 19 次/分，血压 124/83mmHg。神志清晰，发育正常，营养中等，表情自如，自主体位，步态正常，精神一般，查体合作，对答切题。口腔黏膜无溃疡，咽喉充血、水肿，双侧扁桃体 I 度肿大，悬雍垂居中。桶状胸，乳房两侧对称，呼吸运动两侧对称，双侧语颤减弱，呼吸节律规整，两肺叩诊呈过清音，呼吸音减弱，呼气相延长，两肺上叶可闻及哮鸣音，两下肺可闻及痰鸣音。心尖搏动位于左侧第 5 肋间左锁骨中线内 0.5cm，心尖部无震颤、无摩擦感，心脏浊音界无扩大，心率 77 次/分，心律齐，心音有力，各瓣膜听诊区未闻及病理性杂音。

2. 中医诊断

肺胀（痰湿阻肺证）。

3. 中医诊断依据

患者主因"咳嗽、咳痰、喘促间作 10 余年，再发 1 个月，加重 4 天"入院，辨病为中医学"肺胀"。患者早期有受凉病史，早期属于风寒表证，治疗不彻底，邪气入里，病程延长；又饮食不节后出现病情加重，脾为生痰之源、肺为贮痰之器，痰湿内生，壅阻气道，故咳嗽、咳痰、喘息。结合舌脉，辨证为痰湿阻肺证。

（二）诊疗过程

首诊：刘教授查房时查体见患者咽喉充血、水肿，咽后壁可见散在大小不等滤泡，双侧两肺呼吸音低，可闻及少量痰鸣音，故初诊中药汤剂以解表祛邪、散寒除湿为主，用方以荆防败毒散加减，用药有荆芥、防风、羌活、独活、桂枝、麻黄、白芷、茵陈、苍术等。3 剂，日 1 剂，水煎服。

二诊：查体见患者咽部无充血、水肿，咽后壁滤泡消失，故调整中药汤剂以补益肺脾、化痰止咳平喘，用方以补中益气汤合小青龙汤加减，用药有白芍、五味子、干姜、桂枝、黄芪、人参、白术等。4 剂，日 1 剂，水煎服。

三诊：查房时患者自诉咳嗽、咳痰、喘息较前明显缓解，上方加射干、麻黄、紫菀、款冬花、白前、芥子、紫苏子。3剂，日1剂，水煎服。

（三）医案解析

1. 文献学习

慢阻肺归属于中医"肺胀"范畴。肺胀病名首见于《灵枢·胀论》篇，"肺胀者，虚满而喘咳"，即已指出肺胀乃本虚标实之病，可见肺气亏虚是慢阻肺发病的关键前提。现代医家认为，肺胀是由于肺部疾患反复发作，迁延不愈，最终导致肺气胀满，不能宣降的一种病证。临床上，慢阻肺患者出现明显喘息气促、咳嗽、咳痰症状而就医时多已有本虚之象，大多属本虚标实，总体表现为早期偏实，晚期偏虚，急性加重时偏实，缓解期偏虚。在实邪方面，早期以痰浊为主，痰浊日久阻滞气机又可逐渐出现血瘀，最终导致痰瘀并重，或兼夹气滞、水饮等证。国医大师邓铁涛曾说过痰是瘀的初期阶段，瘀是痰的进一步发展，说明痰推动了慢阻肺病程的进展，是其发病过程中最重要的物质基础。而在本虚方面，患者早期以肺气虚为主，病久气虚及阳，可出现脾肾阳虚，而脾肾虚损又进一步加剧痰液的生成，可见痰是贯穿慢阻肺发病全程的最重要的致病因素和病理产物。

2. 诊疗分析

《金匮要略》对肺胀多从"饮"论治，如"上气喘而躁者，属肺胀，欲作风水，发汗则愈""肺胀，咳而上气，烦躁而喘，脉浮者，心下有水，小青龙加石膏汤主之"。可见其认为肺胀发病过程中最重要的致病因素是"饮邪"，而痰和饮都是水液输布代谢障碍而产生的病理性产物，广义上都归属于"痰饮"范畴，有着一样的病理生理基础。可以看出古代医家即已发现化痰散饮对治疗肺胀的重要意义。刘教授认为"痰"是"饮"进一步发展而来的产物，两者都是肺胀发病过程中最重要的病理因素。现代研究也发现，慢阻肺患者气道黏液分泌增多，纤毛功能失调，导致患者气道中黏液分泌物多于正常人，并且贯穿于整个病程中，化痰治疗有助于改善患者症状，降低炎性指标。

3. 效果见验

刘教授认为对慢阻肺患者的治疗，化痰是第一要义。痰为阴邪，是"阳化气"不足，"阴成形"太过的产物，治疗上当遵循"病痰饮者当以温药和之"的原则。慢阻肺患者以痰邪为主时，即使有热象，也应适当应用"温化痰液"之法，而不应过多应用寒凉药物，一是因为痰为阴邪，以温药和之更符合"阳化气"的思想；二是因为患者脾肾阳虚，寒药过多恐进一步损伤脾肾之阳，进一步减弱"阳化气"之能力，不利于治本。因此治疗应从两方面入手，一是助阳气以化痰，二是除阴邪以绝痰，对于有热象的患者，还要防止燥热伤肺。

4. 临床体会

痰是慢阻肺发病过程中最重要的致病因素以及病理产物，是由于肺、脾、肾阳气虚损，"阳化气"功能不足，导致水湿泛滥，"阴成形"太过，水液上浮于肺聚集而成。痰贯穿了慢阻肺的发病全程，是促使患者病情加重最重要的原因，治疗应以化痰为主要手段及目的。临床上应结合患者症状和舌脉表现，抓住患者最主要的生痰之脏，可从肺、脾、肝、肾等不同角度进行治疗，从而取得最佳的疗效。

十四、从甲状腺功能亢进症论治支气管哮喘

（一）临床资料

1. 病例

[病史] 患者谭某，女，66岁，2023年6月21日入院。主诉：咳嗽、喘促反复发作20年，再发半个月。患者诉20年前因受凉后出现咳嗽、咳痰，喘息气促，无夜间阵咳，无呼吸困难，无端坐呼吸，无发绀，自行口服氨茶碱片等药物治疗后症状可缓解。12年前上述症状再次发作，遂就诊于银川市武警医院，行相关检查后，诊断为支气管哮喘，给予口服药物（具体药物不详）治疗后症状可缓解。此后上述症状反复发作，每受凉后咳嗽、喘促诱发或加重，均于当地诊所输液治疗（具体药物不详）。2个月前患者受凉后再次出现上述症状，遂就诊于银川市第三人民医院，住院治疗后症状略改善，仍有咳嗽、喘息气促、胸部憋闷、气短症状，半个月前感上述症状较前加重，为求中医治疗，遂前往我院就诊。入院症见：咳嗽、咳痰，咳少量白色黏痰，痰难咳出，喘息气促，喉中哮鸣有声，胸闷气短，夜间加重，平躺时呼吸困难、胸部憋闷加重，心慌心悸，头晕头昏，时有头痛，双目干涩，口干口苦，咽干咽痒，咽部异物感，颈肩部酸痛，双手足心偏热，全身汗出较多，纳食可，胃脘胀满不适，略有反酸，夜寐差，睡后易醒，多梦，小便调，大便偏干（每日1次）。舌苔白腻，脉滑数。

[辅助检查] 甲功五项：促甲状腺激素 0.28μIU/mL↓。甲状腺及颈部淋巴结彩超：双侧甲状腺低回声结节，右侧大小约 11.6mm×5.6mm，左侧大小约 5.3mm×3.2mm。

[体格检查] 体温 36.3℃，脉搏 95 次/分，呼吸 23 次/分，血压 123/64mmHg。神志清晰，发育正常，营养中等，表情自如，自主体位，步态正

常，精神欠佳，查体合作，对答切题。颈软，颈静脉不充盈，气管居中，颈前视诊饱满，双侧甲状腺无肿大。桶状胸，乳房两侧对称，呼吸运动两侧对称，双侧语颤减弱，呼吸节律规整，两肺叩诊呈过清音，呼吸音低，两肺可闻及弥漫性哮鸣音、散在湿啰音。心尖搏动位于左侧第5肋间左锁骨中线内0.5cm，心尖部无震颤、无摩擦感，心脏浊音界无扩大，心率95次/分，心律齐，心音有力，各瓣膜听诊区未闻及病理性杂音。腹无膨隆，未见腹壁静脉曲张及蠕动波。

2. 中医诊断

哮病（风痰恋肺证）。

3. 中医诊断依据

依据患者咳嗽、咳痰、喘息气促、喉中哮鸣有声，且反复发作等临床特征，故诊断为哮病。患者现症见咳嗽、咳痰，咳少量白色黏痰，痰难咳出，喘息气促，喉中哮鸣有声，胸闷气短，夜间加重，平躺时呼吸困难、胸部憋闷加重，咽干咽痒，舌苔白腻，脉滑数等，此乃属风痰哮证。哮病病位在肺，涉及脾、肾，因患者平素体虚，肺虚不能布散津液，脾虚不能输化精微，肾虚不能蒸化水液，以致津液凝聚成痰，伏藏于肺，成为发病的夙根。患者久病痰浊伏肺，复感受风寒之邪，引触宿痰，痰随气升，气因痰阻，壅塞气道，肺气宣降失常，气道痉挛狭窄，通畅不利，故咳嗽、咳痰、喉中哮鸣有声、喘急胸满；风善行数变，风邪上受，肺气不宣，则起病多急，故见咽痒；痰浊闭阻，宗气郁遏，故见胸闷气短。结合舌苔白腻，脉滑数，可知为风痰哮之征象。

（二）诊疗过程

首诊：刘教授查房时查体见患者咽喉充血、水肿，桶状胸，双侧语颤减弱，呼吸节律规整，两肺叩诊呈过清音，呼吸音低，可闻及弥漫性哮鸣音、散在湿啰音，故初诊中药汤剂以宣肺解表、祛风散寒为主，用方以荆防败毒散加减，用药有荆芥、防风、羌活、独活、麻黄、桂枝、白芷、僵蚕、干姜等。3剂，日1剂，水煎服。

二诊：患者咽喉充血、水肿明显消退，两肺可闻及散在哮鸣音、湿啰音，表邪未净，故调整中药汤剂以宣肺散寒、化痰止咳平喘为主，用方以荆防败毒散合射干麻黄汤加减，用药有荆芥、防风、羌活、独活、桂枝、白芷、射干、麻黄、紫菀、款冬花、白前、前胡、百部、川贝母、瓜蒌、薤白、细辛、半夏等。2剂，日1剂，水煎服。

三诊：查房时见患者咽喉无明显充血、水肿，两肺可闻及散在哮鸣音，未闻及明显湿啰音，故调整中药汤剂以益气健脾、化痰止咳平喘为主，用方以补中益气汤合射干麻黄汤加减，其中黄芪、炙黄芪、人参、白术、仙鹤草、升麻补中益气，射干、麻黄、紫菀、款冬花、白前、前胡、百部化痰止咳平喘。其间查甲功五项提示甲状腺功能亢进（简称甲亢），甲亢患者阴虚火旺，易形成内风，易加重或诱发本病，使治疗效果不佳，故加入麦冬、天冬、干石斛、北沙参等养阴清肺以息内风。3剂，日1剂，水煎服。

四诊：经上述治疗后患者咳嗽、咳痰、喘息气促、胸闷气短明显减轻，喉中无哮鸣声，可平躺，查体咽喉无充血、水肿，两肺未闻及明显哮鸣音、湿啰音，上方加青蒿、白薇、地骨皮等以清虚热，出院后继续服用7剂，日1剂，水煎服。嘱患者院外避风寒，饮食清淡。

（三）医案解析

1. 文献学习

《黄帝内经》有关"喘鸣"的记载与哮病发作特点类似。汉代张仲景《金匮要略·肺痿肺痈咳嗽上气病脉证治》载"咳而上气，喉中水鸡声，射干麻黄汤主之"，指出了哮病发作时的典型症状及治疗方剂。元代朱丹溪首创哮喘病名，并阐明病理因素"专主于痰"，提出"未发以扶正气为主，既发以攻邪气为急"的治疗原则。明代虞抟《医学正传·哮喘》对哮与喘作了明确区分，指出"哮以声响言，喘以气息言"。清代叶桂《临证指南医案·哮》进一步指出了哮病的病因病机，曰："若夫哮症，亦由初感外邪，失于表散，邪伏于里，留于肺俞。"

2. 诊疗分析

刘教授认为患者有甲亢病史，也就是有阴虚火旺病邪的存在，阴伤则肝风内动，风动引发内伏之痰，痰随气升，气因痰阻，相互搏结，壅塞气道，肺气宣降失常，气道挛急狭窄，通畅不利，而致哮鸣如吼，咳痰喘促，诱发或加重本病，故在治疗本病时祛风是治本之法，依据发时治标，平时治本之大法，在宣肺散寒、祛除外风时也要注重养阴以息内风。

3. 效果见验

刘教授临床中治疗哮喘在射干麻黄汤的基础上，加入麦冬、天冬、干石斛、北沙参、青蒿、白薇、地骨皮等养阴清热药物以息内风，患者症状明显改善，且出院后发作次数明显减少，平时应扶正治本，根据脏腑不同，或补肺或健脾或益肾，以减轻、减少或控制其发作。

4. 临床体会

哮喘发作期以祛风为要。哮病具有起病急变化快等风邪"善行而数变"的特征，故治疗可酌情使用祛风解痉药物，如麻黄、防风、僵蚕、天麻等。患者表现为冷哮者，方药中多加麻黄、附子、细辛、干姜等温阳之品；对于风痰哮者，则要辨明内风与外风之别，往往效果显著。久病多邪实正虚错杂，哮病发作期虽以邪实为多，也有正虚；缓解期常以正虚为主，但有痰饮留伏。因此对于哮病的治疗，发时治标当顾本，适时益气健脾益肾；平时扶正当顾标，不忘降气化痰；对于大发作有喘脱倾向者，更应重视回阳救脱，急固其本，而不能拘泥于"发时治标"之说，坐失救治良机；平时重视治本，区别肺、脾、肾的主次，在抓住重点的基础上，适当兼顾。其中尤以补肾最为重要，因肾为先天之本、五脏之根，精气充足则根本得固。补肺可加强卫外功能，防止外邪入侵；补脾可杜生痰之源。因此治本可减轻、减少哮病发作。

十五、温补脾肾法治疗肺部感染

（一）临床资料

1. 病例

[**病史**] 患者丁某，女，54 岁，2023 年 7 月 26 日入院。主诉：咳嗽、咳痰间作 8 个月，加重 1 周。患者诉 8 个月前无明显诱因出现咳嗽、咳痰，痰难咳出，胸闷气短，喘息气促，活动后加重，无呼吸困难，无痰中带血，无发热恶寒，无胸痛，遂就诊于当地医院，行胸部 CT 检查，提示肺部感染，建议上级医院进一步诊治，遂就诊于宁夏医科大学总医院急诊科。患者于 2023 年 1 月 1 日急查胸部 CT，提示双肺病毒性肺炎，请结合临床随诊，诊断为肺部感染（新冠病毒感染）。患者于 2023 年 1 月 16 日复查胸部 CT，提示双肺炎症，考虑病毒性肺炎，双肺胸腔少量积液，住院治疗 18 天后症状好转出院，给予口服吡非尼酮胶囊（4 粒/次，3 次/日）继续治疗。此后患者仍有咳嗽、咳痰，胸闷气短，喘息气促，自行吸氧治疗。2023 年 5 月 29 日患者不慎受凉后再次出现上述症状，就诊于吴忠市人民医院，行胸部 CT 检查，提示双肺多发感染性病变，考虑病毒性肺炎可能，住院治疗 8 天后症状较前明显好转。2023 年 6 月 1 日患者于宁夏医科大学总医院复查胸部 CT，提示双肺炎症，双肺间质性变，右肺中叶肺大疱，右肺中叶及左肺上叶局部实变不张，右肺下叶支气管扩张，心影增大，心包积液，主动脉壁钙化，双侧胸膜增厚，给予口服醋酸泼尼松片（5 毫克，2 片，1 次/日）药物治疗。2023 年 7 月 13 日患者于吴忠市人民医院复查胸部 CT，提示双肺多发磨玻璃影，考虑感染性病变，病毒性肺炎可能性大，心包少量积液，嘱患者定期复查。1 周前患者劳累后再次出现上述症状，且较前加重，为求中医进一步治疗，遂前往我院就诊。入院症见：咳嗽，无痰，活动、受风后

明显，胸闷气短，活动后喘促，乏力，咽干咽痒，咽部异物感，头晕头昏，双目干涩，口干口渴，时有心慌心悸，全身汗出较多，双足心偏热，颈肩部、腰部酸痛，纳食可，无胃脘胀满不适，无反酸、烧心，夜寐差，入睡困难，睡后易醒，小便调，大便偏干（每日1次）。舌苔白腻，脉濡。

[辅助检查] 胸部CT：①双肺多发磨玻璃影，考虑感染性病变；②病毒性肺炎可能性大；③心包少量积液。

[体格检查] 体温36.2℃，脉搏69次/分，呼吸16次/分，血压116/76mmHg。神志清晰，发育正常，营养中等，表情自如，自主体位，步态正常，精神欠佳，查体合作，对答切题。全身皮肤黏膜无黄染，未见皮疹及出血点，无肝掌和蜘蛛痣。全身浅表淋巴结未扪及肿大。咽喉充血、水肿，双侧扁桃体无肿大，悬雍垂居中。呼吸运动两侧对称，双侧语颤减弱，呼吸节律规整，两肺叩诊呈清音，呼吸音低，可闻及散在湿啰音。心尖搏动位于左侧第5肋间左锁骨中线内0.5cm，心尖部无震颤、无摩擦感，心脏浊音界无扩大，心率69次/分，心律齐，心音有力，各瓣膜听诊区未闻及病理性杂音。腹无膨隆，右下腹可见一长约6cm的斜行手术瘢痕，下腹部正中可见一长约2cm的竖行手术瘢痕，未见腹壁静脉曲张及蠕动波。

2. 中医诊断

咳嗽（痰湿阻肺证）。

3. 中医诊断依据

依据患者咳嗽、胸闷气短、活动后喘促的临床特征，以及相关查体和检查，故诊断为"咳嗽"。患者现症见咳嗽，无痰，活动、受风后明显，胸闷气短，活动后喘促，乏力，咽干咽痒，全身汗出较多，纳食可，夜寐差，大便偏干，舌苔白腻，脉濡等，此乃属痰湿阻肺证。因患者感受风寒之邪，侵袭肺脏，肺失清肃，宣发肃降功能失常，肺气上逆而发为咳嗽；患者久病，邪伤肺气，则易反复感邪，而致咳嗽屡作，肺气虚损，易受外邪引发或加重；肺为贮痰之器，脾为生痰之源，痰湿中阻，故见胸闷气短。舌苔白腻，脉濡，为痰湿阻肺之征象。

（二）诊疗过程

首诊：刘教授查房时查体见患者咽喉充血、水肿，呼吸音低，可闻及散在湿啰音，故初诊中药汤剂以解表祛邪、化痰止咳为主，用方以荆防败毒散加减，用药有荆芥、防风、羌活、独活、桂枝、麻黄、白芷、紫菀、款冬花、射干、白前、前胡、百部、芥子、葶苈子等。3剂，日1剂，水煎服。

二诊：查体见患者咽喉充血、水肿较前消退，两肺呼吸音低，可闻及散在湿啰音，故调整中药汤剂以宣肺散寒、化痰止咳为主，用方仍以荆防败毒散加减，用药有荆芥、防风、羌活、独活、桂枝、麻黄、白芷、紫菀、款冬花、射干、白前、前胡、百部、芥子、葶苈子、川贝母等。2剂，日1剂，水煎服。

三诊：查房时见患者咽喉无明显充血、水肿，两肺未闻及明显湿啰音，患者诉咳嗽明显缓解，胸闷气短、乏力较前改善。甲功五项：甲状腺素 2.49μg/dL↓，三碘甲状腺原氨酸 0.67ng/mL↓，游离三碘甲状腺原氨酸 3.03pmol/L↓，促甲状腺激素 95.10μIU/mL↑，游离甲状腺素 5.07pmol/L↓。故调整中药汤剂以温补脾肾、化痰止咳为主，用方以麻黄细辛附子汤加减，用药有麻黄、附子、细辛、鹿角霜、巴戟天、肉桂、干姜、黄芪、人参、白术、紫菀、款冬花、白前、百部、前胡、芥子、紫苏子等。3剂，日1剂，水煎服。

四诊：患者出院前偶有咳嗽、咳痰，胸闷气短，乏力较前缓解，活动后喘促减轻，上方加入杜仲、菟丝子、胡芦巴、茯苓、盐泽泻、山茱萸、白芍等药。嘱患者院外避风寒，忌寒凉食物，饮食清淡。

（三）医案解析

1. 文献学习

《黄帝内经》对咳嗽的病位、病因病机、症状分类、治疗转归等作了较为系统的论述，并设专篇论述。《素问·宣明五气》认为"五气所病……肺为咳"，指出咳嗽病位在肺。关于咳嗽的病因，《素问·咳论》既认为咳嗽是由于"皮毛先受邪气"所致，又指出"五脏六腑皆令人咳，非独肺也"，强调外邪犯肺或脏腑功能失调，病及于肺，均可以导致咳嗽。咳嗽的分类，历代论述甚多，《素问·咳论》以脏腑命名，分为五脏六腑咳，并且描述了各类不同证候的特征；隋代巢元方《诸病源候论·咳嗽病诸候·咳嗽候》有十咳之分，除五脏咳外，尚有风咳、寒咳、胆咳、厥阴咳等；明代张介宾首次执简驭繁地把咳嗽归纳为外感、内伤两大类；《景岳全书·杂证谟·咳嗽》指出"咳嗽之要，止惟二证，何为二证，一曰外感，一曰内伤而尽之矣"。至此，咳嗽之辨证分类始较完善，切合临床应用。叶桂在《临证指南医案·咳嗽》云："若因于风者，辛平解之。因于寒者，辛温散之。因于暑者，为熏蒸之气，清肃必伤，当与微辛微凉，苦降淡渗……若因于湿者，有兼风、兼寒、兼热之不同，大抵以理肺治胃为主。若因秋燥，则嘉言喻氏之议最精。若因于火者，即温热之邪，亦以甘寒为主……至于内因为病，不可不逐一分之。有刚亢之威，木叩而金鸣者，当清金制木，佐以柔肝和络。若土虚而不生金，真气无所禀摄者，有甘凉甘温二法，合乎阴土阳土以配刚柔为用也。又因水虚而痰泛，元海竭而诸气上冲者，则有金水双收，阴阳并补之治，或大剂滋填镇摄，葆固先天一气元精。"他系统阐述了咳嗽的治疗原则。

2. 诊疗分析

刘教授认为甲状腺功能减退是由于脾肾阳虚引起，此次肺部感染与甲状腺功能减退有一定的关系。甲功五项有邪气和正气之分：T_3 是原发的三碘甲状腺原氨酸，体现的是阳气；T_4 是由 T_3 所化生的精血；TSH 是邪气，升高则阴盛伤阳。阳气亏虚在于脾和肾，阴邪有寒邪、痰湿、水饮、瘀血等，这几个邪气中最明显的是寒湿之邪，寒湿之邪过盛更易伤阳气。寒邪在表，痰湿在里，在脾和肺，"脾为生痰之源，肺为贮痰之器"，痰贮存于肺，由外感之邪所化生，脏腑内伤所不运，痰一旦停留于肺，造成邪气不能及时得到宣发，也造成外邪在肺内停留，故肺部感染反复发作。此外肺部感染不仅局限于甲状腺功能减退，还有糖尿病、慢性肺病等均能造成肺部感染反复。若邪气不能够驱散，正气不能够恢复，很难达到邪去正复的目的。

3. 效果见验

刘教授临床治疗肺部感染在宣肺散寒、化痰止咳的基础上，提出温补脾肾之法。患者肺部感染反复发作，外感邪气后迁延失治，邪伤肺气则易反复感邪，而致咳嗽屡作；肺脏受伤，逐渐转为内伤咳嗽。内伤咳嗽，肺脏虚损，卫外不强，易受外邪引发或加重，在气候转冷时尤为明显；痰湿犯肺，上干于肺，久则肺脾气虚，气不化津，痰浊更易滋生；咳嗽日久，耗伤肺气、肺阴，甚则及肾，气失摄纳，由咳致喘。脾肾阳虚，气不化津，津聚成痰，甚则寒化为饮，故温补脾肾法也是本病的治疗方法。

4. 临床体会

外感咳嗽其病尚浅而易治，但夹湿、夹燥较为缠绵。如湿邪困脾阻肺，久则积湿生痰，转为内伤之痰湿咳嗽。内伤咳嗽多呈慢性反复发作，治疗难取速效。若痰湿咳嗽病久，可出现肺脾两伤、痰化为饮、病延及肾的转归，成为痰饮咳喘。部分患者病情逐年加重，最终导致肺、脾、肾俱虚，甚至累及于心，痰浊、水饮、血瘀互结而成肺胀。

十六、射干麻黄汤合麻黄细辛附子汤治疗支气管哮喘

(一) 临床资料

1. 病例

[**病史**] 患者郭某，女，57 岁。主诉：发作性喘息、气促间作 10 年

余，咳嗽、咳痰 8 年，加重 2 周。现病史：患者于 10 年前无明显诱因出现喘息、气促，伴发热恶寒，无痰中带血，无胸痛咯血，无明显呼吸困难，后就诊于兰州市第一人民医院行胸部 CT 检查，提示未见明显异常；行支气管舒张试验，提示阳性；行肺功能测定，提示肺通气功能正常，激发试验阳性；一氧化氮呼气测定（FeNO）5ppd（十亿分之一）。遂确诊为支气管哮喘，予以药物治疗（具体不详），症状改善。患者为求进一步系统治疗，于兰州市第一人民医院住院，予以补液、口服药物治疗（具体不详），症状明显改善，并予以布地奈德福莫特罗粉吸入剂（按需吸入）、口服孟鲁司特钠（10 毫克/次）巩固治疗。8 年前，患者因受凉后出现咳嗽、咳痰，咳白色泡沫样稀痰，不易咳出，咳时感喉中痰鸣，伴明显喘息气短，活动后呼吸困难，心慌心悸，浑身发热，测体温未见异常，间断就诊于兰州市第一人民医院住院治疗。两周前因气候降温，受凉后再次出现上述症状，现为进一步治疗，就诊于本院门诊，门诊以"支气管哮喘"收住入院。入院症见：患者喘息、气促明显，夜间加重，气短，偶有呼吸困难，咳嗽、咳痰，咳时感喉中痰鸣，受凉后加重，咳白色泡沫样稀痰，少量，不易咳出，无粉红色泡沫痰、咯血，无发绀，无发热，心慌心悸，无明显胸痛，头晕、头昏、头痛时作，浑身乏力，口干，双目干涩、视物模糊，双膝关节发软无力，多汗，纳差，食欲欠佳，自觉胃脘胀满不适，夜寐差，入睡困难，易醒，多梦、噩梦，小便正常，大便稍干，近期体重未见明显增减。

[**辅助检查**] 血常规：中性粒细胞百分比 72.9%↑，单核细胞百分比 2.7%↓，红细胞计数 5.02×10^{12}/L↓。肝功能：碱性磷酸酶 113.5U/L↑，γ-谷氨酰氨基转移酶 89.7U/L↑。肾功能未见明显异常。血糖正常。尿常规未见异常，便常规未见回报。腹部彩超：轻度脂肪肝，门静脉、胆、胰、脾、双肾未见明显异常。心电图：正常窦性心律，正常心电图。

[**体格检查**] 体温 36.3℃，脉搏 81 次/分，呼吸 20 次/分，血压 109/75mmHg。神志清晰，发育正常，营养中等，表情自如，自主体位，精神一般，查体合作，对答切题。唇暗红，咽喉充血、水肿，扁桃体Ⅱ度肿大，悬雍垂居中。颈软，颈静脉不充盈，气管居中，颈前视诊饱满。胸廓无畸形，乳房两侧对称，呼吸运动两侧对称，双侧语颤正常，呼吸节律规整，两肺叩诊呈清音，双肺呼吸音低，两肺闻及明显哮鸣音，两肺底少许湿啰音、痰鸣音。心尖搏动位于左侧第 5 肋间左锁骨中线内 0.5cm，心尖部无震颤、无摩擦感，心脏浊音界无扩大，心率 81 次/分，心律齐，心音低钝，各瓣膜听诊区未闻及病理性杂音。

2. 中医诊断

哮病（风痰恋肺证）。

3. 中医诊断依据

支气管哮喘中医称"哮病""哮证""喘证"。中医认为支气管哮喘虽以有夙根内伏，又外遇淫邪而致肺气上逆、肺失宣降为主要病机，但导致此病机出现的关键却有以外邪犯肺之表，肺失宣发为主；有以内邪阻肺之里，肺失肃降为主；有以伏邪壅塞气道为主；有以肝、脾、肾虚致肾不纳气为主；有内外合邪、表里不和为主的寒、热、痰、饮、瘀相互纠缠，相兼致病。症结病位以肺、肾、胃、脾为主。患者平素体虚，素有痰浊伏肺，风邪引触，壅塞气道，肺失宣降，故咳嗽、咳痰；痰浊闭阻，宗气郁遏，故见胸闷、喘息；风善行数变，风邪夹痰上扰头目，则头晕头昏；痰湿留滞于中焦则腹部胀满。结合舌脉，辨证为风痰恋肺证。

（二）诊疗过程

首诊：刘教授查房时查体见患者咽喉充血、水肿，扁桃体Ⅱ度肿大，两肺闻及明显哮鸣音，两肺底少许湿啰音、痰鸣音，故初诊中药汤剂以解表化湿、宣肺止嗽为主，用方以荆防败毒散加减，用药有荆芥、防风、羌活、独活、桂枝、麻黄、细辛、白芷、皂角刺、苍术等。3剂，日1剂，水煎服。

二诊：查体见患者咽部无充血、水肿，扁桃体变小，故调整中药汤剂以益气扶正、补肺化痰、温肺化饮，用方以射干麻黄汤合麻黄细辛附子汤加减。4剂，日1剂，水煎服。

三诊：查房时患者自诉咳嗽、咳痰、喘促、喉中哮鸣音减少，查体肺部哮鸣音减少，湿啰音消失，症状较前明显缓解，上方加炒白芍、五味子、葶苈子，继续服用3剂，日1剂，水煎服。

四诊：患者症状较前缓解，出院后外带中药汤剂继续巩固治疗。

（三）医案解析

1. 文献学习

《黄帝内经》中无哮病之名，但其中有关"喘鸣"的记载与哮病发作特点类似。《素问·阴阳别论》曰："……起则熏肺，使人喘鸣。"汉代张仲景《金匮要略·肺痿肺痈咳嗽上气病脉证治》曰："咳而上气，喉中水鸡声，射干麻黄汤主之。"二书指出了哮病发作时的典型症状和治疗方剂。在病理上将哮病归属于痰饮病中的"伏饮"，如《金匮要略·痰饮咳嗽病脉证并治》："膈上病痰，满喘咳吐，发则寒热，背痛腰疼，目泣自出，其人振振身瞤剧，必有伏饮。"元代朱丹溪首创哮喘病名，并阐明病理因素"专主于痰"，提出"未发以扶正气为主，既发以攻邪气为急"的治疗原则。明代虞抟《医学正传·哮喘》对哮与喘作了明确区分，指出"哮以声响言，喘以气息言"。清代叶桂《临证指南医案·哮》进一步指出了哮病的病因病机，曰："若夫哮症，亦由初感外邪，失于表散，邪伏于里，留于肺俞。"

2. 诊疗分析

哮病首辨虚实。发作时以邪实为主，当分寒、热、寒包热、风痰、虚哮之不同，注意是否兼有表证；缓解期以正虚为主，应辨阴阳之偏虚，区别脏腑之所属，了解肺、脾、肾的主次；若久病致虚实错杂者，结合全身症状辨别主次。

3. 效果见验

刘教授遵"未发以扶正气为主，既发以攻邪气为急"之旨，以"发时治标，平时治本"为基本原则。发时攻邪治标，祛痰利气：寒痰宜温化宣肺；热痰当清化肃肺；寒热错杂者，当清温并施；表证明显时兼以解表；属风痰为患宜祛风涤痰；反复发作，正虚邪实者，又当兼以扶正；若发生喘脱危候，当急予扶正救脱。平时应扶正治本：根据脏腑不同，或补肺或健脾或益肾，以冀减轻、减少或控制其发作。

4. 临床体会

刘教授指出，麻黄细辛附子汤在药理学作用调研中有抗炎和免疫调节作用，可抑制气道炎症，故可有效减轻哮喘引发的慢性咳嗽，对于肺系有寒饮，运用此方剂治疗支气管哮喘效果显著。

十七、葶苈大枣泻肺汤治疗慢性肺源性心脏病

（一）临床资料

1. 病例

[病史] 患者马某，女，61岁，2023年8月入院。主诉：咳嗽、咳痰间作10年，水肿、喘促1年余，加重半个月。现病史：患者诉10年前因受凉后出现咳嗽、咳痰，咳大量白色泡沫痰，痰易咳出，晨起明显，时有夜间阵咳，胸闷气短，无呼吸困难，无发绀，自行口服止咳糖浆、甘草片等药物治疗后症状可缓解。此后上述症状间断发作，每受凉后、冬春季节上述症状加重或诱发，夏季可缓解，患者均自行口服上述药物治疗后症状可缓解。1年前因受凉后再次出现上述症状，喘息气促，胸闷，不可平卧及左侧卧位，卧则喘息气促加重，双下肢凹陷性水肿，遂就诊于泾源县医

院，住院治疗后上述症状未见明显缓解，遂进一步就诊于宁夏回族自治区中医医院暨中医研究院，行相关检查后，诊断为全心衰竭、慢性阻塞性肺疾病伴有急性下呼吸道感染，住院治疗后无明显双下肢水肿，咳嗽、咳痰、喘息气促较前缓解。8个月前患者感咳嗽、咳痰，喘息气促较前加重，乏力明显，双下肢凹陷性水肿，遂就诊于宁夏回族自治区人民医院，行相关检查后，诊断为慢性阻塞性肺疾病、Ⅱ型呼吸衰竭、肺源性心脏病，急诊治疗后无明显双下肢水肿，仍有咳嗽、咳痰、喘息气促，为求进一步中医治疗，遂来我院就诊，由门诊收住入院，西药予以抗炎、平喘、止咳、解痉等治疗，中药予以益气扶正、补肺化痰等综合调理，症状缓解后出院，院外继续口服中药汤剂巩固治疗。此期间患者于家中自行监测指脉氧、间断吸氧对症治疗。半个月前患者自诉受凉后再次出现咳喘、咳痰、喘息、气促明显，双下肢水肿再次加重，行走困难，遂复诊于我院，门诊以"肺源性心脏病"收住入院。入院症见：患者咳嗽、咳痰，咳大量白色泡沫痰，痰易咳出，喘息气促，胸闷，乏力明显，可平卧，鼻翼扇动，双下肢凹陷性水肿，头晕头昏，双目干涩，视物模糊，口干，咽干咽痒，咽部异物感，心慌心悸，双手足心偏热，汗出可，腰部酸困，双下肢酸困重，纳食可，胃脘胀满不适，夜寐欠佳，二便正常。舌暗红，苔白腻，脉弦细弱。

[**辅助检查**] 胸部CT：①双肺下叶后基底段炎症；②双肺间质性改变，双肺纤维条索灶，双肺结节灶；③左肺上叶肺大疱，右肺中叶阶段性肺不张，左肺支气管扩张；④心影增大，心包积液，肺动脉高压，冠状动脉壁钙化；⑤双肺胸膜增厚，胸椎骨质增生。

[**体格检查**] 体温36.5℃，脉搏76次/分，呼吸19次/分，血压110/64mmHg。神志清晰，发育正常，营养中等，表情自如，自主体位，步态正常，精神欠佳，查体合作，对答切题。咽喉充血、水肿，双侧扁桃体Ⅰ度肿大，悬雍垂居中。呼吸运动两侧对称，双侧语颤减弱，呼吸节律规整，两肺叩诊呈过清音，呼吸音低，两肺可闻及痰鸣音、哮鸣音。心尖搏动位于左侧第5肋间左锁骨中线内0.5cm，心尖部无震颤、无摩擦感，心脏浊音界无扩大，心率76次/分，心律齐，心音低钝，各瓣膜听诊区未闻及病理性杂音。

2. 中医诊断

喘证（饮停胸胁证）。

3. 中医诊断依据

慢阻肺属于中医"喘证"等范畴，是指以呼吸困难，甚至张口抬肩，鼻翼扇动，不能平卧等为主要表现的病证。结合患者症状，辨病为"喘证"。结合患者咳嗽、咳痰，喘息气促，胸闷，咳大量白色泡沫痰，苔白腻，外加浑身酸困重，水肿，可知有痰、有湿共同阻遏于肺，故患者喘憋明显；日久饮停胸胁、心，病程日久，必伤津耗气。综合辨证为饮停胸胁证。

（二）诊疗过程

首诊：刘教授查房时查体见患者咽喉充血、水肿，双侧扁桃体Ⅰ度肿大，双侧语颤减弱，呼吸音低，两肺可闻及痰鸣音、哮鸣音，故初诊中药汤剂以解表祛邪、健脾利湿为主，用方以荆防败毒散加减，用药有荆芥、防风、羌活、独活、桂枝、麻黄、白芷、葶苈子、苍术等。3剂，日1剂，水煎服。

二诊：查体见患者咽部无充血、水肿，故调整中药汤剂以益气扶正、补肺化痰、宣肺利水，用方以葶苈大枣泻肺汤加减，用药有黄芪、人参重在补气；葶苈子重在宣散肺及心脏瓣膜水分等。4剂，日1剂，水煎服。

三诊：查房时患者自诉双下肢水肿明显减轻，咳嗽、咳痰、喘促、憋闷较前明显缓解，上方加干姜温化水饮，加金樱子、覆盆子、桑螵蛸等助肾纳气，继续服用3剂，日1剂，水煎服。

四诊：患者出院前诉喘、憋、痰、咳、肿明显改善。嘱患者院外注意保暖，继续口服中药汤剂巩固治疗。

（三）医案解析

1. 文献学习

《黄帝内经》记载了喘之名称、症状和病因病机。如《灵枢·五阅五使》云："故肺病者，喘息鼻张。"《灵枢·本脏》曰："肺高则上气，肩息咳。"《黄帝内经》认为喘证病位以肺、肾为主，并可涉及心、肝。如《素问·脏气法时论》曰："肺病者，喘咳逆气，肩背痛，汗出……虚则少气不能报息……肾病者，腹大胫肿，喘咳身重。"《素问·痹论》云："心痹者，脉不通，烦则心下鼓，暴上气而喘。"《素问·经脉别论》亦云："有所堕恐，喘出于肝。"病因上有外感、内伤之分，如《灵枢·五邪》指出："邪在肺，则病皮肤痛，寒热，上气喘，汗出，咳动肩背。"

2. 诊疗分析

刘教授对于慢性肺源性心脏病的治疗，先当掌握正确的辨证，认为此病存在本虚标实。标实是指存在痰湿阻肺；本虚是指气虚贯穿于本病，久病则虚，久病肺虚及肾，气失摄纳，气息短促，呼多吸少，动则尤甚，气不得续。阳衰，肢体失于温煦，水湿泛滥，则肢冷、面青唇紫，故温补肾阳、利水化湿以达"纳肾"之效。此外《丹溪心法》云:"脾肾俱虚,体弱之人,皆能发喘。又或固摄失宜,为风寒暑热邪气相干,则肺气胀满,发而为喘。"因此补肺纳肾、健脾化湿也是本病治疗的关键。

3. 效果见验

本患者辨证为本虚标实证,本虚为心、肺、肾三脏俱虚,标实为饮停胸胁。第一阶段给予中药宣肺解表、化痰逐饮,待祛邪大半,则以益气、温阳、利水为主。另外,在患者口服中药汤剂的同时,给予静滴黄芪注射液益气扶正,疗效大大增加。研究发现黄芪注射液可降低血管阻力和血液黏稠度,减轻心脏前后负荷,增强心肌收缩力而改善心功能,且提高血氧含量和机体免疫力,心功能较治疗前普遍改善。

4. 临床体会

慢性肺源性心脏病关键在于正确的辨证论治,治疗原则就不会相差甚远,对症下药效果会显而易见、立竿见影。若结合慢性肺源性心脏病患者心脏功能不全的特点,以葶苈大枣泻肺汤止咳平喘,改善呼吸功能,减轻心脏负荷,则可心肺同救。

十八、小青龙汤加减治疗肺气肿喘息气促

(一) 临床资料

1. 病例

[病史] 患者张某,男,81岁,2023年10月7日入院。主诉:咳嗽、咳痰,胸闷气短间作1年余,伴喘息气促加重4天。患者诉1年余前因受凉后出现咳嗽、咳痰,咳少量白色黏痰,痰易咳出,胸闷气短,无呼吸困难,无痰中带血,无发热恶寒,未予治疗。其间症状反复发作,亦未重视及治疗。2023年8月8日于吴忠市人民医院体检行胸部CT检查:①两肺间质性病变,肺气肿,两肺慢性炎症;②两肺下叶胸膜下钙化结节;③双侧局限性胸膜增厚。自行口服小柴胡颗粒后症状缓解。4天前患者不慎受凉后咳嗽、咳痰,喘息气促,为求进一步中医治疗,今日就诊于我院。入院症见:患者喘息气促,咳嗽、咳痰,咳白色黏痰,不易咳出,夜间明显,胸闷气短,头晕头昏,双目无干涩,双耳耳鸣明显,口干口苦,咽干,双侧膝关节疼痛,夜间加重,烦躁,汗多,纳食可,睡眠一般,入睡困难,睡后易醒,梦多,大便干(2~3日1次),夜尿频(每夜4~5次)。舌淡红,苔白腻,脉弦滑。

[辅助检查] 胸部CT:①两肺间质性病变,肺气肿,两肺慢性炎症;

②两肺下叶胸膜卜钙化结节；③双侧局限性胸膜增厚。

[**体格检查**] 体温 36.4℃，脉搏 69 次/分，呼吸 17 次/分，血压 149/84mmHg。神志清晰，发育正常，营养中等，表情自如，自主体位，步态正常，精神欠佳，查体合作，对答切题。全身皮肤黏膜无黄染，未见皮疹及出血点，无肝掌和蜘蛛痣。全身浅表淋巴结未扪及肿大。唇色发绀，咽喉充血、水肿，咽后壁未见散在滤泡，双侧扁桃体肿大，悬雍垂居中。颈软，颈静脉不充盈，气管居中，双侧甲状腺无肿大。桶状胸，乳房两侧对称，呼吸运动两侧对称，双侧语颤减弱，呼吸节律规整，两肺叩诊呈过清音，呼吸音低，两肺可闻及痰鸣音。心尖搏动位于左侧第 5 肋间左锁骨中线内0.5cm，心尖部无震颤、无摩擦感，心脏浊音界无扩大，心率 69 次/分，心律齐，心音有力，各瓣膜听诊区未闻及病理性杂音。

2. 中医诊断

肺胀（痰浊壅肺，兼有表邪证）。

3. 中医诊断依据

辨病当属中医学"肺胀"范畴。患者年老脾失健运，聚湿成痰，脾为生痰之源，肺为贮痰之器，痰湿上渍于肺，壅遏肺气，故胸闷气短；肺失宣降，气机不畅，故见咳嗽、咳痰；脾失运化，气血乏源，故乏力；又感受风寒邪气，故咽部充血。结合舌脉，四诊合参可辨证为痰浊壅肺，兼有表邪证。

（二）诊疗过程

首诊：刘教授查房时查体见患者咽喉充血、水肿，咽后壁可见散在大小不等滤泡，双侧两肺呼吸音低，可闻及少量痰鸣音，故初诊中药汤剂以止咳化痰、祛风解表为主，用方以三拗汤合止嗽散加减，用药有麻黄、紫菀、荆芥、百部、前胡等。2 剂，日 1 剂，水煎服。

二诊：查体见患者咽部无充血、水肿，咽后壁滤泡消失，故调整中药汤剂以利水健脾、宣肺化痰，用方以小青龙汤加减，用药有麻黄、桂枝、干姜、细辛、姜半夏、五味子、炒白芍、射干、紫菀、款冬花等。3 剂，日1 剂，水煎服。

三诊：查房时患者自诉咳嗽、咳痰较前明显缓解，查体可见咽喉无充血、水肿，咽后壁未见散在滤泡，双侧两肺呼吸音可，未闻及痰鸣音，舌质干，有裂纹，脉细数，遂于上方加熟地黄、黄精、山茱萸，继续服用3 剂，日 1 剂，水煎服。

四诊：患者出院前已无明显喘息气促、咳嗽、咳痰。嘱患者院外防风保暖，定期复查。

（三）医案解析

1. 文献学习

肺气肿是末梢肺组织（呼吸性细支气管、肺泡管、肺泡囊和肺泡）因含有气体量过多，伴肺泡间隔破坏肺组织弹性减弱导致肺体积膨大，通气功能降低的一种疾病状态，是支气管和肺部疾病最常见的并发症。肺气肿属于中医学"咳喘""痰饮""水气""肿胀"等范畴。中医学认为，痰饮内停，外邪犯肺，肺失宣降，则痰随气升，气因痰阻，留于气道，发为咳喘，病机为本虚标实，本虚指气阴亏虚，标实指痰瘀交阻、水饮内停。小青龙汤出自张仲景《伤寒论》，是治疗表寒外束、水饮内阻之咳喘证的有效方剂，其选药精，组方严，该方药也因其良好的疗效沿用至今。

2. 诊疗分析

刘教授认为，小青龙汤所治的喘证主要是由于水寒之气上逆阻于肺所致。因此外有表寒，内有里饮，水寒射肺之喘咳是其主要病因病机。其中寒饮，主要是由于外感寒邪，客于脏腑；或患者素体阳虚，不能温煦而产生内寒；或两者兼有，影响脏腑对水液的气化作用，使水液代谢、输布发生障碍，导致水液停聚日久而产生痰饮。寒邪与痰饮相互交阻，外寒内饮，相互影响而不解，导致肺气壅滞，故胸邪胀满；肺气上逆，进而出现喘促、咳痰等症状。治疗则当以散寒化饮、宣肺降逆为主。

3. 效果见验

小青龙汤原方由麻黄、芍药、细辛、干姜、炙甘草、桂枝、五味子、半夏共8味药组成。刘教授认为方中麻黄性温，味辛微苦，具有发汗解表、宣肺平喘，又兼能利水的功能；桂枝性温，味辛甘，辛甘能化阳助卫、温阳化气，并能通达阳气以化饮，故能助麻黄增强解表通阳散寒之力；半夏性温，味辛，有小毒，辛能行气开结散邪，温能助阳散寒、燥湿化痰、降逆止呕；芍药性温寒，味苦酸甘，酸能收敛，甘能补益，寒能制燥，与桂枝配伍，具有调和营卫之功；干姜性热，味辛，能温阳散寒、化饮开肺，同时还能温暖脾胃，杜绝生痰之源；细辛性温，味辛，有小毒，能上行升散、祛散风寒表邪，助阳化气，善解寒饮郁肺之咳喘证；五味子性温，味酸甘，酸能收敛上逆之肺气，温能和其肺气，促进肺发挥其生理功能。

4. 临床体会

干姜、细辛、五味子同用，符合"病痰饮者，当以温药和之"的宗旨。取干姜、细辛之辛温，宣散水寒之邪，五味子之酸收，收敛肺气之耗散，一散一收，散中有收，敛中有散，对调节肺的宣发、肃降功能，治疗水寒犯肺的咳嗽，有极好的效果。而且五味子敛肺滋肾，与麻黄相伍，亦有宣散与收敛并举之功。甘草性平，味甘，能补益肺气，使肺发挥其宣发肃降之功，当肺中饮邪下行消散，则能和肺祛痰止咳。诸药相合，在外解表散寒，在内温化水饮，为解表化饮、表里同治的经典方剂。

十九、宽胸理气、宣肺平喘、补气活血法治疗慢性阻塞性肺疾病

（一）临床资料

1. 病例

[病史] 患者丁某，女，81 岁，2023 年 5 月 20 日入院。主诉：咳嗽、喘促 15 年余，呼吸困难 2 年，加重 4 天。患者 15 年前无明显诱因出现咳嗽、胸闷气短，无喘息、呼吸困难，就诊于某医院，经过相关检查后诊断为慢性阻塞性肺疾病，对症给予口服药物治疗（具体药物不详）后症状有所好转。此后遇冬季或者季节交替时咳嗽、胸闷气短加重，稍有喘促，患者先后于灵武市人民医院及银川市第一人民医院住院治疗，口服药物及输液治疗后好转出院，院外长期吸入气雾剂治疗（具体药物不详）。2021 年患者受凉后咳嗽、喘促较前加重，伴呼吸困难，未住院治疗，吸入气雾剂治疗后症状未见缓解，自行氧气吸入，口服和解定喘丸、苏黄止咳胶囊症状较前缓解。4 天前患者受凉后感咳嗽、气短、喘促较前加重，呼吸困难，行走 3 米后需休息。今为求进一步中医治疗，患者就诊于我院门诊，门诊以"慢性阻塞性肺疾病"收住入院。入院症见：咳嗽、咳痰，易咳少量泡沫样痰液，胸闷气短、喘促，活动后加重，呼吸困难，前胸针刺样疼痛不适，乏力明显，口干口苦，咽干咽痒不适，有咽部异物感，无明显头晕头昏及头痛，双眼干涩，视物模糊，心慌心悸时作，无明显心前区疼痛不适，无明显腹胀腹痛，无明显反酸、烧心，后背蚁行感明显，双下肢浮肿、瘙痒、胀满，手脚心灼热，纳食可，汗多，畏寒，寐差，入睡困难，大便偏干，尿频。舌苔白厚腻，脉弦数。

[辅助检查] 血常规：中性粒细胞百分比 74.0% ↑，淋巴细胞百分比 16.1% ↓，红细胞计数 5.14×10^{12}/L ↑。血糖、肝功能、肾功能、尿常规、便常规未见异常。腹部彩超：胆囊结石，肝、门静脉、胰腺、脾、双肾未见异常。心电图：正常窦性心律，正常心电图。

[体格检查] 体温 36.6℃，脉搏 80 次/分，呼吸 20 次/分，血压 140/75mmHg。神志清晰，发育正常，营养中等，表情自如，自主体位，步态正

常，精神欠佳，查体合作，对答切题。全身皮肤黏膜无黄染，未见皮疹及出血点，无肝掌和蜘蛛痣。全身浅表淋巴结未扪及肿大。唇发绀，咽喉充血、水肿，双侧扁桃体无肿大，悬雍垂居中。胸廓无畸形，桶状胸，乳房两侧对称，呼吸运动两侧对称，双侧语颤正常，呼吸节律规整，两肺叩诊呈过清音，呼吸音低弱，两肺可闻及湿啰音。心尖搏动位于左侧第 5 肋间左锁骨中线内 0.5cm，心尖部无震颤、无摩擦感，心脏浊音界无扩大，心率80 次/分，心律齐，心音有力，各瓣膜听诊区未闻及病理性杂音。

2. 中医诊断

肺胀（痰湿阻肺证）。

3. 中医诊断依据

依据患者喘息、呼吸困难等临床特征，故诊断为慢性阻塞性肺疾病。患者久病肺脾亏虚，脾失健运，聚湿成痰，脾为生痰之源，肺为储痰之器，痰湿上渍于肺，壅遏肺气，故咳嗽、咳痰；肺失宣降，气机不畅，故见喘息、胸闷；脾失运化，气血乏源，故气短；肺主气，司呼吸，上连气道、喉咙，开窍于鼻，易受外邪侵袭。结合舌脉，四诊合参，可辨证为痰湿阻肺证。

（二）诊疗过程

首诊：刘教授查房时查体见患者咽喉充血、水肿，两侧肺呼吸音低，可闻及湿啰音，故初诊中药汤剂以解表祛邪、宣肺散寒为主，用方以荆防败毒散加减，用药有荆芥、防风、羌活、独活、桂枝、麻黄、白芷、干姜、细辛、五味子、炒白芍、射干等。4 剂，日 1 剂，水煎服。

二诊：查体见患者咽部无充血、水肿，咽后壁滤泡消失，故调整中药汤剂以宣肺化痰、宽胸理气，用方以二陈汤加减，用药有芥子、紫苏子、紫菀、款冬花、白前、前胡、补骨脂、三七、桂枝、苍术、黄芪、人参、白术等。4 剂，日 1 剂，水煎服。

三诊：查房时患者自诉胸闷气短较前好转，双下肢凹陷性水肿，上方加路路通、干姜，继续服用4 剂，日 1 剂，水煎服。

四诊：患者出院前稍有呼吸困难，胸闷气短较前好转。嘱患者继续口服中药汤剂治疗。

（三）医案解析

1. 文献学习

《黄帝内经》首先提出肺胀病名，并指出病因病机及证候表现，指出本病是虚实相间的复杂证候。如《灵枢·胀论》："肺胀者，虚满而喘咳。"《灵枢·经脉》："肺手太阴之脉……是动则病肺胀满，膨膨而喘咳。"《金匮要略·肺痿肺痈咳嗽上气病脉证治》指出本病的主症是"咳而上气，此为肺胀，其人喘，目如脱状"，并提出治疗方药有越婢加半夏汤、小青龙加石膏汤。《金匮要略·痰饮咳嗽病脉证并治》曰："咳逆倚息，短气不得卧，其形如肿。"《诸病源候论·咳逆短气候》提出肺胀是由久病肺虚，又感外邪所致。《丹溪心法·咳嗽》提出肺胀是由痰瘀阻碍肺气所致，可用四物汤加桃仁等治疗，开活血化瘀治疗肺胀之先河。《医学正传·咳嗽》载"肺胀者，主收敛……用诃子为君"，强调了肺虚气不敛降的一面。张璐《张氏医通》认为肺胀以"实证居多"。而李用粹《证治汇补》认为肺胀"有气散而胀者，宜补肺。气逆而胀者，宜降气。当参虚实而施治"。

2. 诊疗分析

刘教授讲述痰饮的产生，初由肺气郁滞，脾失健运，津液不归正化而成，渐因肺虚不能布津，脾虚不能转输，肾虚不能蒸化，痰浊潴留益甚。痰、饮、湿（浊）同属津液停积而成。痰饮水浊潴留，其病理是滞塞气机，阻塞气道，肺不能吸清呼浊，清气不足而浊气有余，肺气胀满不能敛降，故胸部膨膨胀满、憋闷如塞。痰浊水饮亦可损伤正气和妨碍血脉运行。气虚气滞的形成，因气根于肾，主于肺，本已年老体虚，下元虚惫，加之喘咳日久，积年不愈，必伤肺气，反复发作，由肺及肾，必致肺肾俱虚。肺不主气而气滞，肾不纳气而气逆，气机当升不升，当降不降，肺肾之气能交相贯通，以致清气难入，浊气难出，滞于胸中，壅埋于肺而成肺胀。而百病皆生于痰，瘀血的产生，与肺、肾气虚，气不行血及痰浊壅阻、血涩不利有关。瘀血形成后，又因瘀而滞气，加重痰、气滞塞胸中，成为肺胀的重要病理环节。

3. 效果见验

刘教授临床治疗肺胀除选用常规化痰补气之药，还因本病常易有瘀血形成，所以治疗中常加用化瘀药三七。三七是比较常用的止血药物，它的性味是甘、微苦、温，在功效上有化瘀止血、活血定痛的作用，针对人体内外各种出血病证均可运用。自明代以来，临床医家非常重视三七的药物作用，认为三七为化瘀止血、消肿定痛之良药，因此用于治疗咯血、吐血、衄血、便血、崩漏、外伤出血、胸腹刺痛、跌扑、肿痛等。《本草纲目拾遗》里曾说："人参补气第一，三七补血第一。味同而功亦等，故人并称曰人参三七，为药品中之最珍贵者。"因此，三七是有止血兼补血的作用。现代药理研究，三七的主要作用成分是三七总皂苷，有类似人参的皂苷成分，因此具有类似人参抗衰老、抗氧化、调节免疫的作用，在现代临床当中可以用来增加冠脉的血流量、降低耗氧量。选用三七既不伤正，又可以达到活血的治疗目的。

4. 临床体会

在治疗疾病的过程中，要结合患者临床表现，因患者年龄较大，正气不足，选用单纯活血药物恐伤正气，而三七补气不伤正，可作为治疗肺胀改善肺脏血流的重要活血化瘀之品。

二十、大秦艽汤祛风通络治疗肺大疱

（一）临床资料

1. 病例

[**病史**] 患者陆某，女，48岁，2022年10月12日入院。主诉：胸闷气短、咳嗽、咳痰间作3年，加重1周。患者诉3年前无明显诱因出现胸闷气短，时有咳嗽、咳痰，咳少量白色黏痰，痰难咳出，无喘息气促，无呼吸困难，无发热恶寒，无咯血，自行口服药物（具体药物不详）治疗后症状缓解。此后上述症状间断发作，胸闷气短时轻时重，每受凉后咳嗽、咳痰加重或诱发。1年前不慎受凉后感胸闷气短较前加重，咳嗽、咳痰，咳少量白色黏痰，遂就诊于宁夏医科大学总医院，行胸部CT检查，提示右肺下叶及左肺上叶肺大疱，遂住院予以抗感染治疗，自诉症状较前缓解。1周前再次受凉后上述症状较前加重，今为求中医进一步治疗，遂前往我院就诊。入院症见：胸闷气短明显，咳嗽、咳痰，咳少量白色黏痰，痰难咳出，乏力不适，头晕头昏，活动后加重，偶有头痛，左侧颞部明显，心慌心悸，视力模糊，偶有耳鸣，汗多，头部尤甚，颈部僵硬酸困，受凉后明显，腰部及双膝关节酸困不适，活动及劳累后加重，夜寐差，入睡困难，睡后易醒，醒后难以入睡，纳可，二便可。舌暗红，苔白腻，脉弦滑。

[**辅助检查**] 胸部CT：右肺下叶及左肺上叶肺大疱。

[**体格检查**] 体温36.1℃，脉搏81次/分，呼吸20次/分，血压98/72mmHg。神志清晰，发育正常，营养中等，表情自如，自主体位，步态蹒跚，精神欠佳，查体合作，对答切题。全身皮肤黏膜无黄染，未见皮疹及出血点，无肝掌和蜘蛛痣。全身浅表淋巴结未扪及肿大。牙龈无肿胀，无溢脓及色素沉着，口腔黏膜无溃疡，咽喉充血、水肿，咽后壁可见散在大小不等滤泡，双侧扁桃体无肿大，悬雍垂居中。颈软，颈静脉不充盈，气管居中，颈前视诊略饱满，双侧甲状腺无肿大。胸廓无畸形，乳房两侧对称，呼吸运动两侧对称，双侧语颤正常，呼吸节律规整，两肺叩诊呈清音，呼吸音低，两肺可闻及湿啰音。心尖搏动位于左侧第5肋间左锁骨中线内0.5cm，心尖部无震颤、无摩擦感，心脏浊音界无扩大，心率81次/分，心

律齐，心音有力，各瓣膜听诊区未闻及病理性杂音。腹部无膨隆，未见腹壁静脉曲张及蠕动波。下腹部可见一长约 5cm 的横行手术瘢痕，局部愈合良好，无渗出，无肌紧张，无压痛及反跳痛，肝脾肋下未触及，无液波震颤，未触及包块。肝脾区均无叩击痛，无移动性浊音，双肾区无叩击痛。肠鸣音 4 次/分，未闻及血管杂音。肛门及外生殖器未查。左下肢大腿内侧及小腿内侧分别可见长约 3cm 和 5cm 的纵行手术瘢痕，局部愈合良好，无渗出，脊柱及四肢无畸形，活动欠灵活，关节无红肿，双下肢无可凹陷性水肿，无杵状指（趾），生理反射存在，病理反射未引出。

2. 中医诊断

肺胀（痰湿阻肺证）。

3. 中医诊断依据

结合现代影像学检查，辨病当属中医学"肺胀"范畴。患者久病体虚，肺脾气虚，脾失健运，聚湿成痰，脾为生痰之源，肺为储痰之器，痰湿上渍于肺，壅遏肺气，肺失宣降，气机不畅，故见胸闷；脾失运化，气血乏源，故气短。结合舌脉，四诊合参，辨证为痰湿阻肺证。

（二）诊疗过程

首诊：刘教授查房时查体见患者咽喉充血、水肿，咽后壁可见散在大小不等滤泡，双侧扁桃体无肿大，两肺叩诊呈清音，呼吸音低，两肺可闻及湿啰音。患者当前表证未解，故中药汤剂以补中益气、宣肺化痰为主，兼以疏散风寒，用方为补中益气汤合荆防败毒散加减，用药有黄芪、人参、荆芥、防风、羌活、独活、桂枝、麻黄等。3 剂，日 1 剂，水煎服。

二诊：查体见患者咽部无充血、水肿，咽后壁滤泡消失，故调整中药汤剂以宣肺化痰、补气健脾为主，用方为大秦艽汤加减，用药有秦艽、羌活、独活、细辛、白芷、熟地黄、炒白芍、白术、黄芪、人参等。3 剂，日 1 剂，水煎服。

三诊：查房时患者自诉胸闷气短较前明显缓解，咳嗽、咳痰较前缓解，遂于上方加炒紫菀、款冬花、前胡、白前，继续服用 3 剂，日 1 剂，水煎服。

四诊：患者出院前偶有胸闷气短，无明显咳嗽、咳痰。嘱患者院外避风寒，定期复查，不适及时随诊。

（三）医案解析

1. 文献学习

肺部是以支气管作为支撑，由无数个肺泡和大量血管组成的。支气管像树枝一样由粗到细一级一级地分出去，在"树枝"的最末端连接着一个个肺泡，人体吸进来的氧气就在肺泡中储存和进行交换。正常的肺泡是由许多很小的囊腔组成，形状就像一串葡萄。当由于各种原因导致肺泡腔内压力升高、肺泡壁破裂时，破裂的肺泡就会互相融合，形成直径大于1cm的含气囊腔，这就是肺大疱。肺大疱形成后不会自动变小，更不会自愈，也就是说它是一种不可逆的肺部病损。目前，在我国肺大疱的发病率呈逐年升高的趋势。

2. 诊疗分析

大秦艽汤方出自金代刘完素所著的《素问病机气宜保命集》：中风外无六经之形证，内无便溺之阻格，知血弱不能养筋，故手足不能运动，舌强不能言语，宜养血而筋自荣，大秦艽汤主之。方药组成：秦艽三两，甘草二两，川芎二两，当归二两，白芍药二两，细辛半两，川羌活、防风、黄芩各一两，石膏二两，吴白芷一两，白术一两，生地黄一两，熟地黄一两，白茯苓一两，川独活二两。本方具有益气养血、祛风通络、温经散寒之功。刘教授非拘泥于方药本身，取其君臣之药秦艽、白芍、细辛等，意在行祛风胜湿、温化痰饮之功。

3. 效果见验

刘教授认为，肺大疱的形成本质上是由痰湿作祟，风可胜湿，故用秦艽、羌活、防风、白芷来祛风除湿；痰湿的形成本质上是由机体阳虚不能运化水湿所致，故用细辛来温肺化饮；末以熟地黄、白芍滋阴养血，制风药之燥。吴崑曰："用秦艽为君者，以其主宰一身之风……羌活去太阳百节之风疼，防风为诸风药中之军卒。三阳数变之风邪，责之细辛……去阳明经之风，则有白芷……独活疗风湿在足少阴，甘草缓风邪上逆于肺。乃当归、芍药、熟地者，所以养血于疏风之后，一以济风药之燥，一使手得血而能握，足得血而能步也。"

4. 临床体会

通过对大秦艽汤方进行适时的加减可以将本方广泛用于临床多学科疾病的治疗，涉及神经、风湿免疫、皮肤等多个临床系统疾病，包括急性脑梗死、脑梗死后遗症、面神经麻痹、风湿性关节炎、痛风性关节炎等。刘教授认为，用方选药不可拘泥，大秦艽汤亦可以治疗肺系疾患，辨证论治是中医的精髓，所谓"有是证用是药"，方为大道。

参考文献

[1] 中华医学会呼吸病学分会.中国成人社区获得性肺炎诊断和治疗指

南（2016年版）[J].中华结核和呼吸杂志，2016，39（04）：253-279.

[2] 中华医学会呼吸病学分会哮喘学组.咳嗽的诊断与治疗指南（2021）[J].中华结核和呼吸杂志，2022，45（01）：13-46.

[3] 中华医学会急诊医学分会.中国老年社区获得性肺炎急诊诊疗专家共识组.中国老年社区获得性肺炎急诊诊疗专家共识[J].中华急诊医学杂志，2023，32（10）：1319-1327.

[4] 庞天义，满德强，常群.老年肺部感染住院患者合并多重耐药菌感染的危险因素探讨及风险 Nomogram 模型的建立[J].中国抗生素杂志，2021，46（12）：1157-1160.

[5] 陈宏斌，赵春江，王辉，等.2007—2013年医院内获得性肺炎病原菌分布及其耐药性分析[J].中华医院感染学杂志，2017，27（01）：2-7.

[6] 于翠香，王西艳.《中国成人医院获得性肺炎与呼吸机相关性肺炎诊断和治疗指南解读（2018年版）》[J].中国医刊，2021，56（09）：951-953.

[7] 李正欢，张晓云，陈杨，等.基于2021年GOLD《COPD诊断、治疗与预防全球策略》解析慢性阻塞性肺疾病稳定期非药物管理策略[J].中国全科医学，2022，25（02）：131-138.

[8] 卢用涛，范伏元.基于"阳化气，阴成形"理论探讨从"痰"论治慢性阻塞性肺疾病[J].中医药临床杂志，2021，33（06）：1027-1030.

第二部分　心病医案

一、从健脾养心补肺论治心动过缓

(一) 临床资料

1. 病例

[病史] 患者李某，男性，63岁。主诉：心慌、胸闷气短9个月，加重1周。患者于9个月前因劳累后出现心慌、胸闷气短，伴乏力、头晕，就诊于当地医院，查心电图提示心动过缓，心率每分钟49次，予服用沙丁胺醇片、心宝丸治疗后症状减轻。1周前患者因淋雨着凉后心慌、胸闷气短突然加重，并伴胸痛，遂就诊于贺兰县人民医院，查心电图提示窦性心动过缓，ST段改变，心率每分钟42次。查24h动态心电图提示窦性心动过缓、窦性停搏，偶发室性早搏，ST段改变，最慢心率每分钟38次，最快心率每分钟71次，最长R-R间期2.51秒（24hR-R间期大于2.0秒的共出现21次），偶发室性早搏（24h单发31次）。予异丙肾上腺素静脉泵入及对症治疗，并建议予人工起搏器植入治疗，患者表示拒绝，为寻求中医进一步治疗，遂前往我院就诊。入院症见：心慌、胸闷气短，偶有胸痛、头晕，自觉乏力，自汗，肢体畏寒明显，咳嗽、咳痰，咳少量白色泡沫痰，纳呆，大便不成形，小便调，睡眠不佳，入睡困难。舌质淡暗，边有齿痕，苔薄白，脉沉迟。既往有慢性支气管炎病史，未针对治疗。

[辅助检查] 心电图：窦性心动过缓，ST段改变，心率每分钟42次。24h动态心电图：窦性心动过缓，窦性停搏，偶发室性早搏，ST段改变，最慢心率每分钟38次，最快心率每分钟71次，最长R-R间期2.51秒（24hR-R间期大于2.0秒的共出现21次），偶发室性早搏（24h单发31次）。

[体格检查] 体温36.0℃，脉搏49次/分，呼吸20次/分，血压131/91mmHg。神志清晰，发育正常，营养中等，表情自如，自主体位，步态正常，精神一般，查体合作，对答切题。全身皮肤黏膜无黄染，未见皮疹及出血点，无肝掌和蜘蛛痣。全身浅表淋巴结未扪及肿大。唇色淡，咽喉充血、水肿，咽后壁可见散在大小不等滤泡，右侧扁桃体Ⅰ度肿大，悬雍垂居中。呼吸运动两侧对称，双侧语颤正常，呼吸节律规整，两肺叩诊呈清

音，呼吸音低弱，两肺可闻及痰鸣音。心尖搏动位于左侧第5肋间左锁骨中线内0.5cm，心尖部无震颤、无摩擦感，心脏浊音界无扩大，心率50次/分，心律不齐，心音有力，各瓣膜听诊区未闻及病理性杂音。

2. 中医诊断

心悸（心脾两虚证）。

3. 中医诊断依据

患者主要表现为心悸、胸闷，阳亏气血运行乏力而见心悸，加之复感于寒，寒滞于脉，则脉必沉迟。阳气不足，心脉失于温养，心阳搏动无力。心气不足，推动无力，心脉失于濡养，搏动无力，气亏阳虚，气化不利，血瘀、痰浊内生。胸中阳气虚衰，宗气运转无力，故胸闷气短；气虚不能濡养心和脑髓，故可见心慌、头晕；脾主运化升清，脾虚湿困则清阳不升、运化无权，会出现大便不成形、舌边齿痕等症。四诊合参，辨证为心脾两虚证。

（二）诊疗过程

首诊：刘教授查体后视患者咽喉充血、水肿，咽后壁可见散在大小不等滤泡，右侧扁桃体Ⅰ度肿大，考虑有外感风寒之邪，故给予中药汤剂以散寒祛湿、养心安神为主，选方用荆防败毒散合当归四逆汤加减，用药有荆芥、防风、羌活、独活、蜜麻黄、当归、小通草、路路通、细辛、葛根、桑枝、威灵仙等。3剂，日1剂，水煎服。

二诊：查体见患者咽喉无充血、水肿，扁桃体无肿大，故调整治疗方案，选方以补中益气汤合麻黄细辛附子汤为主。患者咳嗽、咳痰，结合其慢性支气管炎病史，方中再加射干、白前、前胡、紫菀、款冬花、芥子、紫苏子等药物以化痰通络。3剂，日1剂，水煎服。

三诊：患者自诉心悸、胸闷较前明显缓解，仍有入睡困难，上方加酸枣仁、柏子仁、远志以对症治疗。4剂，日1剂，水煎服。

四诊：上述症状均改善，出院前嘱其继续服用上方7剂，1个月后患者自诉心率明显增加，已无明显不适。

（三）医案解析

1. 文献学习

心动过缓主要表现为心悸、胸闷，中医将其归为"心悸""胸痹""迟脉"范畴。对其病因病机，中医文献中有系统而深入的认识。张仲景《金匮要略·胸痹心痛短气病脉证治》中提出"阳微阴弦，即胸痹而痛"，上焦阳虚、阴邪上乘这一纲领性论述，揭示了心胸患病的根本病机。针对心悸，张仲景列出"发汗过多，其人叉手自冒心，心下悸，欲得按者，桂枝甘草汤主之""伤寒，脉结代，心动悸，炙甘草汤主之""少阴病，始得之，反发热，脉沉者，麻黄细辛附子汤主之"等条文。

2. 诊疗分析

刘教授认为心之生理功能的正常发挥需要心阳的激发，其功能主要表现在温通血脉、鼓动血行、温煦周身等方面。若使心之搏动、心血循行如常必靠心气的推动，而心气功能正常的发挥又以心阳充足为前提。然而心阳充足与否与肺的功能是否正常又有着密切关系。若肺气不足，宗气亏虚，必然影响心脏，致使心阳匮乏，心血运行乏力，心脏搏动失常。故心肺功能失常致使心阳不足，导致心脏搏动乏力而出现缓慢性心律失常。《素问·五脏生成》言："诸血者皆属于心，诸气者皆属于肺。"其指出心与肺两脏之间实质上是气血之间互相依存、互相为用的关系。心搏的强弱、心跳的节律、肢体的寒温等均与宗气的盛衰有关。徐文伟等提出："宗气入于心者能直接推动心脏的搏动，维持人体正常的心率与心律，从而维持人体心脏的正常泵血功能；宗气入于脉者，能推动血液在脉中正常循行，其气足，则血行有力，气血循行畅通。"《难经》中言："人一呼脉行三寸，一吸脉行三寸，呼吸定息，脉行六寸。"二者均阐释了肺利用宗气的生成及调控来完成保持人体生理节律的功能。心主血脉，心气是血液循行之原动力，源于肺所主之宗气。宗气不足，则心气乏源，心阳必虚。故宗气以其"走息道而以行呼吸"和"贯心脉而以行气血"的功能成为心肺相关的核心。如宗气匮乏，其"行呼吸"及"行气血"无力，心阳必虚，心搏动力受损，导致搏动乏力、节律失常而出现缓慢性心律失常。

3. 效果见验

刘教授善用补中益气汤合麻黄细辛附子汤治疗心动过缓。方中重用黄芪以补肺提气，研究表明黄芪、党参具有增强心肌收缩功能、改善心肌能量代谢、抑制心肌细胞凋亡等保护心血管的作用；辅以入少阳之柴胡、入阳明之升麻举陷升提，各引下陷之大气分别从左、右而升；桔梗为向导，使诸药之力直抵胸中；人参、龙眼肉能增补气升阳养心之力；山茱萸为张锡纯治心悸善用之品，其酸温滋补、培元固本，更能敛气分之耗散，防止升者复陷。诸药共用，针对心肺，直中病所，合方共奏温补心阳、升提大气之效，使心阳充，大气升，心脉畅，心悸消，诸症除。其中麻黄中的麻黄碱能兴奋肾上腺素受体，对心脏具有兴奋作用，可以增强心肌收缩力，提高心率。此外刘教授在治疗心动过缓时慎用重镇安神药，刘教授指出若患者无明显的心悸、多汗、失眠的症状避免应用大剂量的重镇安神药，如朱砂、磁石、龙骨、牡蛎等。朱砂具有清心镇静、安神、解毒之功，且含有硫化汞，大量应用不仅会损伤心阳，还会引起汞中毒；磁石、龙骨、牡蛎具有滋阴潜阳、镇惊安神、敛汗固精之功，大量应用致肾阳无力蒸腾助化心阳，加重心阳虚。若患者有失眠、心悸症状，可以用酸枣仁、柏子仁、合欢皮等养心安神药物。酸枣仁中的脂肪油是酸枣仁的有效成分之一，其通过加速钙离子内流增加心脏正性肌力作用。

4. 临床体会

目前临床上西药治疗本病主要以阿托品、异丙肾上腺素等提高心室率为主，但由于药物的副作用，故有一定的局限性。对于心率低于 40 次/分，伴有晕厥或明显症状的患者，可以放置人工起搏器，起搏器通过发送脉冲电流，刺激心房或心室产生收缩，可以有效改善症状，降低心源性猝死的风险，但由于费用、安全等原因，有些患者难以接受。中医药治疗此病多遵循辨证论治，参考现代药理研究，疗效确切、费用低、安全性高，具有一定的优势，值得探索。

二、分时辰论治失眠

（一）临床资料

1. 病例

[**病史**] 患者齐某，男，63 岁。主诉：睡眠不佳 1 年，加重伴头晕 5 天。现病史：患者诉 1 年前无明显诱因出现睡眠不佳，入睡困难，睡后易醒，无乏力，无明显头晕头昏，无心悸心慌等不适，未予以重视亦未治疗。此后睡眠不佳较前逐渐加重，遂自行口服枣仁安神胶囊对症治疗，自诉症状改善不明显，遂就诊于当地医院，予以酒石酸唑吡坦对症治疗，服药后睡眠较前改善。5 天前无明显诱因出现睡眠不佳较前加重，伴有头晕不适，口服酒石酸唑吡坦症状未见明显改善，今为求进一步中医治疗，遂就诊于我院门诊，门诊以"睡眠障碍"收住入院。入院症见：睡眠不佳，入睡困难（需要 1~2h 方可入眠），睡后易醒，多以凌晨 3~4 点即醒，头晕不适，心悸心慌，易烦躁，出汗多，胸闷气短，心慌心悸，疲乏无力，时有咳嗽、咳痰，咳少量白色黏痰，易咳出，咽干咽痒，咽部异物感，双手足不热，颈部僵硬、疼痛，活动受限，左侧肩部疼痛，纳食可，大便偏稀，饮食不慎易腹泻，小便可。舌淡，脉弦细。既往史：平素身体素质一般，有颈椎病病史 20 年，曾行针刺、按摩治疗；有睡眠障碍病史 3 个月，未治疗；否认高血压、糖尿病、冠心病等慢性病史；否认肝炎、结核等传染病及接触史；否认手术史、外伤及输血史。过敏史：自诉对头孢类药物过敏，否认

食物过敏史。

[**体格检查**] 体温 36.1℃，脉搏 72 次/分，呼吸 23 次/分，血压 115/72mmHg。神志清晰，发育正常，营养中等，表情自如，自主体位，步态正常，精神一般，查体合作，对答切题。全身皮肤黏膜无黄染，未见皮疹及出血点，无肝掌和蜘蛛痣。全身浅表淋巴结未扪及肿大。唇色暗红，口腔黏膜无溃疡，咽喉充血、水肿，咽后壁可见数个散在大小不等滤泡，双侧扁桃体无肿大，悬雍垂居中。胸廓无畸形，乳房两侧对称，呼吸运动两侧对称，双侧语颤正常，呼吸节律规整，两肺叩诊呈清音，呼吸音低，两肺可闻及痰鸣音。心尖搏动位于左侧第 5 肋间左锁骨中线内 0.5cm，心尖部无震颤、无摩擦感，心脏浊音界无扩大，心率 72 次/分，心律齐，心音有力，各瓣膜听诊区未闻及病理性杂音。

2. 中医诊断

不寐（心胆气虚证）。

3. 中医诊断依据

患者主因"睡眠不佳 1 年，加重伴头晕 5 天"入院。表现为入睡困难，多在子时左右，子时（晚上 11 点~凌晨 1 点）为十二时辰的第一个时辰，此时段为胆经当令之时，胆经当令，阴阳交替，阳不入阴则寐寤失常。患者长期入睡困难，在胆经当令阴阳交替之时出现问题，此阳不入阴而为病。四诊合参，辨证为心胆气虚证。

（二）诊疗过程

首诊：刘教授查房时查体见患者咽喉充血、水肿，咽后壁可见数个散在大小不等滤泡，双肺呼吸音低弱，双肺可闻及大量痰鸣音，故初诊给予中药汤剂以解表散邪、化痰止咳为主，用方为荆防败毒散合射干麻黄汤加减，用药有荆芥、防风、羌活、苍术、白芷、炒僵蚕、紫菀、款冬花、白前、前胡、射干、百部、细辛等。3 剂，日 1 剂，水煎服。

二诊：查体见患者咽喉无充血、水肿，故调整中药汤剂以补肺益气、养心安神为主，用药有黄芪、人参、升麻、仙鹤草、金樱子肉、炒白术、紫菀、前胡、射干、姜半夏、细辛、旋覆花、麸炒苍术、五味子、炒白芍、山茱萸、炒酸枣仁、柏子仁、郁李仁、龙眼肉、远志等。4 剂，日 1 剂，水煎服。

三诊：入院行颈部血管彩超，提示颈动脉硬化，故在上方基础上加首乌藤，继续服用 3 剂，日 1 剂，水煎服。

四诊：患者自诉睡眠治疗较前明显改善，嘱其继续服用上方 7 剂，日 1 剂，水煎服。

（三）医案解析

1. 文献学习

《黄帝内经》中称不寐为"不得卧""目不瞑"。《难经》最早提出"不寐"这一病名。张仲景在《伤寒论》及《金匮要略》中首创黄连阿胶汤、酸枣仁汤治疗不寐。《古今医统大全·不得卧》提出了不寐的病因病机，并且对其临床表现及治疗原则提出了较为详细的论述。中医认为睡眠与心神相关，受阴阳出入的主宰，与五脏功能发挥相关，正如《灵枢》所言："阳气尽，阴气盛，则目瞑，阴气尽而阳气盛，则寤矣。"

2. 诊疗分析

刘教授认为脏腑功能紊乱使五神不能各安其舍是失眠的关键，人体各个脏腑又分别对应着不同的时辰，故在临床诊疗失眠时擅长以分时辰论治失眠。十二时辰，即子、丑、寅、卯、辰、巳、午、未、申、酉、戌、亥，是我国古人根据太阳一昼夜出没的自然规律及日常生产、生活习惯而归纳总结、独创于世的计时方法，最早见于《汉书·翼奉传》，并沿用至今。每个时辰都精确地对应着自然界中阴阳之气在每个昼夜中"阳气由升到降、阴气由消到长"的变化过程。十二个时辰与人体十二条经脉相对应，即气血起于寅时由肺经流注，卯时流注于大肠，随后依次进入胃、脾、心、小肠、膀胱、肾、心包、三焦，子时入胆，最后在丑时流注至肝经，再到肺经，周而复始。人类遵守"入夜则寐，入昼则寤"的自然规律，子时即为入夜之时，从子时到寅时均为夜，此为最佳睡眠时间，寅时之后阳气渐盛而出夜觉醒。

3. 效果见验

刘教授认为分时辰论治失眠，可以做到精准用药，从而更好地调理脏腑功能。如患者入睡困难，凌晨1点之前仍难以入睡，此时段为子时（晚上11点~凌晨1点），是十二时辰的第一个时辰，正值胆经当令之时。《素问·六节藏象论》曰："凡十一脏，取决于胆也。"《灵枢·营卫生会》曰："夜半而阴陇为重阴。"阴极阳生，在此阴阳交替之时出现入睡困难，即为"阳不入阴"。此时治疗应调和阴阳，使阳入于阴则可入睡。如患者睡后易醒，醒来时间多在3点~5点，此时段为寅时（3点~5点），平旦又称黎明、早晨、日旦等，此为肺经当令之时，是夜与日的交替之际。有患者在此时醒来后不能再次入睡，多因肾水阴寒不能藏龙，阴不敛阳，阳气生发过早，使人提前觉醒而不能再入眠，此时调理睡眠要注重肺的调理。

4. 临床体会

自然界遵循着昼夜交替的永恒规律，人类随着十二时辰的变化而作息。

因此，睡眠与时辰的变化息息相关，在研究两者关系的过程中，我们在临床通过分析失眠所对应的时辰而应用与之相对应的方药，分时辰治疗失眠，以一种新的角度认识失眠、治疗失眠，临床收效甚佳。

三、滋阴清热、养血安神法治疗睡眠障碍

（一）临床资料

1. 病例

[**病史**] 患者张某，女，72 岁，2023 年 11 月 28 日入院。主诉：入睡困难，睡后易醒 1 个月余，加重 2 天。患者诉 1 个月余前无明显诱因出现睡眠不佳，入睡困难，睡后易醒，多梦，烦躁不安，遂就诊于当地医院间断口服中药汤剂治疗，症状未见明显改善，未再进一步治疗。2 天前患者无明显诱因感睡眠不佳较前加重，为求进一步中医系统治疗，今来我院就诊。入院症见：患者入睡困难，睡后易醒，烦躁不安，心悸多梦，头晕头昏，乏力，汗多，胸闷气短，纳食可，二便调。舌红，少苔，脉细数。

[**辅助检查**] 待查。

[**体格检查**] 体温 36.5℃，脉搏 85 次/分，呼吸 24 次/分，血压 140/65mmHg。神志清晰，发育正常，营养中等，表情自如，自主体位，精神欠佳，查体合作，对答切题。咽喉充血、水肿，双侧扁桃体无肿大，悬雍垂居中。呼吸节律规整，两肺叩诊呈浊音，呼吸音粗，两肺可闻及痰鸣音。心尖搏动位于左侧第 5 肋间左锁骨中线内 0.5cm，心尖部无震颤、无摩擦感，心脏浊音界无扩大，心率 72 次/分，心律齐，心音有力，各瓣膜听诊区未闻及病理性杂音。

2. 中医诊断

不寐（心阴不足证）。

3. 中医诊断依据

患者主因"入睡困难，睡后易醒 1 个月余，加重 2 天"入院，辨病为中医学的"不寐"范畴。患者心阴不足，心火偏旺，故心烦不寐、心悸多梦；脾虚失健，气血不足，则乏力、胸闷气短、汗多。结合舌红，苔少，脉细数，可辨证为心阴不足证。

（二）诊疗过程

首诊：刘教授查房时查体见患者咽喉充血、水肿，咽后壁可见散在大小不等滤泡，两肺呼吸音低，可闻及少量痰鸣音，故初诊中药汤剂以解表祛邪、散寒化湿为主，用方为荆防败毒散加减，用药有荆芥、防风、羌活、

独活、桂枝、麻黄、白芷、苍术等。3剂，日1剂，水煎服。

二诊：查体见患者咽部无充血、水肿，咽后壁滤泡消失，故调整中药汤剂以滋阴清热、养血安神，方用天王补心丹合归脾汤加减，用药有麦冬、地黄、当归、北沙参、玄参、柏子仁、郁李仁、远志、炒酸枣仁、黄芪、人参等。4剂，日1剂，水煎服。

三诊：查房时患者诉睡眠较前好转，上方加山茱萸、熟地黄等，继续服用3剂，日1剂，水煎服。

四诊：患者出院后继续口服上述中药汤剂巩固治疗，睡眠改善明显。

（三）医案解析

1. 文献学习

不寐在《黄帝内经》称为"不得卧""目不瞑"，认为是邪气客于脏腑，卫气行于阳，不能入阴所致。汉代张仲景将其病因分为外感和内伤两类，提出"虚劳虚烦不得眠"的论述，至今临床仍有应用价值。明代李中梓《医宗必读》对不寐的病因及治疗进行了论述："不寐之故，大约有五，一曰气虚，六君子汤加酸枣仁、黄芪；一曰阴虚，血少心烦，酸枣仁一两、生地黄五钱、米二合，煮粥食之；一曰痰滞，温胆汤加南星、酸枣仁、雄黄末；一曰水停，轻者六君子汤加菖蒲、远志、苍术，重者控涎丹；一曰胃不和，橘红、甘草、石斛、茯苓、半夏、神曲、山楂之类。"

2. 诊疗分析

刘教授认为不寐的病理变化，总属阳盛阴衰，阴阳失交。一为阴虚不能纳阳，一为阳盛不能入阴。因心主神明，神安则寐，神不安则不寐。辨证首分虚实，治疗当以补虚泻实、调整脏腑阴阳为原则。实证泻其有余，虚证补其不足，在此基础上，配合安神定志，以达到治疗效果。

3. 效果见验

刘教授治疗不寐在滋阴清热、养血安神的基础上，尤其重视脾胃对睡眠的影响，认为从病因病机上看，主要有虚、实和虚实夹杂三种情况。虚者为脾虚不运，心肝血虚，神失所养，不寐由生；实者或因气滞，或因湿（痰）阻，影响脾胃气机，扰动心神而不寐；虚实夹杂，多为脾胃虚弱、气血不足与气滞、食滞、湿浊、痰热等邪实并存。故在治疗过程中，尤其重视调理脾胃，常用黄芪、白术、人参、茯苓等。

4. 临床体会

不寐多为情志所伤、饮食不节、劳倦思虑过度、久病、年迈体虚等因素引起脏腑功能紊乱、气血失和、阴阳失调、阳不入阴而发病。结合患者辨证，刘教授采用滋阴养血治疗不寐取得良好效果。正如张仲景在《伤寒论·辨少阴病脉证并治》篇曰："少阴病……心中烦，不得卧，黄连阿胶汤主之。"其指出少阴证热化伤阴后的阴虚火旺证宜滋阴降火治疗。《金匮要略·血痹虚劳病脉证并治》篇中曰："虚劳虚烦不得眠，酸枣仁汤主之。"其指出肝血不足的不寐证，宜养血治疗。

四、麻黄细辛附子汤治疗心房颤动及心力衰竭

（一）临床资料

1. 病例

[**病史**] 患者马某，男，47岁。主诉：心慌心悸间作3年，加重伴乏力半个月。于2023年4月24日以"心房颤动"由门诊收入我院中医肿瘤科。现病史：患者3年前因劳累后出现心慌心悸，心前区憋闷，无心前区及肩背部放射性疼痛，无寒颤，无恶心呕吐，无胸痛咯血，未予重视。其间患者每因劳累后上述症状反复。半个月前，患者自觉心慌、心悸较前加重，心前区憋闷，无心前区及肩背部放射性疼痛，乏力明显，无寒颤，无恶心呕吐，无胸痛咯血，于隆德县人民医院体检行常规心电图检查，考虑为心房颤动，后患者立即就诊于空军军医大学第一附属医院，行24小时动态心电图检查：动态心电图分析21小时20分钟，长时间显示心房颤动，最快心率187次/分，发生于4月18日，14：51：34，最慢心率40次/分，发生于4月19日，00：32：33，平均心率74次/分，昼夜显示心房颤动，其中2.0秒以上长间歇183次，最长为2.9秒，发生于4月19日，04：29：20，心室总心搏数94963次/21小时20分钟，确诊为心房颤动，建议患者立即行射频消融术，患者及家属拒绝。今为求进一步中医治疗，遂就诊于我院门诊，门诊拟"心房颤动"收住入院。入院症见：患者自觉心慌心悸较前加重，心前区憋闷，无心前区及肩背疼痛，全身疲乏无力，活动后稍喘促，无咳嗽、咳痰，无呼吸困难，无大汗淋漓，无胸痛咯血，偶有胸闷气短，无头晕头昏，记忆力减退，无昏仆感，双目干涩，视物模糊，怕冷明显，易汗出，手足心不热，纳可，偶有胃脘部嘈杂不适，进食寒凉辛辣刺激食物后易腹泻，腰部酸困，自觉腰部冰凉感明显，双膝关节僵硬不适，大便正常，夜尿1~2次，无明显尿急尿痛，夜眠一般，入睡困难，易醒，夜梦多，近期体重无变化。舌色暗红，苔薄白，脉沉弱。

[**辅助检查**] 24小时动态心电图：动态心电图分析21小时20分钟，长时间显示心房颤动，最快心室率187次/分，发生于4月18日，14：51：34，最慢心率40次/分，发生于4月19日，00：32：33，平均心率74次/分，

昼夜显示心房颤动，其中 2.0 秒以上长间歇 183 次，最长为 2.9 秒，发生于 4 月 19 日，04：29：20，心室总心搏数 94963 次/21 小时 20 分钟。血常规、血糖、肝功能、肾功能、心肌酶、便常规、尿常规未见明显异常。腹部彩超：①脂肪肝（轻度）；②门静脉、胆、胰、脾、双肾声像图未见异常，请结合临床复查。心电图：心率 53 次/分，心房颤动（过缓型），异常心电图。

[**体格检查**] 体温 36℃，脉搏 67 次/分，呼吸 16 次/分，血压 138/80mmHg。神志清晰，发育正常，营养中等，表情自如，自主体位，步态正常，精神一般，查体合作，对答切题。咽喉充血、水肿，咽后壁散在滤泡，扁桃体无肿大，悬雍垂居中。颈软，颈静脉不充盈，气管居中，双侧甲状腺无肿大。呼吸节律规整，两肺叩诊呈清音，呼吸音弱，两肺可闻及少量痰鸣音，两肺未闻及湿啰音。心尖搏动位于左侧第 5 肋间左锁骨中线内0.5cm，心尖部无震颤、无摩擦感，心脏浊音界无扩大，心率 67 次/分，心律不齐，心音低钝，各瓣膜听诊区未闻及病理性杂音。

2. 中医诊断

心悸（心肾阳虚证）。

3. 中医诊断依据

心房颤动属于中医学"心悸"范畴，以悸动不安、不能自主为主症。依据患者心慌心悸、心前区憋闷、胸闷气短等症状，结合 24 小时动态心电图，诊断为心悸。患者具有心慌心悸、乏力明显、怕冷明显、便溏等，可知患者心阳虚损。心阳鼓动血脉，运行全身，故亦有化气行水之功。心阳不足，心脉运行受阻，气不化水，水湿困脾，脾失健运，则纳呆食少、大便稀溏；水气上逆心肺，则咳喘胸闷；心阳衰微不能温煦四肢，故形寒肢冷；患者腰部酸困，自觉腰部冰凉感明显，双膝关节僵硬不适，腰为肾之府，肾主骨，肾阳虚衰，不能温养腰府及骨骼，则腰膝酸软；不能温煦肌肤，故畏寒肢冷。结合舌色暗红，苔薄白，脉沉弱，此属心肾阳虚之证。

（二）诊疗过程

首诊：刘教授查房时查体见患者咽喉充血、水肿，咽后壁可见散在大小不等滤泡，呼吸音弱，两肺可闻及少量痰鸣音，故初诊中药汤剂以解表祛邪、散寒除湿、养心复脉为主，用方为荆防败毒散合炙甘草汤加减。3剂，日 1 剂，水煎服。

二诊：患者咽部无充血、水肿，咽后壁无滤泡，可知表邪已祛。脾胃为营卫气血生化之源，脾胃气虚，纳运乏力，故予以补中益气汤合麻黄细辛附子汤加减，使阳气达于四末，振奋心阳，使中焦脾土健运，气血生化有源。4剂，日1剂，水煎服。

三诊：患者心慌心悸明显改善，偶有心前区憋闷，仍感腰部酸困，自觉腰部冰凉感明显，双膝关节僵硬不适，予以麻黄细辛附子汤合右归丸加减，以温补肾阳、填精益髓。4剂，日1剂，水煎服。

四诊：患者无明显心慌心悸，乏力改善，无腰部酸困，无腰部冰凉感，诸症减轻。

（三）医案解析

1. 文献学习

《素问·举痛论》载"惊则心无所倚，神无所归，虑无所定，故气乱矣"，认为其病因有宗气外泄，心脉不通，突受惊恐，复感外邪等，并对心悸脉象的变化有深刻认识。《素问·平人气象论》中载"脉绝不至曰死，乍疏乍数曰死"，最早认识到心悸时严重脉律失常与疾病预后的关系。

2. 诊疗分析

刘教授认为该病病位在心，病本在肾，病机多为本虚标实，以心肾阳虚为本，或合并有血瘀、阴虚、痰浊、气滞、脾虚等。心病久病及肾，心肾阳气亏虚，气血运行不畅，水火既济失调，终致瘀血阻络，诱发心房颤动，并可加重心衰。心房颤动和心衰是多数心系疾病的转归，心中阳气必是大虚之状，而心阳根于肾阳，大损的心阳必耗损肾阳导致肾阳亏虚。

3. 效果见验

刘教授认为虚责之心肾阳虚、气阴两虚，瘀责之心肾阳虚、血凝生瘀，痰责之脾失运化生痰。她认为心肾阳虚为心病的基本病机，确立了温补心肾的基本治法。药用鹿角胶温肾壮阳、益精血；附子辛热性烈，能温心、肾之阳，能引君药达下焦暖肾阳；肉桂能温补命门，同附子为引火归原要药。三者共为君药。右归丸方中佐以温通心阳的常用组合麻黄、桂枝和细辛，共奏温补心肾之功。

4. 临床体会

心肾阳虚，无以鼓动和温煦，血脉不养、血行瘀阻，形成瘀血等病理产物，可见心肾阳虚与血瘀并非独立存在，是"因虚致实"的关系。反过来，血瘀也会加重心气的郁遏，而且"先病血结而水随之蓄"，血不利则为水，水液代谢也发生异常，进一步瘀滞心气血液运行，造成血瘀、水饮共存的病理格局，从而诱发心房颤动，并可加重心衰。故活血利水以治心衰之标，使心衰虚者得补，实者得以分利，诸症自解也。

五、益气活血、化痰通络法治疗心绞痛

（一）临床资料

1. 病例

[**病史**] 患者杨某，女，72 岁，2023 年 2 月 24 日入院。主诉：心前区疼痛时作 15 年，加重半个月。患者 15 年前无明显诱因出现心前区疼痛，呈闷痛，伴有左上肢疼痛，每次疼痛持续时间 10～20 分钟，休息后不能缓解，活动后明显，伴有胸闷气短，无咯血，无呼吸困难，无咳嗽、咳痰，后多次在当地医院住院，诊断为冠状动脉粥样硬化性心脏病、不稳定型心绞痛，予以改善循环治疗，并在宁夏某医院行心脏搭桥手术及支架植入手术，术后规律予以抗血小板聚集、稳定斑块及改善冠脉供血治疗，患者仍感上述症状反复。半个月前，患者因活动后上述症状再发加重，心前区疼痛，胸骨后疼痛，伴有烧灼感、心悸、胸闷气短，静坐时偶有发作，自行口服硝酸异山梨酯片（5～10 毫克/次）、地奥心血康胶囊（100 毫克/次），上述症状未见明显改善，现为求进一步中医治疗，就诊本院门诊，门诊以"冠状动脉粥样硬化性心脏病"收住入院。入院症见：患者心前区及胸骨后疼痛，呈憋闷样疼痛，伴有左上肢牵拉疼痛，心慌心悸，胸闷气短，每次疼痛持续 5 分钟，自行含服药物后疼痛可缓解，夜间平卧后感胸腔憋闷不适，胸骨后烧灼感，头晕头昏，左侧头痛，疼痛呈胀痛，咳嗽、咳痰，咳白色黏痰，不易咳出，纳可，睡眠差，入睡困难，梦多，出汗可，手足发热，二便可。舌质暗，苔厚腻，脉弦滑。

[**辅助检查**] 待查。

[**体格检查**] 体温 36.1℃，脉搏 70 次/分，呼吸 17 次/分，血压 110/60mmHg。神志清晰，发育正常，营养中等，表情自如，自主体位，步态正常，精神差，查体合作，对答切题。呼吸节律规整，两肺叩诊呈清音，呼吸音低弱，两肺可闻及痰鸣音。心尖搏动位于左侧第 5 肋间左锁骨中线内 0.5cm，心尖部无震颤、无摩擦感，心脏浊音界无扩大，心率 70 次/分，心律齐，心音低钝，各瓣膜听诊区未闻及病理性杂音。上腹部见一膨隆包块，大小约 6cm×7cm，质软，未见腹壁静脉曲张及蠕动波。

2. 中医诊断

胸痹心痛（痰浊闭阻，兼有血瘀证）。

3. 中医诊断依据

患者主因"心前区疼痛时作 15 年，加重半个月"入院，辨病为中医学

"胸痹心痛"范畴。胸痹一证，以胸阳不振为主要病机，陈修园谓："胸膺之上，人身之太空也，宗气积于此，非偶然也。"该患者主要以胸部闷痛，甚则胸痛彻背为主症。轻者仅感胸闷如窒，呼吸欠畅，心前区、胸膺、背部、肩胛间区隐痛或绞痛，历时数分钟至十余分钟，呈反复发作性，经休息或服药后迅速缓解；严重者胸痛彻背，背痛彻胸，持续不能缓解。结合患者年老脾胃虚损，运化失健，聚湿生痰，痰浊盘踞，胸阳失展，气机痹阻，出现胸闷胸痛，以及舌质暗，苔厚腻，脉弦滑，故辨证为痰浊闭阻，兼有血瘀证。

（二）诊疗过程

首诊：刘教授查看患者咽喉充血，双肺闻及湿啰音，故初诊中药汤剂以解表祛邪、化痰通络为主，兼行气止痛，主要用方为荆防败毒散合香附旋覆花汤加减，用药有荆芥、防风、羌活、独活、桂枝、麻黄、白芍、香附、茜草等。3剂，日1剂，水煎服。

二诊：查体见患者咽部无充血、水肿，肺部湿啰音消失，调整中药汤剂以益气健脾化痰、宽胸理气为主，主要用方为瓜蒌薤白半夏汤加减，主要用药有黄芪、人参、桂枝、薤白、瓜蒌、法半夏等。4剂，日1剂，水煎服。

三诊：查房时患者自诉心前区疼痛较入院时明显缓解，上方加水蛭、海风藤、络石藤、首乌藤以化瘀通络，继续服用3剂，日1剂，水煎服。

（三）医案解析

1. 文献学习

《素问·脏气法时论》说："心病者，胸中痛，胁支满，胁下痛，膺背肩胛间痛，两臂内痛。"《素问·缪刺论》又有"卒心痛""厥心痛"之称。《灵枢·厥病》把心痛严重并迅速造成死亡者，称为"真心痛"，谓："真心痛，手足清至节，心痛甚，旦发夕死，夕发旦死。"汉代张仲景正式提出"胸痹心痛"病名，并设专篇讨论。《金匮要略·胸痹心痛短气病脉证治》曰："夫脉当取太过不及，阳微阴弦，即胸痹而痛，所以然者，责其极虚也。今阳虚知在上焦，所以胸痹心痛者，以其阴弦故也。"可见张仲景将其病因病机归纳为"阳微阴弦"，并根据不同证候，制定了瓜蒌薤白半夏汤等10首方剂，以通阳宣痹为主，体现了辨证论治的特点。王清任《医林改错》提出并重视运用活血化瘀法治疗胸痹心痛。

2. 诊疗分析

刘教授认为，胸痹心痛的基本病机是以气虚为本，病理改变的关键因素为"痰浊和瘀血"，确立益气活血、化痰通络法。胸痹与痰瘀关系密切，常因痰致瘀，瘀久生痰，治疗上应重视痰瘀同治，不可拘泥于一法，单纯祛瘀或化痰都达不到理想的效果。刘教授组方时不忘益气，使气足则阴精得化，诸脉充盈，脏腑皆养；气充则血行滑利，诸脉通达，瘀血不聚；气充则津液四布，痰无以生。痰和瘀同治，达到痰化瘀消、瘀祛痰除的效果。以益气活血、化痰通络为大法，使正气得复，邪不可干，痰瘀得化，脉络通利，则胸痹自除。

3. 效果见验

刘教授认为，瓜蒌薤白半夏汤方中瓜蒌入肺经，荡涤痰浊、开胸通痹；薤白味辛性温，通阳散结、理气宽胸、温化痰浊，可谓上通阳气，中调气机，下行气滞，使胸阳得展，气机得畅，胸痛得减；法半夏辛温，善于燥湿化痰，助瓜蒌祛痰，益气健脾运津，以绝生痰之源。三药共奏理气宽胸、涤痰宣痹之效。刘教授认为本病发病人群大多年过半百，脏腑功能渐衰，气虚为发病之本，临证时常加黄芪、人参等培补元气佳品。黄芪甘温，益气升阳，故将其与人参合用，旨在益气升阳，共达益气健脾宣痹之效。痰和瘀同为致病因素，痰瘀易导致气滞，加用醋香附、茜草、白芍以行气止痛；加入炒桃仁、烫水蛭、络石藤、首乌藤、海风藤以活血化瘀通络。气行则血行，气畅则痰自消，即所谓治瘀必先理气。本方配伍标本兼顾，诸药合用，共奏益气活血、化痰通络之功效。

4. 临床体会

刘教授在治疗冠心病时，方中重用黄芪，给予黄芪注射液静脉输液，善补益元气，重于补气，调理全身气机，改善微循环，血脉调和，进而气血充沛，利于改善心肌缺血状况。现代药理研究表明，黄芪能充分发挥正性肌力作用；减少耗氧量，避免心肌再灌注损伤；增强心肌抗氧化能力，防止损伤缺血心肌；增加冠脉血流量，达到扩张冠状动脉及改善微循环作用。

六、益气温阳通脉法治疗心衰

（一）临床资料

1. 病例

[**病史**] 患者马某，男，39 岁，2023 年 8 月 24 日入院。主诉：心悸伴胸闷气短间作 2 年余，再发 2 个月，加重 3 天。患者 2 年余前无明显诱因出现心悸，自觉心跳加快，有时忽跳忽止，呈阵发性，伴胸闷气短，无晕厥及意识障碍，曾多次就诊于上级医院给予经导管心脏射频消融术、ICD 植入

术治疗，术后规律口服盐酸美西律（4 片/次，3 次/日）、门冬氨酸钾镁片（1 片/次，3 次/日）、酒石酸美托洛尔片（12.5 毫克/次，3 次/日）、氯化钾缓释片（1 片/次，3 次/日），病情好转。其间，患者上述症状反复，多次在宁夏回族自治区人民医院住院予以强心、利尿、抗心律失常对症治疗，治疗效果不佳。2 个月前无明显诱因心悸再发，伴胸闷气短，动则尤甚，形寒肢冷，再次就诊于宁夏回族自治区人民医院，经检查后诊断为扩张型心肌病、心力衰竭、心功能Ⅲ级（NYHA 分级）、心律失常、持续性室性心动过速，予以对症治疗，病情好转。3 天前，患者无明显诱因感上述症状加重，现为求进一步中医治疗，就诊于我院门诊，门诊以"扩张型心肌病"收住入院。入院症见：患者心悸，胸闷气短，胸前闷痛，乏力不适，汗出较多，傍晚明显，四肢冰凉，头晕头昏偶作，无明显头痛，双目视物欠清，口干，无口苦，咽部异物感明显，晨起少许咳痰，咳白色黏稠痰，不易咳出，肩背部酸胀不适，纳差，食欲减退，上腹胀，无明显腹痛，腹部怕凉，眠差，入睡困难，梦多易醒，大便偏稀，小便可，近 2 年体重下降约 10kg。舌淡苔白，脉细弱。

[**辅助检查**] 心电图：①窦性心律；②Ⅰ度房室传导阻滞；③完全性右束支传导阻滞；④Ⅱ、Ⅲ、aVF、V1-V3 呈 qR 型、rS 型，请结合临床复查；⑤心电轴左偏；⑥轻度 ST-T 改变，结合临床。

[**体格检查**] 体温 36.2℃，脉搏 60 次/分，呼吸 15 次/分，血压 88/58mmHg。神志清晰，发育正常，营养中等，表情自如，自主体位，步态正常，精神一般，查体合作，对答切题。咽喉充血、水肿，双侧扁桃体无肿大，悬雍垂居中。呼吸运动两侧对称，双侧语颤正常，呼吸节律规整，两肺叩诊呈清音，呼吸音低，两肺闻及痰鸣音。心尖搏动位于左侧第 5 肋间左锁骨中线外 1cm，心尖部无震颤、无摩擦感，心脏浊音界向左侧扩大，心率 63 次/分，心律不齐，心音低钝，各瓣膜听诊区未闻及病理性杂音。

2. 中医诊断

心悸（心阳不振证）。

3. 中医诊断依据

依据患者自觉心中悸动不安，心跳异常，忽跳忽止，呈阵发性，心慌不安，不能自主，发作时可伴有胸闷不舒、心烦寐差、乏力、汗出、头晕、形寒肢冷等症状。常由劳累后、情绪激动及休息不佳后而诱发，因而可诊断为心悸。患者现症见心悸不安，胸闷气短，活动后加重，四肢冰凉，舌淡苔白，脉细无力等，此乃心之心阳不振证。因患者平素常熬夜、劳累，不能按时休息，病久体虚，损伤心阳，心失温养，故心悸不安；胸中阳气不足，动则耗气，故胸闷气短，动则尤甚；心阳虚衰，血液运行迟缓，肢体失于温煦，故形寒肢冷。

（二）诊疗过程

首诊：刘教授查房时查体见患者咽喉充血、水肿，两肺呼吸音低，可闻及痰鸣音，结合患者四肢冰凉、心率偏慢、心脏射血分数较低，故初诊中药汤剂以解表祛邪、化痰通络为主，兼养血通脉，用方以荆防败毒散合当归四逆汤加减，用药有荆芥、防风、羌活、独活、桂枝、麻黄、当归、细辛、小通草、路路通、葶苈子等。3剂，日1剂，水煎服。

二诊：查体见患者咽部无充血、水肿，咽后壁未见滤泡，故调整中药汤剂以益气扶正、温阳通脉，兼养心安神，用方以补中益气汤合麻黄细辛附子汤加减，其中重用黄芪、人参、附子、桂枝以温阳散寒；兼水饮内停，加葶苈子；又兼有心动过缓，用麻黄、附子，并重用桂枝温通心阳；此外，用三七以活血通络等。4剂，日1剂，水煎服。

三诊：查房时患者自诉心悸、气短、四肢冰冷较前明显好转，复查心脏彩超心脏射血分数EF值升至52%，继服上方治疗4日。

四诊：出院时患者自诉心悸、胸闷气短均有明显好转，四肢冰冷、汗出明显缓解，出院时上方加入五味子、炒白芍、炒酸枣仁、柏子仁、郁李仁等养心安神之品。嘱患者院外忌烟酒、忌劳累及情绪过激，加强营养。

（三）医案解析

1. 文献学习

心悸病名首见于汉代张仲景的《伤寒论》和《金匮要略》，有"心动悸""心下悸""心中悸"及"惊悸"等称谓，认为其病因主要包括惊扰、水饮、虚劳及汗后受邪等，发作时常见结、代、促脉，并以炙甘草汤等为治疗方剂。元代朱震亨认为心悸的发病应责之虚与痰，《丹溪心法·惊悸怔忡》记载："惊悸者血虚，惊悸有时，以朱砂安神丸……怔忡者血虚，怔忡无时，血少者多；有思虑便动，属虚；时作时止者，痰因火动。"明代张景岳认为怔忡多由阴虚所致，《景岳全书·怔忡惊恐》指出："虚微动亦微，虚甚动亦甚。"清代王清任《医林改错·血府逐瘀汤所治之症目》重视瘀血内阻导致心悸怔忡，指出："心跳心忙，用归脾安神等方不效，用此方百发百中。"

2. 诊疗分析

中医理论认为心主血脉，又主神明，由于心为"君主之官"，正常的心脏跳动和周身血液循环必须依赖于心气的推动、心血的濡养，以及心阴、心阳的相对平衡来维持，如果心之气血阴阳出现紊乱便会导致心悸的发生。

刘教授认为该患者在临床中的主要症状为心悸、气短、乏力等，在诊疗的过程中应当紧扣心中悸动、惊惕不安、脉结代的特征性表现，而气虚、血虚、阴虚、阳虚以及由其所形成的病理产物均可导致上述症状的发生。因而我们在对心悸诊疗的过程中应当抓住气血亏虚、阴阳失调的病机关键，结合该患者为心悸之心阳不振证，确立益气扶正、通阳复脉的治疗大法。

3. 效果见验

刘教授临床治疗心悸之心阳不振，在益气扶正、温阳通脉的基础上，提出温化痰湿、活血化瘀。痰湿为人体代谢障碍所形成的病理产物，由于机体气血阴阳的亏虚所导致的痰饮、瘀血等病理产物又可加重心悸的程度，痰饮、瘀血等病理产物阻滞于人体又可耗伤气血阴阳。痰饮阻滞脉络，则会阻碍气血的运行，进而导致气机紊乱影响到心，则会出现心脏搏动紊乱，从而导致心悸的发生，同时仍可见到胸闷、咽中如物梗阻、头重如裹、四肢沉重、大便黏腻不爽等痰饮阻滞的临床表现；瘀血阻滞于人体，则会导致血运不畅，心失濡养，心神失养，进而出现心中动悸、心前区刺痛等临床表现。因而，在辨证论治之时，应当根据患者的临床特点及病变所在，将基础方加减化裁，选用温化痰饮和活血化瘀药具有较好的效果。如痰湿甚者加白前、前胡、紫菀、款冬花、苍术、葶苈子，血瘀者加三七、桃仁等。临床疗效较好。

4. 临床体会

气血亏虚与心悸的发生密切相关，该患者气血亏虚、心阳不振，刘教授认为脾为后天之本，补脾气亦可以达到强心气的目的，因此在麻黄细辛附子汤及当归四逆汤基础上重用黄芪 90～120g，以补后天之气，使心气充沛，气生有源。

七、芪蛭五藤通脉方治疗冠状动脉粥样硬化性心脏病

（一）临床资料

1. 病例

［病史］患者张某，男，55 岁，2023 年 2 月 16 日入院。主诉：胸闷、胸痛间作 6 年，加重伴气短 1 周。现病史：患者诉 6 年前因受凉后出现胸闷、胸痛间作，呈隐痛，持续约数分钟，可反射至后背，休息后症状稍缓解，无呼吸困难，无大汗淋漓，无手足冰凉，无意识丧失，无恶心呕吐，每因劳累后上述症状反复。患者遂就诊于宁夏医科大学总医院心脑血管医院并嘱其住院治疗，于 2019 年 3 月 27 日行冠状动脉造影术，造影提示左主干未见

狭窄，前降支远端狭窄 50%，左回旋支未见狭窄，右冠脉未见狭窄，术中用造影剂碘普罗胺 50mL。最终明确诊断为冠状动脉粥样硬化性心脏病（简称冠心病）、稳定性心绞痛。给予口服阿司匹林肠溶片（0.1 克，1 片/晚）、瑞舒伐他汀钙片（10 毫克，1 片/晚）、酒石酸美托洛尔片（12.5 毫克，半片/次，2 次/日）、螺内酯片（20 毫克/次，1 次/日）等药物降脂、稳斑、稳定心律等对症治疗，症状明显缓解。在此期间患者间断口服上述药物及中药汤剂巩固治疗。患者于 2022 年 9 月 17 日因冠心病复诊于宁夏医科大学总医院心脑血管医院并行超声心动图检查，提示左心室明显增大，左室壁向心运动幅度普遍减低，左室下壁室壁瘤形成，主肺动脉瓣略增宽，二尖瓣反流（轻度），主动脉瓣反流（轻度），左室收缩、舒张功能减低，EF 28.60%，FS 13.92%。患者继续口服上述药物。1 周前，患者因劳累后自觉胸闷、胸痛再次加重，伴气短明显、头晕头昏、心慌心悸，今日为求中医系统治疗，遂来我院门诊，门诊以"冠状动脉粥样硬化性心脏病"收住入院。

入院症见：患者胸闷、胸痛，胸前区呈隐痛时作，偶感刺痛，主要在胸骨体之后，有掌大小范围，界限不清，持续约半小时，休息后症状可逐渐缓解，劳累后加重，呈放射痛，自觉气短明显，心慌心悸，乏力明显，头晕头昏，咳痰咳嗽，偶有咳引胸痛，痰色黄白相间、质黏，易咯出，双眼干涩、红肿，视物模糊，咽部干痒，咽部异物感，口干口苦，纳食一般，胃脘部无明显胀满不适，偶感反酸、烧心，汗多，以头汗明显，手心偏热，伴烦躁感，颈项部僵硬酸痛感，劳则加重，偶感腰膝酸软酸困，受凉加重，眠差，眠浅易醒，每夜寐 2～4 小时，小便不利，尿不尽，夜尿频（每夜 4～5 次），大便正常。舌质紫暗，苔白腻，舌下脉络瘀紫，脉弦涩。

[**辅助检查**] 超声心动图：左心室明显增大，左室心尖部节段性运动异常，主肺动脉瓣增宽，主动脉瓣反流（轻度），左室收缩、舒张功能减低，EF 49.930%，FS 26.09%。

[**体格检查**] 体温 36.3℃，脉搏 78 次/分，呼吸 19 次/分，血压 115/86mmHg。神志清晰，发育正常，营养中等，表情自如，自主体位，步态正常，精神欠佳，查体合作，对答切题。唇暗紫，咽部充血、水肿，咽后壁可见散在大小不等滤泡，舌根部有 6 个米粒样息肉，双侧扁桃体Ⅱ度肿大，悬雍垂右偏。呼吸节律规整，两肺叩诊呈清音，呼吸音低弱，两肺可闻及痰鸣音。心尖搏动位于左侧第 5 肋间左锁骨中线内 0.5cm，心尖部无震颤、无摩擦感，心脏浊音界无扩大，心率 78 次/分，心律不齐，心音低钝，各瓣膜听诊区未闻及病理性杂音。

2. 中医诊断

胸痹心痛（气虚血瘀证）。

3. 中医诊断依据

患者主因"胸闷、胸痛间作6年，加重伴气短1周"入院，辨病属于中医学"胸痹心痛"范畴。患者久病气虚，气的推动能力减退，以致心血不足，心失所养，则见心悸；气虚则推动无力，胸痛偶感刺痛，日久成瘀，瘀阻血脉；气虚则无力振奋胸阳，胸阳失展，故见胸闷、胸痛、气短；心脉闭阻，则见心慌心悸。结合舌质紫暗，苔白腻，舌下脉络瘀紫，脉弦涩，辨证为气虚血瘀证。

（二）诊疗过程

住院后第一阶段，予以荆防败毒散加减，治以解表祛邪，加人参、黄芪、炙黄芪益气扶正；3天后治疗第二阶段，予以瓜蒌薤白半夏汤治以宽胸散结，加葶苈子泻肺平喘，针对咳嗽、咳痰、胸胁胀满症状，间接缓解心脏负荷。3天后患者自觉上述症状明显减轻，继续予以中药汤剂，在上述用方基础上再加芪蛭五藤通脉方，分别是黄芪、炙黄芪、烫水蛭、首乌藤、络石藤、海风藤、钩藤、鸡血藤治以通脉消斑。患者出院后间断就诊于我院门诊，口服中药汤剂巩固治疗。患者于2023年1月12日于宁夏医科大学总医院复查超声心动图，结果提示左心室明显增大，左室心尖部阶段性运动异常，主肺动脉瓣增宽，主动脉瓣轻度反流，左室舒张收缩减低，EF 49.93%，FS 26.09%。患者自觉症状较前明显改善，随后多次于我院住院及门诊治疗，于7月6日再次复查超声心动图，恢复于正常值！

（三）医案解析

1. 文献学习

中医学重视辨证论治和整体观念，刘教授认为冠心病的基本发病机制为气虚生邪，因邪致瘀，脉络瘀阻，致气血不畅，脉管堵塞板结，同时由于先天肾气不足、气血虚衰、脾运失调、痰浊中阻等因素均可闭阻心脉，引发冠状动脉粥样硬化的形成。

2. 诊疗分析

中医古籍对动脉斑块无具体病名记载，古人对本病的认识多散见于"痹""疽""脉痹"等，而"脉"在中医学的理论认识中主气血流通于周身，舍于心，其本身无特殊生理功能。《素问》中提及"痹在于骨则重，在于脉则血凝而不流"，阐明了血运不畅，凝滞而不行，致使脉有"痹"生，形成其主要病机。气虚则易行瘀，久病必伤气，气虚贯穿本病的整个发生过程，五脏六腑的正常运作都离不了气机固摄、血液运营，若五脏功能受损，则易引发该疾病。

3. 效果见验

脾为生痰之源，肺为储痰之器，若饮食不当，恣食肥甘厚味，致胃失受纳，脾失运化，津液运化功能失调，使水湿停聚，凝而成痰；若肺失通调，宣发肃降功能受阻，周身水液代谢紊乱，排泄障碍，储存机体，成为储痰之器，时间长则阻滞气血运行而成瘀，导致脉痹发生；巧用葶苈子治以宣肺利水，除肺脏邪水和心脏瓣膜的"水邪"，恢复心肌瓣膜弹性功能，提高心肌收缩力，恢复心脏射血功能。临床治疗冠心病通过补肺化痰、益气扶正调理肺功能从而减轻心脏负荷。

4. 临床体会

刘教授认为，脑络细小迂回，气血运行缓慢，易于被各种致病因素影响而使脑络受阻，形成瘀血而发为中风。临床发现，藤类药善祛逐部位较深的络道经隧间瘀血，故用其治疗由脑络瘀阻、脑髓失养而致的脑卒中等病证尤为适宜。抓住藤类药物具有抑制血栓形成、抗氧化及软化血管、斑块等药理性作用，灵活运用藤类药物，与他药加减配伍，相得益彰，可起到事半功倍的效果。

八、炙甘草汤治疗冠状动脉粥样硬化性心脏病

（一）临床资料

1. 病例

[病史] 患者刘某，男，60岁，2023年11月3日入院。主诉：心慌心悸间作3年，加重半个月。患者诉3年前无明显诱因突感心慌心悸，胸闷、胸痛，疼痛性质为刺痛，持续时间为1分钟，休息后可缓解，无大汗淋漓，无濒死感，无撕裂样疼痛，无咯血及晕厥，遂就诊于宁夏医科大学总医院，完善相关检查后诊断为冠状动脉粥样硬化性心脏病，建议手术治疗，遂住院行经皮冠状动脉支架植入术，术中植入支架1枚（具体位置不详）。术后规律口服阿司匹林肠溶片（100毫克，1次/日）、琥珀酸美托洛尔（47.5毫克，1次/日）、阿托伐他汀（10毫克，1次/日）治疗，症状可缓解，此后病情均平稳。半个月前患者因劳累后感心慌心悸明显，为求进一步中医系统诊治，今日就诊我院。入院症见：患者心慌心悸，气短乏力，咽干咽痒，无咽痛，无咽部异物感，偶有头晕头昏，无头痛，双目干涩，视物模糊，偶有口干口苦，腰部酸困，劳累后加重，烦躁，汗可，偶有阵发性燥热，纳食可，偶有胃胀、胃痛、反酸、烧心，眠差，入睡困难，睡后易醒，醒后

难以入睡，大便偏干，排便费力（2~3日1次），小便正常。舌质红，苔白腻，脉弦滑。

[体格检查] 体温36.2℃，脉搏66次/分，呼吸16次/分，血压122/83mmHg。神志清晰，发育正常，营养一般，表情自如，自主体位，步入病房，精神一般，查体合作，对答切题。咽喉充血、水肿，双侧扁桃体无肿大，悬雍垂居中。呼吸节律规整，两肺叩诊呈清音，呼吸音低，两肺可闻及痰鸣音。心尖搏动位于左侧第5肋间左锁骨中线内0.5cm，心尖部无震颤、无摩擦感，心脏浊音界无扩大，心率66次/分，心律齐，心音低钝，各瓣膜听诊区未闻及病理性杂音。

2. 中医诊断

胸痹心痛（痰浊痹阻证）。

3. 中医诊断依据

辨病属于中医学"胸痹心痛"范畴。患者久病，气血俱亏，不荣则痛，故见胸闷、胸痛；平素饮食不节，损伤脾胃，脾不输布津液，聚湿为痰，故见乏力、气短。结合舌脉，四诊合参，辨证为痰浊痹阻证。

（二）诊疗过程

首诊：刘教授查房时查体见患者咽喉充血、水肿，双侧扁桃体无肿大，两肺叩诊呈清音，呼吸音低，两肺可闻及痰鸣音，故初诊中药汤剂以祛风解表、散寒除湿为主，用方以荆防败毒散加减，用药有荆芥、防风、羌活、独活、桂枝、麻黄、炒僵蚕、白芷、麸炒苍术等。3剂，日1剂，水煎服。

二诊：查体见患者咽部无充血、水肿，咽后壁滤泡消失，故调整中药汤剂以温阳通脉、化痰降浊，用方以炙甘草汤合生脉饮加减，用药有炙甘草、人参、桂枝、干姜、麦冬、五味子、生地黄等。3剂，日1剂，水煎服。

三诊：查房时患者自诉心慌心悸较前明显缓解，睡眠一般，遂于上方加炒酸枣仁、郁李仁、柏子仁、远志等养心安神，继续服用3剂，日1剂，水煎服。

四诊：患者出院前已无明显心慌心悸，胸闷气短较前缓解。嘱患者院外低盐低脂饮食。

（三）医案解析

1. 文献学习

冠心病与"心悸"症状相似，其病因归纳起来可以概括为体虚劳倦、七情所伤、感受外邪、药食不当、他病失养等。心悸的发生与心、肝、脾、肺、肾、胆及胃等脏腑相关。中医认为，本病属本虚标实之证，气阴两虚、气血虚弱为发病之本，饮食劳倦、情志所伤、感受外邪等为发病之标，导致心阳不振，无以鼓动气血运行，血液瘀滞心脉，发为本病。因此，本病多辨证为气阴两虚、气虚血瘀证，治疗当以益气温阳、滋阴养血、活血化瘀为主。

2. 诊疗分析

炙甘草汤又名复脉汤，出自《伤寒论》，是益气养血、滋阴复脉的基础方。方中炙甘草为君药，益气通脉养血，人参、大枣健脾养心，配以具有滋阴功效的麦冬、火麻仁、生地黄，佐以桂枝、生姜温通经脉、助阳化气，诸药配伍治疗心悸动、脉结代。生脉饮主要成分为红参、麦冬、五味子，是治疗心悸心慌、脉微自汗的首选方剂，同时也是虚劳脉微欲绝的急救方。炙甘草汤联合生脉饮，在益气通脉、健脾养心的基础上滋阴宁心，能有效治疗心律不齐引起的心慌心悸、汗出、胸闷气短等症状。

3. 效果见验

伤寒者，寒邪入侵为病也，炙甘草汤主治汗伤荣血，或患者素体内虚，又为寒邪作祟，且条文描述结代脉为"阴也"，因此病属寒证、虚证，虚者补之，寒者温之，故炙甘草汤为温热补剂。刘教授认为，炙甘草汤中的生地黄性甘、苦、寒，可以起到养心血、清热凉血、养阴生津的效果，主要的治疗对象为热病舌绛、烦躁、阴虚内热、骨蒸劳热、内热消渴、吐血、衄血、发斑、发疹、温病伤阴、肠燥便秘患者，特别是对于心烦、急躁、入睡难、易醒、早醒的失眠患者可以起到良好的治疗效果；另外，因为生地黄性寒而滞，故对于脾胃湿盛患者来说，生地黄的应用需要格外的注意。

4. 临床体会

实际上，针对冠心病合并心律失常患者，如果久病血虚会导致人体心血不足，进而导致心的功能衰竭，心气亏虚，无力推动血液在脉管中正常运行，出现心力衰竭等问题；并且由于心气不足，血液充脑功能失常，空虚无以滋养，患者会出现头晕目眩的情况。因此治疗时需要标本兼顾，日常加强补血养心，起到治本的效果，避免机体阴阳失调，涉及其他脏腑，还可以加一些少量的矿石类重镇安神药物，起到治疗头昏目眩的效果。

九、安神助眠、调和阴阳——针灸治疗失眠

(一)临床资料

1. 病例

[**病史**] 患者张某，男，56 岁。主诉：入睡困难 12 年，伴心悸、乏力

2 年。12 年前患者因工作压力出现入睡困难，易醒，醒后难再入睡，未重视及就诊，此后上述症状反复发作，伴焦虑烦躁、头晕头昏、心慌心悸、胸闷气短，遂就诊于兰州大学第二附属医院，给予口服抗焦虑抑郁药物阿普唑仑治疗，症状较前缓解。后期因工作原因失眠、焦虑反复发作，2016 年就诊于西安第四军医大学，给予口服盐酸文拉法辛等药物治疗，症状缓解。随后症状加重，遂就诊于银川市第一人民医院，给予口服氯硝西泮治疗。2022 年 3 月患者因失眠加重，就诊于兰州市第一人民医院，加用唑吡坦对症治疗。1 个月前患者因劳累后出现睡眠不佳、焦虑抑郁，今为求进一步中医治疗，遂就诊于我院门诊，门诊拟"睡眠障碍"收住入院。入院症见：患者入睡困难，易醒，醒后难再入睡，醒后头晕头昏，乏力，气短，心慌心悸，偶有心前区隐痛，无明显胸闷，双手心热，出汗可，口干咽干，咽部无异物感，无明显咳嗽，痰多，咯白色泡沫痰，双眼干涩，纳差，不思饮食，嗳气，无胃胀，无反酸、烧心，排便不利，大便不成形，小便正常，近 2 个月体重下降 5kg。

[体格检查] 体温 36.5℃，脉搏 79 次/分，呼吸 19 次/分，血压 85/54mmHg。神志清晰，发育正常，营养中等，表情自如，自主体位，步态正常，精神欠佳，查体合作，对答切题。咽喉充血、水肿，双侧扁桃体无肿大，悬雍垂居中。两肺叩诊呈清音，呼吸音低，两肺未闻及干、湿啰音。心尖搏动位于左侧第 5 肋间左锁骨中线内 0.5cm，心尖部无震颤、无摩擦感，心脏浊音界无扩大，心率 79 次/分，心律齐，心音有力，各瓣膜听诊区未闻及病理性杂音。

2. 中医诊断

不寐（心脾两虚证）。

3. 中医诊断依据

患者主因"入睡困难，醒后难再入睡间作 12 年，加重 1 个月"入院，辨病属于中医学的"不寐"范畴。患者平素劳累，纳差，心血不足，血不养心，神不守舍，故不易入睡、易醒、心悸；脾虚失健，则食少、便溏；气血亏虚，失于濡养，则神疲、面色少华、头晕、乏力。

（二）诊疗过程

首诊：刘教授查房时根据患者目前入睡困难，易醒，醒后难再入睡，醒后头晕头昏，乏力，气短，心慌心悸，辨证为心脾两虚型失眠。患者微恶风寒，是外感风寒之邪，侵袭肺卫，兼有风寒表证之象，今急则治其标，给予中药方剂先解外感之邪，表证之后，再从心脾两虚辨证，治以益气健脾、养心安神，用药有黄芪、炙黄芪、人参片、姜厚朴、酸枣仁、远志、龙眼肉、柏子仁、郁李仁等。3剂，日1剂，水煎服。予以普通针刺百会、四神聪、上星、双侧内关、双侧神门、双侧足三里、双侧丰隆、双侧三阴交、双侧太冲、双侧头维、双侧安眠穴以调和阴阳、稳心、安神、助眠。

二诊：患者无明显咳嗽，痰多，咯白色泡沫痰，故调整中药汤剂以补气健脾、燥湿化痰、养心安神，用药有黄芪、炙黄芪、人参片、阿胶、女贞子、墨旱莲、干石斛等。3剂，日1剂，水煎服。

三诊：查房时患者自诉入睡好转，醒后可入睡，气短好转，心慌心悸好转，头晕头昏好转，乏力减轻，双手心热减轻，出汗可，口干咽干好转，咯痰减少。遂予上方继续服用3剂，日1剂，水煎服。

四诊：患者自诉入睡好转，醒后可入睡，气短好转，心慌心悸好转，头晕头昏好转，乏力减轻，双手心热减轻，出汗可，口干咽干好转，咽部无异物感，无明显咳嗽，痰少。嘱患者院外保持心情舒畅，定期复查，不适及时随诊。

（三）医案解析

1. 文献学习

不寐是以经常不能获得正常睡眠为主症的疾病，主要表现为睡眠时间、深度的不足。轻者入睡困难，或寐而不酣，时寐时醒，或醒后不能再寐，重者彻夜不寐。《黄帝内经》中称不寐为"不得卧""目不瞑"等，认为是由邪气客于脏腑，卫气行于阳，不能入阴所致。《素问·逆调论》提出"胃不和则卧不安"，对后世影响较大。《灵枢·邪客》云："补其不足，泄其有余，调其虚实，以通其道，而去其邪，饮以半夏汤一剂，阴阳已通，其卧立至。"《难经·四十六难》论述了老人不寐的病机，曰："老人卧而不寐，少壮寐而不寤者，何也，然，经言少壮者，血气盛，肌肉滑，气道通，营卫之行不失于常，故昼日精，夜不寤也，老人气血衰，肌肉不滑，荣卫之道涩，故昼日不能精，夜不得寐也。"《金匮要略》中对于不寐的辨证论治有"虚劳虚烦不得眠，酸枣仁汤主之""狐惑之为病……卧起不安……甘草泻心汤主之"。

2. 诊疗分析

不寐的病因包含外感和内伤两个方面。机体睡眠的生理活动由人体阴阳消长出入的变化而决定。针灸治疗是通过运用不同的操作手法刺激人体的经络腧穴，以达到治病的目的。不寐的原因主要在于神不安，因此针灸取穴多取具有安神作用，且穴位名称冠有"神"字的腧穴，如神门、四神聪等。通过辨病选穴，整体观念去治疗不寐，采用理、法、方、穴、术相结合的方法，结合辨证论治，随症加减。心脾两虚者可加背俞穴、足三里补益脾气，痰火内扰者可加中脘、内庭和丰隆化痰清热、和胃安神。

3. 效果见验

刘教授认为患者长期失眠，导致心血不足，脾虚失健，气血亏虚，治疗原则应为益气健脾、养心安神，通过中药与针灸治疗相结合，逐步改善气血，使精神得以濡养，逐步改善睡眠。

4. 临床体会

失眠的诱因有很多，针灸治疗失眠，主要通过穴位针刺，气血通调，使人体阴阳平衡，达到改善睡眠的目的。在针灸治疗的同时可配合精神方面的调理，保持乐观的健康心态，避免不良的精神刺激，消除不良的睡眠卫生习惯，增强机体的抵抗力。《灵枢·根结》云："用针之要，在于知调阴和阳，调阴与阳，精气乃光，合形与气，使神内藏。"针灸治疗协调阴阳、扶正祛邪，可改善睡眠。

参考文献

[1] 张月婵，王永霞，邢作英，等. 中医药防治房颤的研究进展 [J]. 中医研究，2018，31（08）：74-77.

[2] 谢先余，蒋志坤，花继平. 注射用益气复脉（冻干）对老年性慢性心力衰竭（气阴两虚证）患者的疗效观察 [J]. 药物评价研究，2022，45（12）：2548-2554.

[3] 姚沛雨，闫镛，杨传虎. 张锡纯运用山萸肉经验初探 [J]. 时珍国医国药，2000，11（10）：912-913.

[4] 陈明，曾子芸. 麻黄细辛附子汤治疗患慢性心律失常随机对照临床研究文献的 Meta 分析 [J]. 中华中医药杂志，2015，30（3）：841-844.

[5] 韩鹏，李冀，胡晓阳，等. 酸枣仁的化学成分、药理作用及临床应用研究进展 [J]. 中医药学报，2021，49（02）：110-114.

[6] 左瑞，祝泊远，王晓燕. 分时辰论治失眠 [J]. 新中医，2014，46（09）：208-209.

[7] 徐锐，万启南，张占先. 从"虚、痰、瘀、毒"论治老年冠心病心律失常探析 [J]. 云南中医中药杂志，2016，37（09）：15-18.

第三部分　脑病医案

一、半夏白术天麻汤治疗痰浊上扰型眩晕

（一）临床资料

1. 病例

[**病史**] 患者孙某，男，62 岁，2023 年 5 月 18 日入院。主诉：头晕头昏间作 20 年，加重 5 天。患者有高血压病史 20 余年，最高血压达 220/140mmHg，既往曾口服硝苯地平缓释片（30 毫克/次，1 次/日），血压控制稳定。8 年前，患者因生气后自觉胸闷气短、心悸、乏力、头晕头昏，监测血压升高明显，于当地医院增加口服药物培哚普利叔丁胺片（4 毫克，2 毫克/次，1 次/日）、富马酸比索洛尔片（2.5 毫克/次，1 次/日），血压控制稳定，其间规律口服上述药物治疗，病情控制可。5 天前，患者自觉头晕加重，伴恶心、头重如裹，偶有一过性黑蒙，胸闷气短，胸前区刺痛，持续数分钟缓解，为求进一步中医治疗，就诊于我院。入院症见：患者头晕头昏时作，头重如裹，偶有头痛，恶心，偶有一过性黑蒙，胸闷气短，胸前区偶有刺痛，偶有面部烘热感，痰多，可咳出，纳食可，肝区偶有隐痛，颈项部僵硬、酸痛，后腰部疼痛，不能搬重物，双膝关节疼痛，受凉后明显，睡眠可，大便不干，小便正常。舌质淡，舌体胖大，苔白腻，脉弦缓。

[**辅助检查**] 腹部彩超：脂肪肝（轻度），门静脉、胆、胰、脾、双肾未见明显异常。心电图：窦性心动过缓，提示不完全性右束支传导阻滞，电轴显著左偏，心率 52 次/分。尿常规、血常规未见明显异常。血糖、肝功能正常。血脂：甘油三酯 2.53mmol/L↑。肾功能：尿酸 564.9μmol/L↑。心脏彩超：EF66%，静息状态下，左心室舒张功能减退，三尖瓣、肺动脉瓣微量反流。颈部血管彩超：双侧颈动脉内 - 中膜增厚，双侧颈动脉斑块形成。甲功五项未见明显异常。

[**体格检查**] 体温 36.2℃，脉搏 50 次/分，呼吸 16 次/分，血压 154/82mmHg。神志清晰，发育正常，营养中等，表情自如，自主体位，步态正常，精神欠佳，查体合作，对答切题。咽喉充血、水肿，双侧扁桃体无肿大，悬雍垂居中。呼吸节律规整，两肺叩诊呈清音，呼吸音低，两肺可闻及痰鸣音。心尖搏动位于左侧第 5 肋间左锁骨中线内 0.5cm，心尖部无震

81

颤、无摩擦感，心脏浊音界无扩大，心率 50 次/分，心律齐，心音低钝，各瓣膜听诊区未闻及病理性杂音。

2. 中医诊断

眩晕（痰浊上扰证）。

3. 中医诊断依据

患者主要临床表现为头晕头昏时作，头重如裹，偶有头痛，恶心，偶有一过性黑蒙，胸闷气短，胸前区偶有刺痛，偶有面部烘热感，痰多，可咳出，辨病当属中医学"眩晕"范畴。患者平素饮食不节、体虚劳倦，伤于脾胃，健运失司，以致水谷不化精微，聚湿成痰，痰湿中阻，则清阳不升，浊阴不降，故引发眩晕；痰湿阻滞中焦，脾虚湿困，运化失常，气血生化乏源，故见气短。结合舌淡红，舌体胖大，苔白略腻，脉弦缓，四诊合参，辨证为痰浊上扰证。

（二）诊疗过程

首诊：根据患者症状、舌脉及查体，辨证为痰浊上扰证，中药汤剂以半夏白术天麻汤加减。患者痰多，两肺可闻及痰鸣音，故在上方的基础上加紫菀、款冬花、前胡、白前以化有形之痰；稍佐黄芪、人参之类，升清以降浊；藿香、佩兰以化中下焦湿浊，使邪有出路，则清气得升。3 剂，日 1 剂，水煎服。

二诊：患者头晕稍缓解，仍感头重如裹，乏力，胸闷气短，时有心前区刺痛，调整中药汤剂以半夏白术天麻汤合补中益气汤加减，方中加大黄芪、人参的用量，加升麻、柴胡以升提气机，加白芍、醋香附、茜草以理气止痛，加当归四逆散以纠正心动过缓。4 剂，日 1 剂，水煎服。

三诊：患者头晕明显好转，头重如裹症状明显减轻，胸闷气短、乏力等症状较前好转，监测血压稳定，继续予以上方巩固治疗。

（三）医案解析

1. 文献学习

高血压属于中医学"眩晕"范畴。《三因极一病证方论·眩晕证治》载"喜怒忧思，致脏气不行，郁而生涎，涎结为饮，随气上厥，伏留阳经，亦使人眩晕呕吐"，说明气机郁滞可使涎饮结聚、上逆致眩。张锡纯认为"经脉所以上行者，固多因冲气之上干，实亦下行之路有所壅塞"，阐明内有壅塞郁滞可导致经脉气血上冲，进而引发眩晕。

眩晕病名首见于《黄帝内经》。《素问·至真要大论》认为"诸风掉眩，皆属于肝"，指出眩晕与肝脏关系密切。汉代张仲景认为痰饮是眩晕发病的原因之一，为后世"无痰不作眩"的论述提供了理论基础，并且用泽泻汤及小半夏加茯苓汤治疗痰饮眩晕。徐春甫《古今医统·眩晕宜审三虚》认为"肥人眩运，气虚有痰，瘦人眩运，血虚有火，伤寒吐下后，必是阳虚"，明代虞抟《医宗正传·眩运》指出"大抵人肥白而作眩者，治宜清痰降火为先，而兼补气之药"，均阐述了眩晕病不同体质辨证之不同。中医认为眩晕亦可称为"眩冒""掉眩"，无论外感或者内伤都能导致眩晕。《中医内科病证诊断疗效标准》中颁布眩晕的证候分类以风阳上扰、痰浊上蒙、气血亏虚、肝肾阴虚为主。但临床实际上眩晕的证候错综复杂，远不止以上4种，临床需结合实际情况进行辨证。

2. 诊疗分析

刘教授认为引起眩晕的致病因素有风、火、痰、瘀、虚等，其中因"痰"致眩者居多，正如《诸病源候论》曰："痰水积聚……故令人心腹痞满，气息不安，头眩目暗。"脾为生痰之源，脾虚则痰湿内盛，上扰清窍，故出现眩晕之证，故在治疗上强调化痰降浊。刘教授临床治眩晕，善于运用半夏白术天麻汤，随症灵活化裁，颇有独到之处。半夏白术天麻汤中半夏燥湿化痰、降逆止呕；白术、茯苓健脾祛湿；陈皮理气行滞祛痰；天麻息风止痉、祛风通络；党参补中益气；炙甘草能够调和诸药。诸药合用，共奏化痰息风、健脾祛湿之功效。痰浊得以祛除，则清气自升，眩晕症状则可缓解。

3. 效果见验

刘教授治疗高血压患者，多考虑痰浊上扰所致，因此在治疗上重视燥湿化痰、升清降浊。在燥湿祛痰的同时，重视恢复脾胃之运化功能，故用健脾和胃、和降胃气的白术、厚朴、旋覆花等药增强陈皮、半夏的和胃降浊作用。另外，生白术可以利水消肿，有利于患者血压下降；天麻息风止眩。诸药并施，使脾运得健，清气得升，则浊气自降，眩晕自止。

刘教授也同样重视肺气的通畅，肺气充足，则氧气充足，人在缺氧状态下，机体各脏腑器官的运行也会受到影响，故针对痰浊体质的患者，刘教授在健脾燥湿的同时，合用紫菀、白前、款冬花、前胡、百部等药物以化痰排痰，恢复肺脏的宣发和肃降功能，也可以缓解眩晕症状。

4. 临床体会

现代医学中引起眩晕的病因很多，其中高血压是引起眩晕最常见的病因，长期的高血压病史以及口服药物的副作用，可诱发各种器官损害，增加心脑血管等各种急性损害的风险。而中医治疗具有减少副作用，提高生活质量，平稳控制血压，降低复发风险等优点。脾胃位于中焦，为一身之气机升降的枢纽，脾主升清，胃主降浊，一升一降保证了全身气机的调畅。

临床中通过健脾燥湿、和胃降浊，达到气机调畅，津液输布运行正常，缓解病情的目的。

二、解表息风、化痰通络法治疗周围性面神经麻痹

（一）临床资料

1. 病例

[**病史**] 患者包某，女，65岁，于2023年12月5日入院。主诉：口角歪斜、鼻唇沟变浅1个月，加重1周。患者1个月前晨起受凉后出现口角向左侧歪斜，右侧鼻唇沟变浅，刷牙时口角漏水，鼓腮、吹口哨时口角漏气，流涎，左侧口角不自主抽搐，右上肢不自主颤动，无恶心、呕吐，无视物旋转，就诊于当地医院，住院给予营养支持、通络活血等对症治疗后右上肢不自主颤动好转，口角流涎缓解。1周前患者再次受凉后感口角歪斜较前加重，伴右侧流涎，口唇不自主颤动，右侧鼻唇沟变浅，右侧额纹变浅，右眼睑上抬无力。于2023年11月29日就诊于宁夏医科大学总医院，行颅脑CT检查：①双侧脑室周围及半卵圆中心白质脱髓鞘改变；②部分空炮蝶鞍。未给予对症处理，今日就诊于我院，为求进一步治疗，门诊拟"周围性面神经麻痹"收住入院。入院症见：患者口角向左侧歪斜，右侧鼻唇沟变浅，右侧额纹变浅，鼓腮、吹口哨时右侧口角漏气，流涎，唇部不自主抽搐，疲乏无力，胸闷气短，心慌心悸时作，偶有头晕，无明显头痛，咳嗽、咳痰，痰白质黏，不易咳出，咽部干痒，伴咽部异物不适，口干、口苦，胃脘部略感胀满，无反酸、烧心，汗可，手足心不热，颈项部僵硬、酸困，右腰部酸痛，双侧膝关节疼痛明显，双下肢轻度水肿，纳食尚可，睡眠安，二便正常，近期体重未见明显改变。舌淡红，舌苔白腻，脉滑数。

[**辅助检查**] 颅脑CT：①双侧侧脑室周围及半卵圆中心白质脱髓鞘改变；②部分空炮蝶鞍。腹部彩超：脂肪肝（中度），门静脉、胆、胰、脾、双肾未见明显异常。心电图：心率94次/分，肢导低电压，T波低平，QTc延长。血常规：白细胞计数 10.96×10^9/L↑，血小板计数 320×10^9/L↑。肝功能：碱性磷酸酶143.3U/L↑，γ-谷氨酰转移酶95.1U/L↑。血脂：甘油三酯3.28mmol/L↑。肾功能：尿酸443.7μmol/L↑。血糖、尿常规、便常规未见明显异常。甲状腺及颈部淋巴结彩超：双侧甲状腺多发结节并部分伴钙化，双侧颈部淋巴结增大。甲功五项未见明显异常。

[**体格检查**] 体温36.0℃，脉搏105次/分，呼吸23次/分，血压114/71mmHg。神志清晰，发育正常，营养中等，表情不自如，自主体位，步态

正常，精神欠佳，查体合作，对答切题。咽喉充血、水肿，右侧扁桃体Ⅰ度肿大，悬雍垂居中。胸骨右缘第 3 肋间可见一长约 6cm 斜行手术疤痕。两肺叩诊呈清音，呼吸音低，两肺可闻及痰鸣音。心尖搏动位于左侧第 5 肋间左锁骨中线内 0.5cm，心尖部无震颤、无摩擦感，心脏浊音界无扩大，心率 105 次/分，心律齐，心音低钝，各瓣膜听诊区未闻及病理性杂音。

2. 中医诊断

中风（中经络 – 风痰入络证）。

3. 中医诊断依据

患者主要临床表现为口角歪斜、鼻唇沟变浅，无活动受限，辨病属中医学"中风"范畴。患者外感风寒之邪，又素有痰湿，直中阳明，足阳明之脉荣于面夹口环唇，风痰阻络，精髓受损，筋肉失去濡养，不用而缓，无邪之处气血运行通畅，相对而急，缓者为急者牵引，故口角歪斜。结合舌脉，辨证为风痰入络证。

（二）诊疗过程

首诊：患者入院查体，咽喉充血、水肿，右侧扁桃体Ⅰ度肿大，两肺呼吸音低，可闻及痰鸣音，辨证为风痰入络证，故中药汤剂以宣肺解表、祛风通络、健脾化痰为主，方药为荆防败毒散加化痰药以化痰解表祛外风，加牵正散加减以息内风。3 剂，日 1 剂，水煎服。

二诊：患者咳痰稍增多，较易咳出，乏力、气短明显，口唇不自主抽动稍缓解，查体见咽部无明显充血，右侧扁桃体消退，考虑外风已祛大半，故调整中药汤剂，加大益气扶正的力度，以补中益气汤合牵正散为基础方，加蒺藜、全蝎、蜈蚣、地龙等息风药物。4 剂，日 1 剂，水煎服。

三诊：患者口眼歪斜明显好转，饮水无流涎，鼓腮无漏气，口唇抽搐明显好转，略感心悸，睡眠欠安，在上方的基础上加远志、酸枣仁、柏子仁、郁李仁等养心安神，加炙甘草汤稳定心神、安神定悸。3 剂，日 1 剂，水煎服。

四诊：患者无明显气短乏力，心慌心悸明显缓解，口唇不自主抽搐明显缓解，口角无明显歪斜。继续予上方巩固治疗。

（三）医案解析

1. 文献学习

急性期周围性面瘫多表现为患侧面部表情肌瘫痪，前额皱纹消失、眼裂扩大、鼻唇沟平坦、口角下垂等；在微笑或露齿动作时，口角下坠及面部歪斜更为明显；患侧不能作皱额、蹙眉、闭目、鼓气和噘嘴等动作；鼓腮和吹口哨时，因患侧口唇不能闭合而漏气；进食时，食物残渣常滞留于病侧的齿颊间隙内，并常有口水自该侧淌下。目前，周围性面瘫的病因尚未明确，多见于风痰入络引起营养面神经的血管痉挛、缺血、水肿而导致面肌瘫痪。在发病7天以内属于面瘫的急性期，在这期间病情可能会进展加重。因此，积极进行有效治疗尤为重要。中医认为，风痰入络型急性期周围性面瘫多由脉络空虚，风邪夹痰侵袭，以致经气阻滞，气血不和，瘀滞经脉，而导致经络失于濡养，肌肉纵缓不收。牵正散是治疗风寒阻于头面经络之常用方。周围性面神经麻痹属中医学"中风""面瘫"范畴，基本病机为平素气血亏虚，心、肝、肾三脏阴阳失调而引发人体正气不足，外邪侵袭、痰湿素盛、湿壅经络致使气血阻滞、经脉失养。《素问·太阴阳明论》云："伤于风者，上先受之。"风邪易使面部经脉闭阻而发生面瘫。

2. 诊疗分析

刘教授认为面瘫的病机属机体正气不足，外邪乘虚而入所致。根据病情的轻重缓急，制定出本病的治疗原则，发作时以解表化痰、息风通络为主，以牵正散为基础方。方中白附子，辛、温、燥热，具有祛风、化痰、除湿之功效，通过入阳明经而走头面，可起到祛风化痰的功效；全蝎善通经络、定风解痉；白僵蚕息风止痉、祛风止痛、化痰散结；再加蒺藜、蜈蚣、地龙等息风止痉药物增强疗效；患者舌苔白腻，时有咳痰，加防风、羌活、荆芥以祛外风；加百部、前胡、桔梗、白前兼以化痰；少佐党参、黄芪以扶正气，避免祛邪太过，损伤正气。

另外，对于面瘫的治疗针灸效果显著，临床选穴以四白、颊车、攒竹、迎香、地仓、牵正、翳风为主。

3. 效果见验

刘教授治疗周围性面神经麻痹患者，首先辨明表里，本病患者发病初期表证未解，故第一阶段以解表祛风为主，方药以牵正散加荆芥、防风、羌活等为主；第二阶段以息内风为主，建议益气扶正，方药在牵正散基础上加地龙、蜈蚣、蒺藜等以息内风，加黄芪、党参、白术等兼以益气扶正。疗效显著。

4. 临床体会

中医治疗疾病的根本就在于辨证论治。遇到疾病首先要辨明表里、寒热、虚实之根本。刘教授认为首先应辨表里，有表证者则先以解表为主，表邪祛除大半，则根据疾病之本的不同，虚者补其不足，有痰浊者化痰降浊，有瘀血者活血化瘀，有风邪者息风，最终均可达到治愈疾病的目的。

三、芪蛭五藤方治颈动脉斑块

（一）临床资料

1. 病例

[**病史**] 患者李某，女，68岁，2023年3月15日初诊。主诉：间断性头晕2年余，加重1周。患者自诉于2年前无明显诱因出现头晕，伴见头昏不适，如物裹头，偶有恶心呕吐。患者曾就诊于宁夏医科大学心脑血管医院，行颈部血管彩超检查，提示颈动脉斑块形成（0.5cm×0.6cm），颈总动脉狭窄率<60%；行颅脑CT检查，提示未见明显异常；血脂四项示TC 8.55mmol/L，TG 2.85mmol/L。诊断为颈动脉斑块形成，患者未予以重视，亦未针对治疗。1周前无明显诱因自觉头晕较前加重，现患者为寻求中医进一步治疗，遂就诊于我院门诊。入院症见：头晕头昏不适，如物裹头，出汗多，手心汗多，时有阵发性烘热汗出，怕冷，手足心热，烦躁焦虑，纳食可，胃脘部胀满不适，无反酸、烧心，无口干、口苦，睡眠不佳，多梦，睡后易醒，醒后不易入睡，大便偏稀，饮食不慎易腹泻，小便可，近期体重未见明显变化。舌边尖红，舌质略暗，少苔，边有瘀点，舌苔薄白，舌根黄腻，脉弦涩，沉取力弱。既往史：患者既往有高脂血症病史3年，未针对治疗，亦未规律口服药物；既往有高血压病5年，血压最高170/100mmHg，规律口服坎地沙坦酯片（8毫克，1次/日）、酒石酸美托洛尔片（25毫克，1次/日）以控制血压，现血压控制平稳。

[**体格检查**] 体温36.0℃，脉搏97次/分，呼吸23次/分，血压129/75mmHg。唇暗红，咽喉充血、水肿，咽后壁可见散在大小不等滤泡，扁桃体无肿大，悬雍垂居中。颈软，颈静脉不充盈，气管居中，颈部视诊略饱满，双侧甲状腺触诊光滑。胸廓无畸形，乳房两侧对称，呼吸运动两侧对称，双侧语颤正常，呼吸节律规整，两肺叩诊呈清音，呼吸音低弱，两肺闻及痰鸣音。心尖搏动位于左侧第5肋间左锁骨中线内0.5cm，心尖部无震颤、无摩擦感，心脏浊音界无扩大，心率97次/分，心律齐，心音有力，各瓣膜听诊区未闻及病理性杂音。

2. 中医诊断

眩晕（痰瘀互结证）。

3. 中医诊断依据

患者主诉间断性头晕2年余，加重1周。患者年老形体渐衰，肾精亏虚，髓海不足，脾失健运，气血亏虚。气能生血行血，气虚则血行不畅，痰瘀易阻络脉；阴虚则阳亢，阳亢则风动挟气挟火，耗伤津液，血液黏稠不易流通，形成斑块；饮食失宜，嗜食肥甘厚味，则体肥痰盛，痰盛则血行迟滞，久阻脉中，发为斑块，故见头晕头昏、如物裹头。结合舌脉，四诊合参，辨证为痰瘀互结证。

（二）诊疗过程

首诊：刘教授查房时查体见患者咽喉充血、水肿，咽后壁可见数个散在大小不等滤泡，双肺呼吸音低弱，双肺可闻及痰鸣音，故初诊给予中药汤剂以解表散邪、化痰止咳为主，用方以荆防败毒散合射干麻黄汤加减，用药有荆芥、防风、羌活、苍术、白芷、炒僵蚕、紫菀、款冬花、白前、前胡、射干、百部、细辛等。3剂，日1剂，水煎服。

二诊：查体见患者咽喉无充血、水肿，故调整中药汤剂以补肺益气、化痰散结、消斑通络为主，用药为黄芪、人参片、升麻、仙鹤草、金樱子肉、炒白术、紫菀、款冬花、白前、前胡、射干、姜半夏、细辛、首乌藤、海风藤、络石藤、鸡血藤、烫水蛭、炒酸枣仁、远志等，继续服用4剂，日1剂，水煎服。

三诊：查房时患者自诉头晕头昏较前缓解，仍有大便偏稀，故加砂仁、山药、炒苍术以健脾止泻；加青蒿、地骨皮、牡丹皮等滋阴清热、平和药性。

四诊：患者出院前头晕头昏较前明显改善。嘱患者忌辛辣、油腻、生冷之品，调情志，规律饮食。

（三）医案解析

1. 文献学习

颈动脉斑块形成，可参考中医"脉痹"论治。《说文解字》载："痹，湿病也。"古代中医家对"痹"的认识可以追溯至《黄帝内经》，其中41篇讲述与"痹"有关的内容，记载50余种以"痹"命名的疾病。痰饮与瘀血常相互为患，张仲景在《金匮要略》中提出"血不利则为水"，血脉不利又可致津液不布而成痰饮。《素问·痹论》载："痹……在于脉则血凝而不流。"《济生方》载："脉痹之为病……血脉不流。"《景岳全书》载："痰即人之津液……此痰亦既化之物……血气即成痰涎。"《杂病源流犀烛》载："诸痹，风、寒、湿三气，犯其经络之阴而成病也……入于血，则凝而不流为脉痹。"《医林改错》载："因不思风寒湿热入于皮肤……入于血管，痛不移处。"

2. 诊疗分析

刘教授认为正气亏虚是本病发生的主要因素，尤以肺脾气虚为多见。所以在治疗颈动脉斑块形成时，当先健脾补肺为主，再予以消斑通络之品。

结合该患者头晕头昏，如物裹头，平素汗多，怕冷，手足心热，手心汗多，时有阵发性烘热汗出，易生气，焦虑，纳食可，进食生冷后易腹泻，眠实，梦不多，易惊醒、早醒，醒后不易入睡，大便黏滞，小便可；舌边尖红，舌质略暗，少苔，边有瘀点，舌苔薄白，舌根黄腻，脉弦涩，沉取力弱。均为脾气亏虚之佐证。脾虚湿盛则生痰，气血生化乏源，气虚则血行不畅而成瘀，痰瘀互结发为软斑。方以生黄芪、炙黄芪益气健脾生肌为君药；钩藤、鸡血藤、络石藤、首乌藤、海风藤、水蛭等祛风通络、活血化瘀共为臣药；姜半夏、党参、当归、炒白术、龙眼肉、茯苓、桂枝、姜黄、生山楂等健脾利湿共为佐药；青蒿、地骨皮、牡丹皮等滋阴清热、平和药性。诸药相合，补而不滞，温而不燥，使脾气健，血气足，经络通，瘀血散。

3. 效果见验

叶天士在《临证指南医案》中首次提出"久病入络""久痛入络"的络病理论及倡导"络以通为用"。刘教授认为络病实证多以藤类通络为主，虚证多以补虚通络为主，运用生肌通络法健脾益气、活血通络治疗颈动脉斑块。方用生黄芪90g、烫水蛭2g、首乌藤15g、钩藤6g、鸡血藤12g、络石藤12g、海风藤12g等益气健脾、消斑通络；阴虚火旺可加地骨皮、青蒿、牡丹皮等滋阴清热、活血化瘀。刘教授认为藤类药缠绕蔓延，如网络纵横交错，善走经络。《本草便读》言："凡藤蔓之属，皆可通经入络。"因此刘教授临床上灵活运用藤类药物加减配伍，相得益彰。刘教授重用黄芪，善补益脾肺之气，有"补气之长"的美称，又擅升举阳气。黄芪水提取物有抑制、延缓斑块形成及稳定斑块的作用。刘毅等提出黄芪具有提高血清胰岛素样生长因子–1（IGF-1）水平，稳定颈动脉粥样硬化斑块、延缓大血管病变，甚至有逆转颈动脉斑块的可能。烫水蛭具有破血逐瘀通经的疗效。水蛭具有抗细胞凋亡、抗肿瘤、抗凝、抗血栓、抗炎及抗纤维化等药理作用。水蛭提取物能抑制内源性凝血系统，具有抗凝血作用。王娥娥等提出含有水蛭的中成药在降低颈动脉斑块厚度、面积等方面优于单独使用他汀类药物。

4. 临床体会

中医体质学说认为，颈动脉斑块的发病多和体质、饮食及情志等方面密不可分。如何预防、延缓、减少颈动脉斑块的形成，在临床中减少和预防脑血管疾病的发生有着至关重要的作用。刘教授在治疗颈动脉斑块形成时善用黄芪及藤类药，取黄芪益气通络之功，藤类药通络散结消斑的功效，临证进行加减。此外，刘教授更注重预防疾病的发生发展，采用多种预防措施，通过饮食调护、调整内环境、改善血管内皮功能，以达到延缓并逆转颈动脉斑块的发生、发展以及预防颈动脉斑块引起的相关疾病，体现了中医"治未病"的思想。

四、半夏白术天麻汤加减治疗高血压

（一）临床资料

1. 病例

[病史] 患者魏某，男，55 岁，2023 年 12 月 7 日入院。主诉：头晕头昏间作 1 年，加重 1 周。患者 1 年前无明显诱因出现头晕头昏，眼前视物模糊，无头痛，无恶心呕吐，无意识障碍，遂就诊于当地医院，监测血压 160/100mmHg，未进一步治疗。1 周前患者因饮酒后自觉头晕头昏较前加重，乏力明显，为求中医系统治疗，遂就诊于我院。入院症见：患者头晕，头重昏蒙，视物旋转，胸闷，恶心，呕吐痰涎，纳食可，多寐，大小便正常。舌红，苔白腻，脉弦滑。

[辅助检查] 血压：162/104mmHg。

[体格检查] 体温 36.2℃，脉搏 97 次/分，呼吸 23 次/分，血压 162/104mmHg。神志清晰，发育正常，营养中等，表情自如，自主体位，步态正常，精神欠佳，查体合作，对答切题。咽喉充血、水肿，双侧扁桃体缺如，悬雍垂居中。两肺叩诊呈清音，呼吸音粗，两肺可闻及痰鸣音。心尖搏动位于左侧第 5 肋间左锁骨中线内 0.5cm，心尖部无震颤、无摩擦感，心脏浊音界无扩大，心率 97 次/分，心律齐，心音有力，各瓣膜听诊区未闻及病理性杂音。脊柱及四肢无畸形，左下肢内侧可见一长约 15cm 横行手术疤痕，伤口愈合可。生理反射存在，病理反射未引出。

2. 中医诊断

眩晕（痰浊上蒙证）。

3. 中医诊断依据

依据患者头晕，头重昏蒙，视物旋转的临床特征，诊断为眩晕。患者现症见头晕，头重昏蒙，视物旋转，胸闷，恶心，呕吐痰涎，纳食可，多寐，舌苔白腻，脉弦滑等，此乃属痰浊上蒙证。因患者平素嗜酒，损伤脾胃运化，湿浊内生，痰浊中阻，上蒙清窍，浊阴不降，清阳不升，则眩晕、头重昏蒙；痰浊中阻，气机不利，故胸闷、恶心；呕吐痰涎为痰浊内盛之象；食少多寐为脾气虚弱表现。

（二）诊疗过程

首诊：刘教授查房时查体见患者咽喉充血、水肿，咽后壁可见散在大小不等滤泡，双侧两肺呼吸音低，可闻及少量痰鸣音，故初诊中药汤剂以解表祛邪、散寒除湿为主，用方以荆防败毒散加减，用药有荆芥、防风、羌活、独活、桂枝、麻黄、白芷、姜半夏、陈皮等。3剂，日1剂，水煎服。

二诊：查体见患者咽部无充血、水肿，咽后壁滤泡消失，故调整中药汤剂以益气健脾、化痰降浊为主，用方以半夏白术天麻汤加减，用药有姜半夏、白术、天麻、茯苓、钩藤、黄芪、人参、厚朴、砂仁等。4剂，日1剂，水煎服。

三诊：查房时患者自诉头晕、头重昏蒙较前明显缓解，监测血压波动在120～135/80～90mmHg。上方加海风藤、络石藤、首乌藤、烫水蛭，继续服用3剂，日1剂，水煎服。

四诊：患者出院前监测血压控制较好。嘱患者院外忌酒，勿劳累，畅情志，饮食清淡，继续监测血压。

（三）医案解析

1. 文献学习

眩晕最早见于《黄帝内经》，称之为"眩冒"。《素问·至真要大论》云："诸风掉眩，皆属于肝。"其指出眩晕与肝关系密切。汉代张仲景认为痰饮是眩晕发病的原因之一，并且用泽泻汤及小半夏加茯苓汤治疗。元代朱丹溪强调"无痰不作眩"，《丹溪心法·头眩》记载："头眩，痰挟气虚并火，治痰为主，挟补气药及降火药，无痰不作眩，痰因火动，又有湿痰者，有火痰者。"龚廷贤《寿世保元·眩晕》对眩晕的病因、脉象都有详细论述，并用半夏白术天麻汤、补中益气汤治疗，值得临床借鉴。

2. 诊疗分析

刘教授认为眩晕的病理因素以风、火、痰、瘀为主。风火源于肝肾，脾为生痰之源，三者相互联系，故可见风火相煽、风痰蒙蔽或痰热上蒙，甚或风火痰浊阻于清窍，临床错杂兼见。《景岳全书·眩晕》："丹溪则曰无痰不能作眩，当以治痰为主，而兼用他药。余则曰无虚不能作眩，当以治虚为主，而酌兼其标。孰是孰非，余不能必，姑引经义，以表其大意如此。"因此化痰降浊、健脾和胃也是本病的基础治疗方法。

3. 效果见验

刘教授认为高血压属"眩晕"范畴，治疗方面主张以降浊化痰为本。中医理论认为，高血压是由情志失调、饮食失衡造成，由于患者阴阳气血失衡，引发病理变化。"痰"是水液代谢异常的病理产物，是老年患者身体各项功能失调所造成的气血瘀滞。痰饮遍布全身，会造成人体气机阻滞，导致头晕目眩等。因此，在治疗方面需要预防痰液生成。半夏白术天麻汤是临床用于治疗高血压的主要方剂，主要成分为半夏、天麻、茯苓、白术、甘草。研究表明，半夏白术天麻汤应用于高血压患者效果显著。其中，半夏可以有效改善血功能，祛痰除湿，同时还能够起到止痛作用；天麻能够祛风通络、平抑肝阳、镇静助眠，也是治疗高血压中成药的重要组成部分；茯苓能够维持机体细胞水电解质平衡，起到利湿健脾的作用，同时还能够起到很好的保肝作用，有利于降解肝内纤维，调节免疫功能；白术具有改善腹胀脾虚、燥湿健脾的功效，同时还可调节神经功能，起到抗晕眩的作用；甘草可以起到补益脾气的作用。诸药联合，使用时加生姜、大枣可以降低血压。

4. 临床体会

高血压是临床中的常见疾病，患者主要表现为动脉压持续较高，若未进行有效治疗还会引发一系列并发症，危及肾脏、心脏等器官，对生活质量产生很大影响。引发高血压的因素很多，包括吸烟、熬夜、饮食、遗传等。临床中，对于高血压常采用西药治疗，但是其治疗效果并不理想。中医学将高血压归为"眩晕"范畴，中药辅助治疗得到了广泛认可。采用半夏白术天麻汤进行治疗，可以多维作用于内分泌系统、神经系统，有效调控机体代谢、内皮素系统，从而控制血压。

五、化浊降脂、通络消斑法治疗高血压

（一）临床资料

1. 病例

[**病史**] 患者王某，男，57 岁，2022 年 7 月 16 日入院。主诉：头晕头昏间作 16 年，加重 2 周。患者诉 16 年前无明显诱因出现头晕头昏，无视物旋转，无恶心，于当地诊所测血压 140/90mmHg，遂就诊于青铜峡市医院，给予口服降压药（具体不详）治疗，上述症状缓解，血压正常。2014 年无明显诱因再次出现头晕头昏，血压不稳定，于青铜峡市医院住院治疗，给予口服坎地沙坦酯片（8 毫克，1 次/日），规律服药，血压稳定。2 周前患者因劳累后头晕头昏较前加重，心慌，无恶心，无视物旋转，乏力明显，自行监测血压 140/90mmHg，口服上述药物后血压稍下降，但仍感头晕头昏，乏力，气短，心慌心悸。入院症见：患者头晕头昏明显，无恶心，心慌心悸时作，乏力，胸闷气短，双侧耳鸣，左侧耳聋，视物模糊，双目干涩，无咳嗽、咳痰，出汗可，足心热，全身怕凉，颈椎僵硬、酸困，右下

肢放射痛，纳食尚可，无反酸、胃胀，睡眠差，入睡困难，夜间易醒，大便干结（2～3日1次），尿频尿急，淋漓不尽，起夜1～2次，右侧鼻唇沟消失，嘴角偏向左侧，右侧眼睛流眼泪。舌苔白腻，脉弦缓。

[**辅助检查**] 血常规：中性粒细胞百分比78.8%↑，淋巴细胞百分比18.7%↓，单核细胞百分比1.9%↓。血糖：6.59mmol/L↑。肝功能：直接胆红素7.27μmol/L↑。血脂四项：高密度脂蛋白胆固醇1.6mol/L↑。肾功能：肌酐47.3μmol/L↓。尿常规、便常规未见明显异常。心电图：心率59次/分，窦性心动过缓。腹部彩超：中度脂肪肝，胆囊隆起性病变，门静脉、胰、脾、双肾未见明显异常。甲状腺及颈部淋巴结彩超：右侧甲状腺低回声结节（0.34cm×0.31cm）。甲功五项未见异常。

[**体格检查**] 体温36.℃，脉搏52次/分，呼吸16次/分，血压148/81mmHg。神志清晰，发育正常，营养中等，表情自如，自主体位，步入病房，精神欠佳，查体合作，对答切题。两耳廓正常，外耳道无脓性分泌物，乳突区无压痛，两耳听力粗测下降。口腔黏膜无溃疡，咽喉充血、水肿，双侧扁桃体无肿大，悬雍垂居中。颈软，颈静脉不充盈，气管居中，颈前视诊饱满，双侧甲状腺触诊光滑。两肺叩诊呈清音，呼吸音低，两肺可闻及痰鸣音。心尖搏动位于左侧第5肋间左锁骨中线内0.5cm，心尖部无震颤、无摩擦感，心脏浊音界无扩大，心率52次/分，心律齐，心音低钝，各瓣膜听诊区未闻及病理性杂音。生理反射存在，病理反射未引出。

2. 中医诊断

高血压（痰浊上扰证）。

3. 中医诊断依据

依据患者头晕头昏，血压升高的临床特征，诊断为高血压，中医辨病当属"眩晕"范畴。患者平素饮食不节、体虚劳倦，伤于脾胃，健运失司，以致水谷不化精微，聚湿成疾，痰湿中阻，则清阳不升，浊阴不降，故引发眩晕；痰湿阻滞中焦，脾虚湿困，运化失常，气血生化乏源，故见气短。结合舌苔白腻，脉弦缓，四诊合参，辨证为痰浊上扰证。

（二）诊疗过程

首诊：刘教授查房时查体见患者咽喉充血、水肿，双侧两肺呼吸音低，可闻及大量痰鸣音，故初诊中药汤剂以解表祛邪、化痰降浊为主，用方以荆防败毒散合半夏白术天麻汤加减，用药有荆芥、防风、羌活、独活、桂枝、麻黄、白芷、白前、款冬花、紫菀、半夏、白术、天麻等。3剂，日1剂，水煎服。

二诊：查体见患者咽部无充血、水肿，咽后壁滤泡消失，故调整中药汤剂以补中益气、化痰降浊、温胃降逆为主，用方以补中益气汤合止嗽散加减，用药有黄芪、人参、白术、白前、款冬花、紫菀、姜半夏、天麻等。4剂，日1剂，水煎服。

三诊：查房时患者自诉头晕头昏较前明显缓解，测量血压波动在120～130/80～90mmHg。上方加海风藤、络石藤、鸡血藤、醋三棱、醋莪术，继续服用3剂，日1剂，水煎服。

四诊：患者出院前复查血压均恢复正常范围，头晕头昏明显改善。嘱患者院外忌酒，饮食清淡。

（三）医案解析

1. 文献学习

历代先贤在高血压的辨治方面多有卓见，肇始见于《黄帝内经》，称之为"眩冒""眩"，该书对高血压的病因病机有较多描述，认为高血压属肝所主，与髓海不足、血虚、邪中、气郁等多种因素有关。如《灵枢·海论》曰："髓海不足，则脑转耳鸣，胫酸眩冒。"《素问·至真要大论》云："诸风掉眩，皆属于肝。"《灵枢·大惑论》说："故邪中于项，因逢其身之虚……入于脑则脑转，脑转则引目系急，目系急则目眩以转矣。"《丹溪心法·头眩》强调"无痰则不作眩"。《景岳全书·眩运》强调"无虚不能作眩"。宋代严用和首次提出六淫、七情致眩之说，其在《济生方·眩晕门》中指出："所谓眩晕者……六淫外感，七情内伤，皆能导致。"

2. 诊疗分析

刘教授认为所用的止嗽散合半夏白术天麻汤具有理气化痰息风、健脾祛湿之功，对于临床治疗耳源性眩晕、高血压等具有一定的效果。方中天麻具有平肝潜阳、息风止痉、祛风通络之功效；炙甘草具有调和药性的作用；半夏味辛、微苦，具有燥湿化痰、降逆止呕、理气宽胸以及消痞散结之功效，有很好地改善心功能、降低血压和抗心律失常的作用。久病伤正，补中益气汤可以补中益气、扶正祛邪。止嗽散中白前、紫菀、款冬花等，具有化痰散结的作用。风寒表邪已出，化痰浊、补中气，在此基础上，方可增加海风藤、络石藤、鸡血藤、水蛭等消斑通络，使血管通畅，则能减轻心脏负荷，从而降低血压。

3. 效果见验

刘教授临床治疗高血压分三个阶段。第一阶段：表邪未解，不能用大量补气药，要以解表为主；第二阶段：表证已解，以补中益气、养心安神、化痰降浊为主，这个阶段以治疗头晕头昏、睡眠、饮食、二便异常为主；第三阶段：气血足，症状消除，则解决高血压的病机，以通络消斑、降血脂、降肌酐、消除结节为主。

4. 临床体会

高血压有收缩压升高，有舒张压升高。刘教授认为收缩压升高，考虑血液系统不畅通，以软化血管，降低血液黏稠度，消斑通络为治疗方法，常用药有海风藤、络石藤、首乌藤、鸡血藤、水蛭、黄芪。若舒张压升高，考虑长期慢性炎症导致心率增加的影响，或者气血两虚所致，所以要注重治疗表证，稳定心率，常用药有荆芥、防风、羌活、独活、桂枝、麦冬、地黄、炙甘草、阿胶；若气血两虚引起心率快，常用补中益气汤合炙甘草汤加减。按上述思路治疗往往效果颇著。

六、滋阴息风法治疗三叉神经痛

（一）临床资料

1. 病例

[**病史**] 患者金某，女，81 岁，2021 年 8 月 3 日入院。主诉：左侧头部疼痛间作 5 个月，加重 10 天。患者诉 5 个月前无明显诱因出现左侧头部疼痛，呈阵发性剧烈疼痛，疼痛可持续数分钟至数小时，夜间明显，就诊于当地诊所，给予静脉输液治疗（具体治疗不详），效果不佳，疼痛延及左侧颜面部。1 个月余前就诊于宁夏某医院，行颅脑 CT 检查，提示老年性脑改变，左侧蝶窦炎症，完善相关检查后诊断为三叉神经痛，给予口服卡马西平片治疗，效果不佳；又于 2021 年 6 月 25 日在全麻下行左侧三叉神经经皮穿刺球囊压迫术，术中因患者心率增快、血压降低，终止手术，术后疼痛略有缓解，数天后疼痛再次反复，给予口服加巴喷丁胶囊，效果不佳。10 天前患者无明显诱因出现左侧头部、颜面部疼痛加重，疼痛剧烈，夜间为甚，为求中医治疗，今日前来我院门诊就诊，门诊拟"三叉神经痛"收治。入院症见：患者左侧头部、颜面部疼痛，疼痛剧烈，拒触碰，时有跳痛，时有头晕，胸闷气短，乏力，心慌心悸，反酸，口干，腹部胀满，腰部酸困、疼痛，双膝疼痛，右侧为甚，双目干涩，汗多，无面肌抽搐，无发热，无手足心热，无恶心、呕吐，无腹痛、腹泻，纳可，睡眠差，大便干（4～5 日 1 次），小便正常，近期体重未见明显改变。舌暗红，少苔，脉细涩。

[**辅助检查**] 血常规：中性粒细胞百分比 49.9%↓，淋巴细胞百分比 40.1%↑。血糖、肝功能、尿常规、便常规未见明显异常。肾功能：肌酐 100.2μmol/L↑，尿酸 360.9μmol/L↑。心电图：窦性心律，心率 71 次/分，

左前束支传导阻滞，T波低平。腹部彩超：左肾实质钙化灶，余未见明显异常。

[**体格检查**] 体温36.3℃，脉搏75次/分，呼吸19次/分，血压131/70mmHg。神志清晰，发育正常，营养中等，表情痛苦，自主体位，拄拐扶入病房，精神欠佳，查体合作，对答切题。头颅无畸形，两侧瞳孔同圆等大，对光反应正常，眼球运动正常。左侧颜面部浮肿，唇暗红，口腔黏膜无溃疡，咽喉充血、水肿，双侧扁桃体无肿大，悬雍垂居中。颈软，无抵抗，颈静脉不充盈，气管居中，双侧甲状腺无肿大。两肺叩诊呈清音，呼吸音低，两肺未闻及干、湿啰音。心尖搏动位于左侧第5肋间左锁骨中线内0.5cm，心尖部无震颤、无摩擦感，心脏浊音界无扩大，心率75次/分，心律齐，心音有力，各瓣膜听诊区未闻及病理性杂音。腹部无膨隆，未见腹壁静脉曲张及蠕动波。脊柱无畸形，左膝关节肿胀、畸形，活动受限，双足背畸形，双下肢无可凹陷性水肿，无杵状指（趾）。生理反射存在，病理反射未引出。

2. 中医诊断

头痛（阴虚风动证）。

3. 中医诊断依据

患者主因"左侧头痛、颜面部疼痛间作1年，加重1周"入院，辨病属于中医学"头痛"范畴。患者疼痛呈阵发性，忽来忽止，符合风邪致病特点；患者年老，津血亏虚，阴虚风动，而风邪走串，易袭阳位，风火侵犯，则见左头部、颜面疼痛剧烈；久病入络，伴随血瘀，瘀血阻滞中焦，伤于脾胃，健运失司，故腹胀；瘀血阻滞胸中，则见胸闷气短。结合舌红，少苔，脉细涩，四诊合参，辨证为阴虚风动证。

（二）诊疗过程

首诊：刘教授认为本病中医辨证为阴虚风动证。患者又外感风寒之邪，侵袭肺卫，肺为娇脏，易受风邪，风邪外感，卫气不能固护肌表，则风邪侵袭肌表，给予中药方剂治以滋阴息风、通络止痛，兼以疏散风寒，具体方药有北沙参、麦冬、天冬、玉竹、天花粉、炒僵蚕、白芷、秦艽、葛根、桑枝、蔓荆子、威灵仙、荆芥、防风、羌活、独活、麻黄、炒白芍、桑椹、黄精、黄芪等。3剂，日1剂，水煎服。

二诊：患者咽喉无充血、水肿，外感表证已解，疼痛减轻，调整中药汤剂治以滋阴息风、通络止痛为主，以沙参麦冬汤合镇肝息风汤加减，药用北沙参、麦冬、天冬、玉竹、黄芪、生龙骨、生牡蛎、生龟甲、玄参、川楝子、生麦芽、茵陈、甘草等。4剂，日1剂，水煎服。

三诊：患者左侧头部、颜面部疼痛明显减轻，胸闷气短、乏力明显好转，心慌、心悸减轻，大便偏干（2日1次），继续以补中益气汤合沙参麦冬汤合镇肝息风汤加减，7剂，疼痛完全消退。嘱患者少葱、姜、蒜等辛辣之品，忌茶、咖啡等可引起兴奋的饮品，宜软食，生活上应使用温水轻柔洗脸，保持心情愉悦。

（三）医案解析

1. 文献学习

我国对头痛病认识很早，在殷商甲骨文就有"疾首"的记载，《黄帝内经》称本病为"脑风""首风"。《素问·风论》认为其病因乃外在风邪寒气犯于头脑而致。《素问·五脏生成》还提出"是以头痛颠疾，下虚上实"的病机。汉代《伤寒论》在太阳病、阳明病、少阳病、厥阴病篇章中较详细地论述了外感头痛病的辨证论治。隋代《诸病源候论》已认识到"风痰相结，上冲于头"可致头痛。宋代《三因极一病证方论》对内伤头痛已有较充分的认识，认为"有气血食厥而疼者，有五脏气郁厥而疼者"。金元以后，对头痛病的认识日臻完善。《东垣十书》指出外感与内伤均可引起头痛，据病因和症状不同而有伤寒头痛、湿热头痛、偏头痛、真头痛、气虚头痛、血虚头痛、气血俱虚头痛、厥逆头痛等；还补充了太阴头痛和少阴头痛，从而为头痛分经用药创造了条件。《丹溪心法》认为头痛多因痰与火。《普济方》认为："气血俱虚，风邪伤于阳经，入于脑中，则令人头痛。"

2. 诊疗分析

刘教授认为头痛的治疗需分内外虚实。患者年老，血瘀是存在的，但是一般瘀血疼痛呈针刺样、烧灼样疼痛，且持续时间长，此患者疼痛呈阵发性、忽来忽止，不符合瘀血头痛的特点。结合患者舌暗红，少苔，脉细涩，辨证应以阴虚为主。阴虚则风动，而风邪走窜，易袭阳位，风火侵犯，压迫神经，则出现左侧三叉神经部位的疼痛。若使用活血化瘀药则耗伤津液，加重阴虚，导致病情加重。此外，阴虚还可导致血流阻滞，引起血瘀。所以本病夹杂血瘀，但以阴虚为主，治疗以滋阴息风、通络止痛为主。

3. 效果见验

刘教授认为头痛的病因虽然多，但不外乎外感与内伤两大类。此患者年老，舌暗红，少苔，脉细涩，以阴虚为本。刘教授认为，查看患者咽喉充血、水肿与否可辨表里，患者来诊时咽喉充血、水肿，视为外感表证，又患者起病时间为2021年3月，地处北方，以感受风寒邪气为主，故患者以外感风寒为标。此患者本虚标实，阴虚则风动，又有外风侵袭，内外风合袭而发病,故首诊治疗时滋阴以息内风,解表以祛外风,内外兼治,效果显著;后期表邪已去,以息内风为主,疼痛自止。也验证了刘教授查看咽喉以辨表里理论的正确性。

4. 临床体会

内伤头痛之人可感受外邪,二者可合而发病,分清虚实表里,可采用分阶段治疗的方法。患者阴虚为本,贯穿发病的全过程,故刘教授早期治疗以滋阴兼解表,第二阶段滋阴兼通络,第三阶段以益气滋阴为主,分阶段治疗取得明显效果。

七、升清降浊法治疗青年高血压

(一) 临床资料

1. 病例

[**病史**] 患者孙某,男,30岁,2022年7月8日入院。主诉:头晕头昏间作3年,加重2天。患者长期熬夜、饮酒,3年前出现头晕头昏、头痛,于附近诊所测血压最高达156/120mmHg,嘱患者注意休息、戒烟、戒酒、控制体重,患者头晕头昏减轻。此后患者又反复出现头晕头昏,均未予重视及就诊,间断监测血压,血压波动在130～150/90～115mmHg。2天前患者饮酒后出现头晕头昏加重,休息后无缓解,今日为求中医治疗,前来我院门诊就诊,门诊测血压160/115mmHg,30分钟后复测血压156/110mmHg,为进一步治疗,门诊拟“高血压3级”收住入院。入院症见:患者头晕头昏,时有头痛,双目干涩,心慌心悸,胸闷气短,乏力,反酸,口苦、口干,腹部胀满,颈椎僵硬,腰部酸困、疼痛,汗多,手足心热,无晕厥,无脚踩棉花感,无视物旋转,无恶心呕吐,纳可,睡眠可,大便偏稀,小便调,近期体重未见明显改变。舌质淡胖,苔白厚,脉滑。

[**辅助检查**] 血常规:血红蛋白浓度164g/L↑。血糖、尿常规、便常规、甲功五项未见明显异常。肾功能:尿酸453.8μmol/L↑。肝功能:丙氨酸氨基转移酶48.9U/L↑,γ-谷氨酰转移酶126.1U/L↑。心电图:正常窦性心律,心率72次/分,正常心电图。腹部彩超:脂肪肝(中度),肝内片状低回声区(考虑非均匀性脂肪肝)。甲状腺及颈部淋巴结彩超:左侧甲状腺低回声结节(3.5mm×3.0mm)。

[**体格检查**] 体温36.0℃,脉搏78次/分,呼吸19次/分,血压150/101mmHg。神志清晰,发育正常,营养良好,表情自如,自主体位,步态正常,精神欠佳,查体合作,对答切题。咽喉充血、水肿,双侧扁桃体Ⅱ

度肿大，悬雍垂居中。颈软，颈静脉不充盈，气管居中，双侧甲状腺无肿大。呼吸音清，两肺未闻及干、湿啰音。心尖搏动位于左侧第5肋间左锁骨中线内0.5cm，心尖部无震颤、无摩擦感，心脏浊音界无扩大，心率78次/分，心律齐，心音有力，各瓣膜听诊区未闻及病理性杂音。生理反射存在，病理反射未引出。

2. 中医诊断

眩晕（痰浊上扰证）。

3. 中医诊断依据

依据患者头晕头昏为主要临床特征，辨病属于中医学"眩晕"范畴。患者平素嗜食肥甘厚味，伤于脾胃，健运失司，以致水谷不化精微，聚湿成痰，痰湿中阻，则清阳不升，浊阴不降，引发头晕头昏；胃失和降，胃气上逆，故腹部胀满、反酸、口苦；因熬夜后感染风寒，外邪侵袭肺卫，故咽充血、水肿。结合舌质淡胖，苔白厚，脉滑，四诊合参，辨证为痰浊上扰证。

（二）诊疗过程

首诊：刘教授认为患者长期熬夜、饮酒，饮食不节，损伤脾胃，痰湿内生，给予中药健脾化湿、化痰降浊为主，兼以疏散风寒，以半夏白术天麻汤加减。方中姜半夏燥湿化痰、降逆止呕，天麻平肝息风而止头眩，两者合用，为治痰浊上扰眩晕之要药。李东垣在《脾胃论》中说："足太阴痰厥头痛，非半夏不能疗；眼黑头眩，风虚内作，非天麻不能除。"故以半夏、天麻两味为君药；以白术、茯苓、黄芪、苍术为臣药，健脾化湿，能治生痰之源；又以荆芥、防风，疏散风寒之邪。3剂，日1剂，水煎服。

二诊：患者头晕头昏，头痛减轻，反酸、腹部胀满减轻，仍心慌心悸，胸闷气短，乏力，以补中益气汤合半夏白术天麻汤加减，重用黄芪、人参益气健脾，继续用姜半夏、白术、天麻燥湿化痰降浊，再以生地黄、麦冬、桂枝、炙甘草、阿胶以稳心。5剂，日1剂，水煎服。

三诊：患者血压降至正常范围内，无明显头晕头昏、头痛，心慌心悸、乏力等不适明显减轻。嘱患者院外忌酒，饮食清淡。

（三）医案解析

1. 文献学习

汉代张仲景认为痰饮是眩晕发病的原因之一，为后世"无痰不作眩"的论述提供了理论基础，并且用泽泻汤及小半夏加茯苓汤治疗眩晕。元代朱丹溪倡导痰火致眩学说，《丹溪心法·头眩》说："头眩，痰挟气虚并火，治痰为主，挟补气药及降火药，无痰不作眩，痰因火动，又有湿痰者，有火痰者。"徐春甫《古今医统·眩晕宜审三虚》认为："肥人眩运，气虚有痰；瘦人眩运，血虚有火；伤寒吐下后，必是阳虚。"龚廷贤《寿世保元·眩晕》集前贤之大成，对眩晕的病因、脉象都有详细论述，并分证论治眩晕，如半夏白术天麻汤（痰涎致眩证）。

2. 诊疗分析

刘教授认为引起眩晕的原因有很多。正如《医学心悟》所云："眩，谓眼黑。晕者，头旋也。古称头旋眼花是也。其中有肝火内动者，经云'诸风掉眩，皆属肝木'是也，逍遥散主之。有湿痰壅遏者，书云'头旋眼花，非天麻、半夏不除'是也，半夏白术天麻汤主之。有气虚夹痰者，书曰'清阳不升，浊阴不降，则上重下轻也，六君子汤主之'。亦有肾水不足，虚火上炎者，六味汤。亦有命门火衰，真阳上泛者，八味汤。此治眩之大法也。"目前青年人多饮酒、进食肥甘厚味，故饮食不节、痰湿内生为主要发病因素，半夏白术天麻汤以健脾化湿、化痰降浊治疗青年高血压效果明显。

3. 效果见验

刘教授临床治疗青年高血压在健脾化湿、化痰降浊的基础上，重用黄芪、人参之品以益气健脾。患者平素嗜食肥甘厚味，伤于脾胃，健运失司，在祛邪基础上兼顾扶正，增强健脾之效，甚至三诊时以益气健脾等药物为君。

4. 临床体会

青年高血压患者逐年增加，与目前生活方式有明显关系。多数患者因无明显不适所以导致青年高血压不受重视，或因年龄因素不重视所升高的血压，亦或患者对需要终身服用降压药的恐惧选择忽视高血压。而中药治疗青年高血压效果明显，可以作为青年高血压患者的治疗方法之一。

八、化痰散结法治疗偏头痛

（一）临床资料

1. 病例

[病史] 患者曹某，女，57岁，2023年10月5日入院。主诉：右侧头部闷痛间作10年余，加重3天。患者诉10年前因生气，睡眠欠佳后出现右侧头部疼痛，疼痛性质为抽掣样疼痛，头晕，汗出，心慌心悸，无恶心呕吐，无畏光畏声，由家人送至宁夏回族自治区人民医院分院急诊科，完善相关检查后（具体不详），诊断为偏头痛，住院后给予输液治疗症状好转。

此后患者因劳累、受凉及情绪激动时右侧头痛反复发作，自行休息及口服止痛药及银杏叶后好转。3天前患者因生气后右侧头痛加重，伴前额及右眼眶疼痛，右眼视力模糊，恶心，无呕吐，自行就诊于当地诊所行针刺、中药汤剂治疗后疼痛未缓解，今为求进一步中医治疗，就诊于我院。入院症见：患者右侧头部闷痛，右眼眶胀痛不适，偶有耳鸣，头晕头昏，咽部异物感，咽部有黏痰，咳吐不利，乏力明显，心慌心悸，咽干、咽痒及咽痛，纳食欠佳，胃脘部胀满，饮食不慎时加重，呃逆、反酸、烧心、口干、口苦，腰部疼痛，双膝关节、双髋关节疼痛，遇阴雨天疼痛明显，自觉肌肉有蚁行感，汗多，前胸及后背明显，恶寒、怕风，睡眠欠佳，易醒，醒后不易入睡，二便可。舌质红，苔白腻，脉弦缓。

[体格检查] 体温36℃，脉搏67次/分，呼吸17次/分，血压130/78mmHg。神志清晰，发育正常，营养中等，表情自如，自主体位，步态正常，精神良好，查体合作，对答切题。全身浅表淋巴结未扪及肿大，头颅无畸形，两侧瞳孔同圆等大，对光反应正常，眼球运动正常。咽喉充血、水肿，扁桃体无肿大，悬雍垂居中。颈软，颈静脉不充盈，颈部视诊饱满，气管居中。两肺叩诊呈清音，呼吸音低弱，两肺闻及痰鸣音。心尖搏动位于左侧第5肋间左锁骨中线内0.5cm，心尖部无震颤、无摩擦感，心脏浊音界无扩大，心率67次/分，心律齐，心音有力，各瓣膜听诊区未闻及病理性杂音。生理反射存在，病理反射未引出。

2. 中医诊断

头痛（痰浊上扰证）。

3. 中医诊断依据

辨病属于中医学"偏头痛"范畴。患者平素喜食肥甘厚味，伤于脾胃，健运失司，以致水谷不化精微，进而酿生痰湿，痰浊阻滞清窍，故头部闷痛；气血生化乏源，故见乏力。四诊合参，辨证为痰浊上扰证。

（二）诊疗过程

首诊：刘教授查房时查体见患者咽喉充血、水肿，咽后壁可见散在大小不等滤泡，双侧两肺呼吸音低，可闻及少量痰鸣音，故初诊中药汤剂以解表祛邪、散寒除湿为主，方以半夏白术天麻汤合止嗽散加减，用药有半夏、白术、天麻、紫菀、荆芥、百部、前胡、黄芪、人参、白术等。3剂，日1剂，水煎服。

二诊：查体见患者咽部无充血、水肿，咽后壁滤泡消失，偶有头痛，故调整中药汤剂以化痰散结为主，遂于上方加醋鳖甲、煅瓦楞子、浙贝母、猫爪草等。3剂，日1剂，水煎服。

三诊：查房时见患者舌质干、上有裂纹，于上方加北沙参、玉竹，继续服用 3 剂，日 1 剂，水煎服。

四诊：患者出院前头痛症状已明显改善。嘱患者院外保暖。

（三）医案解析

1. 文献学习

偏头痛在中医学属"头风病""脑风""首风""偏头风""头角痛""头痛"等范畴。自古以来多位医家从部位、性质、病因病机等方面阐述了偏头痛。最早论述头痛的是《黄帝内经》中提出的"首风""脑风"，指出风邪、寒邪是引发头痛的病因，病位不仅在于脑，而且与五脏亦有关。汉代张仲景在《伤寒杂病论》中将侧头部头痛辨证为"少阳头痛"，并将外感头痛分为太阳、阳明、少阳、厥阴头痛等。金代李东垣将头痛根据病机分为多种证型，提出了多个治疗偏正头痛的经典方剂。元代朱丹溪将左右头痛分属不同的病机，在左属风、在右属痰的观点对后世产生了一定的影响。明代《普济方》则指出偏头痛是因风邪袭扰偏虚的一侧阳经。清代《张氏医通》中可见类似于腹型偏头痛综合征的相关记载。偏头痛的发病机制尚不清晰，目前研究较多的机制主要有三叉神经血管学说、神经源性学说、血管源性学说、体液学说等。

2. 诊疗分析

《医学心悟》言："有湿痰壅遏者，书云'头旋眼花，非天麻、半夏不除'是也，半夏白术天麻汤主之。"此方由半夏、天麻、茯苓、橘红、白术、甘草组成，方中半夏、天麻为君药。《脾胃论》载："足太阴痰厥头痛，非半夏不能疗；眼黑头眩，风虚内作，非天麻不能除。"刘教授认为，半夏燥湿化痰、降逆止呕，天麻息风止痉、平抑肝阳、祛风通络，两者均为治痰浊头痛的要药；白术健脾益气、燥湿利水；甘草补益脾气、调和诸药。痰浊祛，则头痛止。

3. 效果见验

李杲提出"痰厥头痛"并创制半夏白术天麻汤，被后世医家以此为基础多加衍化运用。同时代的朱丹溪也强调"头痛多主于痰"。刘教授认为，脾胃为后天之本，升清降浊，饮食不节、不洁，伤及脾胃，脾失健运，痰湿内生，上蒙清窍，头痛遂生。

4. 临床体会

刘教授往往在化痰散结的基础上加用黄芪、人参等药物来补益脾胃之气。若素体脾虚可导致机体整体上的气虚，气虚水停，痰饮内生，日久则生结节，其中甲状腺结节、肺结节、乳房结节皆由此导致。故应在化痰散结的基础上，重视补益脾胃之气，方用补中益气汤加减，临床疗效颇著。

九、辨证通窍治疗耳鸣

（一）临床资料

1. 病例

[**病史**] 患者王某，男，41岁。主诉：耳鸣2个月余，加重1周。患者于2个月余前因噪声引起右耳耳鸣，嗡嗡作响，症状持续1天后消失，后又因淋雨后出现右耳耳鸣，嗡嗡作响，伴耳闷、耳胀、耳痒，伴右耳听力下降，双耳无异常分泌物，随后于2022年12月13日就诊于宁夏医科大学总医院，诊断为化脓性中耳炎，住院给予静滴银杏叶提取物注射液、甲钴胺注射液等对症治疗，效果不佳，出院后给予口服甲钴胺片（0.5毫克/次，3次/日），耳鸣无明显缓解。患者于1周前着凉后出现右耳耳鸣加重，呈持续性鸣笛声，伴耳闷、耳胀、头昏、头痛，为求中医治疗，今日就诊于我院门诊，为进一步治疗，门诊拟"耳鸣"收住入院。入院症见：患者右耳耳鸣，耳鸣持续、耳闷、耳胀、气短、乏力、手足心热、头晕，时有双侧颞部疼痛，呈跳痛，右上腹胀，口苦，腰部疼痛，右膝疼痛，双目干涩，咳嗽、咳痰，咳白色黏痰，易咳出，双手、双足皮肤瘙痒。双耳无异常分泌物，无痰中带血，无汗多，无恶心呕吐，纳可，睡眠差，入睡困难，易醒，大便干（2日1次），排便费力，小便调，近期体重未见明显改变。

[**体格检查**] 体温36.4℃，脉搏79次/分，呼吸20次/分，血压108/71mmHg。唇暗红，咽喉充血、水肿，咽后壁可见散在大小不等滤泡，扁桃体无肿大，悬雍垂居中。颈软，颈静脉不充盈，气管居中，双侧甲状腺触诊光滑。两肺叩诊呈清音，呼吸音低弱，两肺闻及痰鸣音。心尖搏动位于左侧第5肋间左锁骨中线内0.5cm，心尖部无震颤、无摩擦感，心脏浊音界无扩大，心率79次/分，心律齐，心音有力，各瓣膜听诊区未闻及病理性杂音。

2. 中医诊断

耳鸣（痰浊蒙窍，兼外感风寒证）。

3. 中医诊断依据

患者主因耳鸣2个月余，加重1周入院，辨病当属中医学"耳鸣"范畴。患者素体脾虚，痰浊内生，痰浊阻滞中焦则腹部胀满；痰浊蒙蔽清窍，故耳鸣、头晕头昏；痰湿阻肺，肺失宣肃，故咳嗽、咳痰，咽喉充血、水肿，咽后壁可见散在大小不等滤泡。结合舌脉，四诊合参，故辨证为痰浊蒙窍，兼外感风寒证。

（二）诊疗过程

首诊：治宜祛风散寒通窍，方选荆防败毒散合三子养亲汤加减。方药组成有荆芥、防风、羌活、独活、桔梗、木蝴蝶、紫菀、百部、紫苏子、白芥子、黄芪、人参、通草、路路通。3剂，日1剂，水煎服。嘱患者注意保暖，忌食辛辣刺激、生冷之品，按时休息，畅情志。

二诊：查体见患者咽部无充血、水肿，咽后壁滤泡消失，耳鸣声音较前变小，耳闷胀感、昏沉感减轻，以补中益气汤为主方，加葛根、桑枝、石菖蒲、蔓荆子以通窍治疗。4剂，用法及注意事项同前。

三诊：患者自诉诸症好转，为巩固疗效，继服上方7剂。

（三）医案解析

1. 文献学习

耳鸣在《黄帝内经》中早已有所记载，历代医籍中还有苦鸣、蝉鸣、耳中鸣、耳数鸣、耳虚鸣等不同的名称。如《灵枢·口问》认为"耳者，宗脉之所聚也，故胃中空则宗脉虚，虚则下，溜脉有所竭者，故耳鸣""上气不足……耳为之苦鸣"。耳鸣的治疗在文献中从肝、脾、肾论治等均有记载，如《类证治裁·耳症》云："有肝胆火升，常闻蝉鸣者。"《素问·六元正纪大论》曰："木郁之发……甚则耳鸣眩晕转。"《灵枢·脉度》："肾气通于耳，肾和则耳能闻五音矣。"

2. 诊疗分析

本案耳鸣为外感后引起的化脓性中耳炎所致，此类耳鸣在感冒、乘飞机或潜水后引起咽鼓管功能不良、中耳积液化脓时出现，多表现为低音调，似机器声、刮风声、流水声等，反复发作，西医治疗效果不佳。患者有外感病史，乏力、纳差、头昏、如物裹头，此为痰浊蒙窍致耳鸣，以散寒化痰通窍治疗为法，治宜荆防败毒散合三子养亲汤合补中益气汤加减。方中荆芥、防风为祛风散寒的要药；羌活、独活善治一身风寒；桔梗、木蝴蝶开咽利肺气，合以牛蒡子清热解毒；紫菀、百部化痰润肺；三子养亲汤化肺中黏痰，其中白芥子化痰效高，善治皮里膜外之老痰、顽痰，诚如《本草经疏》曰："搜剔内外痰结，及胸膈寒痰，冷涎壅塞者殊效。"石菖蒲通九窍，有明耳目、出声音之功效；患者气虚，在外感阶段黄芪用量不宜过大，其扶正祛邪时扶正力度不宜过大，以防闭门留寇，予路路通、通草活血通络；厚朴佐制补气化痰药物的辛燥之性，同时助以行气通便。全方祛风寒、化痰以通窍。

3. 效果见验

刘教授将耳鸣分为4型：①外邪侵袭，多见于单侧耳鸣，患者多有外感病史，起病较急，耳中作胀，有阻塞感，听力下降而自声增强，检查可见耳膜轻度潮红及内陷，多伴头痛、恶寒、发热、口干等，脉多浮大，舌苔薄白或薄黄，咽部红肿或扁桃体肿大，双肺可闻及湿啰音。刘教授认为，此即为外邪侵袭，治宜荆防败毒散合当归四逆汤以祛风散寒、活络通窍。②脑脉填塞，耳鸣如蝉鸣，有阻塞感，听音不清，伴见头蒙，舌暗苔厚腻，脉细涩。此类多见于双侧耳鸣，治宜通窍活血汤逐瘀通窍。③痰蒙清窍，耳鸣如蝉鸣，时有阻塞感，伴见头昏沉重、如物裹头、胸闷脘满、咳嗽痰多、口淡、时有大便溏泄，舌红苔黄腻，脉弦滑，治宜半夏白术天麻汤化痰通窍。④清阳不升，劳累或蹲下站起时耳鸣较甚，耳内有突然空虚或发凉感，伴倦怠乏力、纳少、食后腹胀、大便时溏、面色萎黄，舌质淡，苔薄白，脉虚弱，治宜补中益气汤补气升阳通窍。此外，刘教授在临床中根据中医理论灵活加减辨证通窍治疗耳鸣，在外邪侵袭的基础上若出现风寒症状则加白芷、细辛；痰多时或双肺可闻及痰鸣音时加射干、前胡、白前、紫菀、芥子等药物以化痰；气虚不固时加入大量黄芪以补气。刘教授还十分注重患者平时的饮食作息及生活方式的调整，嘱其忌食生冷、辛辣刺激、肥甘厚味之品，注意畅情志，规律作息。

4. 临床体会

现代医学对于耳鸣的发生机制目前尚不完全清楚，把耳鸣分为耳源性与非耳源性两大类，耳源性耳鸣又可分为传导性、感音神经性及中枢性。凡是可以引起耳聋的疾病均可引起耳鸣。由于耳鸣的病因与发病机制十分复杂，因此尚缺乏特效治疗。刘教授结合自己临床与科研的经验，总结出耳鸣从外邪侵袭、脑脉填塞、清阳不升、痰浊蒙窍4个方面辨证通窍进行治疗，根据中医辨证论治的理论进行三因论治，在中医辨证与西医辨病以及结合相关辅助检查的基础上进行施治，也证实了中西医结合治疗耳鸣具有显著的疗效。同时，注重患者的生活饮食及方式，加强自身的调节，治疗效果事半功倍，疗效显著。

十、祛风通络、疏调经筋——针灸治疗中风面瘫

（一）临床资料

1. 病例

[**病史**] 患者包某，女，65 岁。主诉：左侧颜面部麻木伴口眼歪斜 4 天，加重 2 天。患者 4 天前夜间受凉后出现左侧口角向下歪斜，左侧颜面部麻木，左侧眼睑轻微下垂，左侧额纹变浅，左侧鼻唇沟变浅，晨起刷牙时

水从口角漏出，食物流滞于左侧齿颊间，鼓腮、吹口哨时左侧漏气，无流涎，无头晕、头痛，无明显咳嗽，无发热、寒战等不适，未予以重视。近2日患者感左侧口眼歪斜加重，伴左侧颜面部麻木不适、头痛时作、偶有头晕，今日就诊于我院，为进一步治疗，门诊拟"周围性面神经麻痹"收住入院。入院症见：患者左侧口角向下歪斜，左侧鼓腮无力，左眼闭合不全，瞬目减少，左侧鼻唇沟变浅，自觉左侧面颊部麻木、疼痛感，无流涎，头晕、头痛，气短、乏力明显，偶有胸部憋闷不适，心慌心悸，时有咳嗽，少量咳痰，汗出尚可，手足心偏热，口干、口苦，多饮，胃脘部偶有胀满不适，食欲尚可，睡眠一般，有时入睡困难，二便正常，近期体重未见明显变化。

[体格检查] 体温36.8℃，脉搏88次/分，呼吸21次/分，血压114/65mmHg。神志清晰，发育正常，营养中等，表情自如，自主体位，步态正常，精神良好，查体合作，对答切题。全身皮肤黏膜无黄染，未见皮疹及出血点，无肝掌和蜘蛛痣。全身浅表淋巴结未扪及肿大，头颅无畸形，两侧瞳孔同圆等大，对光反射存在，眼球运动正常，左侧额纹、鼻唇沟变浅，鼓气不能，咀嚼力减弱，伸舌无明显偏曲，左眼睑略下垂，瞬目减少，指鼻试验阴性，颈部僵硬，病理征阴性。咽部充血，咽峡部可见疱疹，悬雍垂居中。颈软，颈静脉不充盈，气管居中，双侧甲状腺无肿大。呼吸节律规整，两肺叩诊呈清音，呼吸音低弱，两肺可闻及痰鸣音。心尖搏动位于左侧第5肋间左锁骨中线内0.5cm，心尖部无震颤、无摩擦感，心脏浊音界无扩大，心率88次/分，心律齐，心音低钝，各瓣膜听诊区未闻及病理性杂音。生理反射存在，病理反射未引出。

2. 中医诊断

中风（风痰入络证）。

3. 中医诊断依据

患者主因"左侧颜面部麻木伴口眼歪斜4天，加重2天"入院，辨病属中医学的"中风"范畴。患者外感风寒之邪，又素有痰湿，直中阳明，足阳明之脉荣于面，夹口环唇，风痰阻络精髓受损，筋肉失去濡养，不用而缓，无邪之处气血运行通畅，相对而急，缓者为急者牵引，故口角歪斜。结合舌脉，辨证为风痰入络证。

（二）诊疗过程

首诊：刘教授查房时查体见患者咳嗽、咳痰，咽部充血，咽峡部可见小疱疹，两肺叩诊呈清音，呼吸音低，两肺可闻及湿啰音。患者当前表证未解，故给予中药汤剂治以解表散寒为主，用方以荆防败毒散合止嗽散加减，用药有荆芥、防风、羌活、独活、桂枝、麻黄、紫菀、款冬花等。3剂，日1剂，水煎服。予以普通针刺，取患侧面部翳风、地仓、颊车、下关、阳白及双侧风池、合谷、太冲、足三里，在穴位上采用毫针垂直刺入或浅刺，再通过施针手法对穴位下血液循环进行刺激，可改善局部血液循环，减少因局部血液循环不畅而引起的面部神经水肿情况，解除面部神经麻痹，促使面部表情肌恢复。

二诊：查体见患者咽部无充血、水肿，咽后壁滤泡消失，故调整中药汤剂以益气健脾、祛风通络为主，用方以补中益气汤合牵正散加减，用药有黄芪、炙黄芪、人参、白术、升麻、炒僵蚕、全蝎等。3剂，日1剂，水煎服。

三诊：查房时患者自诉左侧口角略歪斜，鼓腮无明显漏气，左眼可闭合，瞬目略减少，遂于上方加首乌藤、络石藤、海风藤以疏经通络，继续服用3剂，日1剂，水煎服。

四诊：患者出院前两侧鼻唇沟基本对称，左侧面颊部无麻木、疼痛感。嘱患者院外避风寒，定期复查，不适及时随诊。

（三）医案解析

1. 文献学习

面神经麻痹是以口角向一侧歪斜、眼睑闭合不全为主症的病证。《黄帝内经》将面瘫称之为"口㖞""僻""卒口僻"。《金匮要略》将面瘫记录为"㖞僻"。《诸病源候论》则将面神经麻痹称之为"口眼㖞斜"。《三因极一病证方论》名之为"吊线风"。本病的发生有外感和内伤两个方面的因素：内伤多因劳作过度、起居失宜、情绪郁结，导致面部脉络空虚；外感则与风寒或风热之邪乘虚而入有关。《灵枢·经筋》曰："足阳明之筋……卒口僻，急者目不合，热则筋纵，目不开。颊筋有寒，则急引颊移（哆）口；有热则筋弛纵缓不胜收，故僻。"《诸病源候论·风病诸候·风口㖞候》记载："风邪入于足阳明、手太阳之经，遇寒则筋急引颊，故使口㖞僻，言语不正，而目不能平视。"《圣济总录·风口㖞》载："《论》曰足阳明脉循颊车，手太阳脉循颈上颊。二经俱受风寒气，筋急引颊，令人口㖞僻，言语不正，目不能平视。"三者均指出外受风寒是导致该病的重要原因。病机方面，《金匮要略·中风历节病脉证并治》中记载："络脉空虚，贼邪不泻，或左或右，邪气反缓，正气即急，正气引邪，㖞僻不遂。"《诸病源候论·妇人杂病诸候·偏风口㖞候》曰："偏风口㖞，是体虚受风，风入于夹口之筋也。足阳明之筋上夹于口，其筋偏虚，而风因乘之，使其经筋偏急不调，故令口㖞僻也。"其明确指出患者脉络空虚，面部经筋易感受外邪，筋肉纵缓不收，而发为面瘫。

2. 诊疗分析

面神经麻痹与少阳、阳明经筋相关，翳风为手少阳三焦经经穴，手足少阳经交会穴，针刺可直接作用于患处面神经，缓解受迫神经，促进血供，消除水肿，促进恢复；地仓、颊车、下关，属胃经，乃胃经、胆经交会穴，针刺可刺激表情肌收缩，缓解面部表情肌群运动障碍；阳白为足少阳胆经的常用腧穴之一，在额肌中，针刺可恢复额纹；风池属足少阳胆经，乃足少阳、阳维脉交会穴，为祛外风之要穴，对颈项疾病具有良好的治疗效果；合谷属手阳明经腧穴，其经脉、经筋循行上至头面部，针刺可治面部疾病；太冲乃肝经之原穴，主调血，与合谷相配，在疏通经络的同时可调气调血，平衡体内阴阳；足三里为足阳明胃经下合穴，针刺可疏通面部经络，健脾养胃、补中益气。中药方剂牵正散出自《杨氏家藏方》，是临床上常用的治疗面瘫的经典古方。牵正散方中全蝎具有息风镇痛、通络止痛的功效；僵蚕可以息风止痉、化痰散结；防风祛风化痰、通络止痉；当归养血活血，具有治风先治血，血行风自灭之意。诸药合用共奏疏风散寒之效。采用牵正散与针灸相结合是审证求因的具体体现，两者的有机结合起到了针到药调的作用。

3. 效果见验

刘教授认为，面神经麻痹的病因在于患者气血虚少、营卫失调，面部经筋感受外来寒、热之邪，导致经络空虚、面肌迟缓不收，治疗原则应为舒经活络、益气活血、扶正固本，局部经络失于气血津液濡养，引起络脉阻塞，应用针刺及针灸方法来治疗。在针灸治疗周围性面瘫的时机选择上，早期针灸治疗是治疗本病的关键。因为急性期本病外邪始中络脉，瘀阻于肌肤，在病情轻浅时行短针浅刺治疗可运行气血、疏通经络，从而改变局部血液循环，增加血管通透性，促使局部水肿炎症消退，改善受压迫神经元的功能。另外，早期的针刺良性刺激，还能够增强局部和全身组织代谢，改善局部血液循环，有利于面部的肌肉、神经功能恢复。

4. 临床体会

针灸疗法目前在临床上已广泛用于周围性面瘫的治疗，以疏调阳明经经气、祛邪外出为主，起到激发经络之气、疏风通络、养血和营的目的。现代有学者研究认为，针灸可使局部和全身组织代谢增强，改善面部和全身微循环，促进面神经功能的恢复。刘教授认为，牵正散应是针对中枢性面瘫而设，而根据中医辨证论治思维、异病同治理论，牵正散除可用于治疗中枢性面瘫，还可应用于面瘫后遗症伴见痉挛或风痰阻络型周围性面瘫，其余风寒袭络、风热袭络、气血亏虚等证的周围性面瘫不适用本方，故常见单用牵正散治疗面瘫疗效不稳定的问题。临床应忌不辨证、不辨病，见到口眼歪斜之症即遣方牵正散，不明古代医家设立牵正散之初衷，不明牵正散原方所录古籍之起源，此即牵正散临床误用、滥用现象的根源。

参考文献

［1］眩晕的诊断依据、证侯分类、疗效评定——中华人民共和国中医药行业标准《中医内科病证诊断疗效标准》（ZY/T001.1-94）［J］.实用中医内科杂志，2022，36（08）：85.

［2］毛平，李芳.半夏白术天麻汤治疗痰湿壅盛型高血压病的疗效观察［J］.内蒙古中医药，2022，41（11）：20-21.

［3］王卉.半夏白术天麻汤治疗高血压病临床观察［J］.光明中医，2022，37（09）：1598-1600.

［4］柳君楠，张宏亮，林欣，等.高血压致认知功能障碍机制进展［J］.安徽医药，2023，27（06）：1065-1068.

［5］丁文龙.系统解剖学［M］.9版.北京：人民卫生出版社，2018.

［6］许天人.神经修复在周围性面瘫治疗中的研究进展［J］.中华显微外科杂志，2021，44（01）：118-120.

［7］吴佳卓，陈雨婷，黄鹰.从"脾胃内伤、百病由生"探析急性期周围性面瘫的治疗［J］.亚太传统医药，2022，18（05）：155-158.

［8］彭亚男，周建伟.周建伟教授基于益气活血理论治疗顽固性面瘫经验［J］.四川中医，2022，40（06）：1-3.

［9］徐世英，曾金艳，王云亮.牵正散加减辅助针灸治疗风寒型面瘫疗效观察［J］.辽宁中医杂志，2022，49（05）：102-105.

［10］李长伟.牵正散合导痰汤加减在面神经炎（痰血阻络证）患者中的效果观察［J］.黑龙江中医药，2020，49（01）：41-42.

［11］郑洁，徐诗画.邵素菊教授治疗周围性面瘫经验撷要［J］.中医研究，2019，32（05）：47-49.

［12］黄志勇，李卫林.牵正散结合针刺摩骨法治疗急性期亨特面瘫的临床观察［J］.中国民间疗法，2021，29（01）：67-68.

［13］王洪图.内经讲稿［M］.北京：人民卫生出版社，2008.

［14］梁莹，郎睿，余仁欢.从水气病阐述经方治疗肾病的经验［J］.中华中医药杂志，2019，34（08）：3544-3546.

[15] 吴以岭. 中医络病学说与三维立体网络系统 [J]. 中医杂志, 2003, 44 (06): 407 - 409.

[16] 周学平, 冯哲, 周玲玲, 等. 基于"异类相制"理论探讨雷公藤的复方配伍减毒 [J]. 中医杂志, 2018, 59 (09): 725.

[17] 刘抒雯, 刘敬霞, 甘佳乐, 等. 刘敬霞教授治疗缺血性卒中 [J]. 长春中医药大学学报, 2015, 31 (05): 932 - 935.

[18] 刘毅, 江腾春, 李志樑, 等. 黄芪多糖对糖尿病小鼠血清胰岛素样生长因子 - 1 的影响 [J]. 中国医学创新, 2016, 13 (06): 15 - 17.

[19] 王娥娥, 孙凡龙, 魏文亭, 等. 含水蛭的中成药干预颈动脉粥样硬化斑块的 Meta 分析 [J]. 现代中西医结合杂志, 2015, 24 (23): 2519 - 2523.

[20] 安冬青, 吴宗贵. 动脉粥样硬化中西医结合诊疗专家共识 [J]. 中国全科医学, 2017, 20 (05): 507 - 511.

第四部分 脾胃病医案

一、"从肺治胃"治疗慢性胃炎

(一)临床资料

1. 病例

[**病史**]患者陈某,男,69岁,2023年10月28日入院。主诉:胃痛、胃胀时作13年,伴反酸、烧心1年,加重半个月。患者自诉13年前无明显诱因出现胃痛、胃胀,无反酸、烧心,无呃逆,无恶心呕吐,就诊于当地医院行胃镜检查提示慢性萎缩性胃窦炎伴糜烂(未见报告单),予口服药物(具体药物不详)治疗,症状略改善。此后患者每遇寒冷天气或饮食不节后胃痛、胃胀反复,曾多次就诊于当地医院口服中药汤剂治疗,症状缓解。1年前无明显诱因感胃痛、胃胀明显,伴反酸、烧心,于当地医院行电子胃镜检查:①食管裂孔疝;②慢性非萎缩性胃炎伴胆汁反流;③十二指肠球部浅表溃疡。予口服药物(具体用药不详)治疗,病情缓解。半个月前患者因饮食不节后上述症状较前加重,为求进一步中医治疗,遂就诊于我院门诊。入院症见:患者胃痛、胃胀,食后胀甚,反酸、烧心,口干口苦,乏力,咽中有痰,痰白,易咳出,咽干咽痒,无咽痛,咽部异物感,纳食可,眠浅易醒、多梦,大便干(1~2日1次),小便正常。舌红,苔白腻,脉弦滑。

[**辅助检查**]电子胃镜:①食管裂孔疝;②慢性非萎缩性胃炎伴胆汁反流;③十二指肠球部浅表溃疡。

[**体格检查**]体温36.1℃,脉搏79次/分,呼吸20/分,血压124/69mmHg。神志清晰,发育正常,营养中等,表情自如,自主体位,步入病房,精神欠佳,查体合作,对答切题。两侧额纹对称,头颅无畸形。两侧瞳孔同圆等大,对光反应正常,眼球运动正常。咽喉充血、水肿,双侧扁桃体无肿大,悬雍垂居中。颈软,颈静脉不充盈,气管居中,颈前视诊饱满,双侧甲状腺触诊光滑。呼吸节律规整,两肺叩诊呈清音,呼吸音低,两肺可闻及痰鸣音。心尖搏动位于左侧第5肋间左锁骨中线内0.5cm,心尖部无震颤、无摩擦感,心脏浊音界无扩大,心率79次/分,心律齐,心音有力,各瓣膜听诊区未闻及病理性杂音。腹无膨隆,右下腹可见一长约6cm

斜行手术瘢痕，愈合可。生理反射存在，病理反射未引出。

2. 中医诊断

胃痛（痰湿中阻证）。

3. 中医诊断依据

依据患者胃痛、胃胀临床特征，故诊断为胃痛。患者现胃痛、胃胀、食后胀甚，反酸、烧心，口干口苦，乏力，咽中有痰，痰白。痰浊阻滞，脾失健运，气机不畅则胃痛、胃胀；湿邪困脾，则疲乏无力；胃失和降则反酸、口苦。结合舌苔白腻，脉弦滑，辨证为痰湿中阻证。

（二）诊疗过程

首诊：患者咽部充血、水肿，两肺可闻及痰鸣音，舌苔厚腻，说明身体里痰湿很重。脾为生痰之源，肺为贮痰之器，通过治疗肺，化湿祛痰，对于胃肠功能的恢复很重要。因此刘教授在一诊中以宣肺气、化痰湿、降胃气为主，方用荆防达表汤合二陈汤合三子养亲汤加减。3 剂，日 1 剂，水煎服。

二诊：查体见患者咽部无充血、水肿，故调整中药汤剂以补肺气、化痰湿、降胃气为主，起到和胃降逆、温胃化痰的作用，方用补中益气汤合二陈汤加减，配合煅瓦楞子、柿蒂、制吴茱萸、海螵蛸等制酸止痛药物。4 剂，日 1 剂，水煎服。

三诊：查房时患者诉胃痛、胃胀、反酸、烧心明显缓解，于上方中加干姜、荜茇温中散寒，继续服用 4 剂，日 1 剂，水煎服。

（三）医案解析

1. 文献学习

慢性胃炎从脾、胃、肝论治者多，鲜有从肺论治者，因此从肺论治本病的学术思想往往被人们忽略，未能系统地从理论上加以阐述。肺为脏为子属金，胃为腑为母属土，两者从五行生克上讲，属母子关系；肺在上焦，布散水谷精气，胃在中焦，腐熟水谷精微；肺主宣发肃降，胃以通降为和。肺胃在生理上相互关联，病理上相互影响，两者关系密不可分，从肺论治胃病有其理论依据。

2. 诊疗分析

刘教授认为肺和胃，在解剖学上位置相邻，其生理功能也有相关性，肺和胃在中医上来讲都是人体的后天之本。肺使人体吸入自然界的空气，呼出二氧化碳等浊气；胃使人体吸收自然界的食物，通过消化系统再排出。所以肺和胃有相似之处。脾为生痰之源，肺为贮痰之器，刘教授认为"痰湿"为慢性胃炎的主要病理因素。治疗上，也是从肺和胃的生理及病

理相关性入手，补肺气、化痰湿、降胃气，起到和胃降逆、温胃化痰的
作用。

3. 效果见验

在治疗慢性胃炎时，刘教授喜在方内加宣泄肺气、调和胃气之品，如
此一来，脾之清气得升，则浊阴自降；肺气肃降有助于大肠传化糟粕，亦
助胃气通降，由此则气机通畅。现代医学也有研究表明，在一定程度上，
患有消化系统疾病的人的肺功能也会受影响。有医家在对胃溃疡和萎缩性
胃炎患者的肺功能进行测定之后指出：此类患者肺活量、补呼气量显著下
降，表明患者气道阻力增加与肺的弹性回缩力下降有关。

4. 临床体会

刘教授认为，慢性胃炎以脾胃虚弱为病之本，痰湿中阻为病之标，证
属本虚标实。临证在"从肺治胃"论治为主的基础上还要注重辨病与辨证
相结合，合理遣方用药。

二、香附旋覆花汤合三子养亲汤治疗便秘

（一）临床资料

1. 病例

[**病史**] 患者王某，男，53 岁，2023 年 11 月 15 日入院。主诉：排便费
力、大便干燥间作 3 年，加重 1 周。患者自诉 3 年前无明显诱因出现排便
力，大便干燥如羊屎，3 ~ 4 天解大便一次，有时排便不畅，腹部胀满，肛
门憋胀不适，无便血，粪便中无黏液，无里急后重感，未予重视，亦未治
疗。此后每因饮食不规律排便费力、大便干燥反复发作，患者间断口服中
药汤剂治疗，症状缓解，停药后仍感排便费力、大便干燥，3 ~ 5 天解大便
一次。1 周前无明显诱因感上述症状较前加重，伴有排便不畅。入院症见：
排便费力，大便干结（3 ~ 4 日 1 次），腹部胀满，排便不畅，疲乏无力，偶
有咳嗽、咳痰，咳少量白色黏痰，易咳出，口干咽干，夜间明显，咽部异
物感，心慌心悸，出汗多，双手足偏凉，畏寒，颈椎僵硬、疼痛，腰部酸
痛，劳累后加重，纳食可，有时胃脘部胀满、反酸，口苦，眠可，小便正
常。舌苔白腻，脉濡数。

[**辅助检查**] 血常规：中性粒细胞百分比 48.9%↓，淋巴细胞百分比
43.2%↑，血红蛋白浓度 106g/L↓，平均血红蛋白浓度 306g/L↓，血小板
计数 328×10⁹/L↑。肝功能：γ-谷氨酰转移酶 56.7U/L↑。肾功能：尿酸
362.2μmol/L↑。血糖、尿常规、便常规未见明显异常。心电图：心率 80

次/分，正常窦性心律。腹部彩超：轻度脂肪肝，门静脉、胰、脾、双肾未见明显异常。甲状腺及颈部淋巴结彩超：双侧甲状腺弥漫性病变并右侧结节形成（0.81cm×0.95cm）。甲功五项：TSH 5.54μIU/mL↑。

[体格检查] 体温36.0℃，脉搏82次/分，呼吸21次/分，血压124/87mmHg。神志清晰，发育正常，营养中等，表情自如，自主体位，步态正常，精神欠佳，查体合作，对答切题。全身皮肤黏膜无黄染，未见皮疹及出血点，无肝掌和蜘蛛痣。全身浅表淋巴结未扪及肿大，头颅无畸形，两侧瞳孔同圆等大，对光反应正常，眼球运动正常。咽喉充血、水肿，双侧扁桃体无肿大，悬雍垂居中。颈软，颈静脉不充盈，气管居中，颈前视诊饱满，双侧甲状腺未触及肿大。两肺叩诊呈清音，呼吸音低，两肺可闻及痰鸣音。心尖搏动位于左侧第5肋间左锁骨中线内0.5cm，心尖部无震颤、无摩擦感，心脏浊音界无扩大，心率82次/分，心律齐，心音有力，各瓣膜听诊区未闻及病理性杂音。腹壁柔软，腹部有一纵行长约15cm手术瘢痕。生理反射存在，病理反射未引出。

2. 中医诊断

便秘（阳虚便秘）。

3. 中医诊断依据

依据患者排便不畅、大便干燥的临床特征，诊断为便秘。患者目前排便不畅，大便干结，伴有畏寒等症状，属阳气不足，气虚推动无力，故排便费力、腹胀。结合舌苔白腻，脉濡数，故辨证为阳虚便秘。

（二）诊疗过程

首诊：刘教授查房时查体见患者咽喉充血、水肿，咽后壁可见散在大小不等滤泡，双侧两肺呼吸音低，可闻及少量痰鸣音，故初诊中药汤剂以解表祛邪、化痰散结、温阳通便为主，用方以荆防败毒散加减，用药有荆芥、防风、羌活、独活、桂枝、麻黄、白芷、干姜、芥子、紫苏子、苍术、姜半夏、旋覆花、细辛等。3剂，日1剂，水煎服。

二诊：查体见患者咽部无充血、水肿，咽后壁滤泡消失，故调整中药汤剂以补中益气、温阳散寒、润肠通腑为主，用药有黄芪、人参、白术、鹿角霜、肉桂、杜仲、菟丝子、肉苁蓉等。4剂，日1剂，水煎服。

三诊：查房时患者自诉排便不畅、腹部胀满、肛门憋胀缓解，查体可见腹部胀满减轻，上方加炒白芍、山茱萸，继续服用3剂，日1剂，水煎服。

四诊：患者出院前心慌心悸、出汗多、双手足偏凉缓解。嘱患者院外忌食生冷，避风寒。

（三）医案解析

1. 文献学习

《素问·灵兰秘典论》记载："大肠者，传道之官，变化出焉。"大肠传导失司，气机不畅，糟粕内停为本病基本病机，即如《丹溪心法》所云："当升者不得升，当降者不得降，当变化者不得变化也，此为传化失常。"中医认为便秘不外乎虚实两种，久病则虚，功能性便秘一般病程较长，再加上术后身体虚弱，实邪已祛，正气未复，属于中医"虚秘"的范畴。虚秘可分为气虚、血虚、阴虚、阳虚四型，均是因为阴、阳、气、血的相对不足，大肠传导乏力或无法化生津液而导致肠道失润，亦或是脾肾阳虚使阴寒内生凝于肠道，导致大肠的生理功能调控失常，最终形成大便秘结不通的结果。

2. 诊疗分析

《症因脉治·大便秘结论》云："若元气不足，肺气不能下达，则大肠不得传道之令，而大便亦结矣。"说明六腑以通为用，以下为顺，各脏腑之气不足，清气无法上升，浊气下降不行，糟粕停滞于肠道，形成气虚便秘。《景岳全书·秘结》曰："凡下焦阳虚，则阳气不行，阳气不行则不能传送，而阴凝于下，此阳虚而阴结也。"阳虚则肾阳虚衰，阳气不足，下元不温，肠道失于温煦，阴寒之邪内生，内结肠道，则大便艰涩、排便费力。刘教授认为患者有甲状腺功能减退症（简称甲减），肾阳肾气不足，温煦气化不足，阴寒之邪内生，凝滞肠道，又因气化无力，导致糟粕难行，排便无力。整个治疗过程中，贯穿了香附旋覆花汤和三子养亲汤。香附旋覆花汤来源于吴鞠通《温病条辨》，原方组成为"生香附三钱、旋覆花三钱（绢包）、苏子霜三钱、广陈皮二钱、半夏五钱、茯苓块三钱、薏仁五钱……痛甚者，加降香"，主治伏暑、湿温胁痛、或咳或不咳、无寒、但潮热、或寒热如疟状。该患者方中取旋覆花、半夏、枳壳、白术、姜厚朴，加苍术散寒除湿、和胃降逆，主治胃肠气机上逆、脘痞嗳气；陈皮、枳壳、厚朴、茯苓、白术健脾行气以顾其本；海螵蛸、瓦楞子制酸止痛。药理研究证明，半夏可减少胃液量，降低游离酸和胃蛋白酶的活性；枳实、白术等可增强胃动力，促进胃食管排空，化痰降气消食。刘教授认为三子养亲汤可以有效抑制气道黏液高分泌的发生，同时缓解肠道高黏状态。

3. 效果见验

刘教授临床治疗阳虚便秘在利湿化痰的基础上，提出温阳散寒之法。痰湿为人体代谢障碍所形成的病理产物，可阻于胃肠。刘教授在治疗上根据不同临床表现选用散寒除湿和温阳通便，具有较好的效果。

此外，由于患者同时存在便秘和甲减，便秘所用清热药多属苦寒，刘教授在治疗过程中为防止苦寒败胃，方药中多加党参、白术、陈皮、砂仁等健脾开胃药，调和肝脾。脾胃为后天之本，气血生化之源，留得一分胃气，便有一分生机。

4. 临床体会

便秘病程有长有短，如果患者病程较长，多伴有气血亏损。治疗便秘的中药大多耗伤阳气，刘教授认为阳气是人的根本，对患者表现为阳虚者，方药中多加附子、麻黄、细辛、黄芪、人参、白术、桂枝等温阳益气之品，往往效果颇著。

三、健脾和胃、降逆止酸法治疗慢性萎缩性胃炎

（一）临床资料

1. 病例

[病史] 患者张某，男，57岁，2023年9月15日入院。主诉：上腹部胀满间作3年余，加重2天。患者自诉3年余前无明显诱因出现上腹部胀满，伴反酸、口苦，无腹痛，无恶心呕吐，就诊于某医院，行电子胃镜检查，提示糜烂性胃炎（未见报告单），给予抑酸药物治疗后上述症状缓解。患者自诉2021年进食辛辣刺激食物后再次出现上腹部胀满，伴上腹部隐痛，就诊于某医院行电子胃镜检查，提示慢性萎缩性胃炎，幽门螺旋杆菌（+），给予抑酸、抗幽门螺旋杆菌药物治疗后症状好转出院。此后患者间断口服抑酸、抗幽门螺旋杆菌药物治疗，上腹部胀满、隐痛间断发作。2021年9月2日患者就诊于某医院行电子胃镜检查，提示食管下段黏膜下隆起，慢性萎缩性胃炎，给予口服抑酸药物治疗，症状减轻。此后患者因腹胀、腹痛于我院间断口服中药汤剂治疗，症状好转出院。患者于2022年9月26日于某医院行电子胃镜检查，提示慢性萎缩性胃炎，此后饮食不节后间断出现上腹部胀满、反酸、口苦，间断口服中药汤剂治疗，症状可减轻。2天前患者食寒凉水果后出现上腹部胀满加重，伴上腹部隐痛、反酸，为求中医治疗，今日就诊于我院门诊，为进一步治疗，门诊拟"慢性萎缩性胃炎"收住入院。入院症见：患者上腹部胀满，反酸、口干、口苦，腹部隐痛不适，胃脘部嘈杂不适，咽部异物感，口中黏腻，异味明显，无明显烧心、恶心呕吐，无明显胸闷气短及心悸心慌，咽部干痒、疼痛不适，咳嗽、咳痰，咳白色黏痰，不易咳出，饮水呛咳，畏寒，手脚心冰凉，右耳听力下降，无明显头晕头昏、头痛，双目干涩，纳少，寐差，易醒，大便偏干（1

日 1 次），排便费力，小便可。舌红，苔白腻，脉细弱。

[辅助检查] 白细胞计数 2.88×10⁹/L↓，中性粒细胞计数 1.49×10⁹/L↓。血糖、肝功能、肾功能、尿常规未见异常。腹部彩超：脂肪肝（轻度），门静脉、胆、胰腺、脾、双肾未见明显异常。心电图：正常窦性心律，窦性心动过缓，T 波改变。

[体格检查] 体温 36.2℃，脉搏 61 次/分，呼吸 16 次/分，血压 124/88mmHg。神志清晰，发育正常，营养中等，表情自如，自主体位，步态正常，精神欠佳，查体合作，对答切题。全身皮肤黏膜无黄染，未见皮疹及出血点，无肝掌和蜘蛛痣。全身浅表淋巴结未扪及肿大，两侧颜面部不对称，两侧额纹不对称，头颅无畸形，后枕部可见一长约 6cm 弧形手术瘢痕，愈合良好。两侧瞳孔同圆等大，对光反应正常，眼球运动正常。咽喉充血、水肿，扁桃体无肿大，悬雍垂居中。颈软，颈静脉不充盈，气管居中，双侧甲状腺正常。两肺叩诊呈清音，呼吸音低弱，两肺闻及痰鸣音。心尖搏动位于左侧第 5 肋间左锁骨中线内 0.5cm，心尖部无震颤、无摩擦感，心脏浊音界无扩大，心率 61 次/分，心律齐，心音有力，各瓣膜听诊区未闻及病理性杂音。腹壁柔软，无肌紧张，上腹部压痛（±），无反跳痛，下腹部可见一长约 4cm 手术瘢痕，愈合良好。生理反射存在，病理反射未引出。

2. 中医诊断

胃痛（寒邪客胃证）。

3. 中医诊断依据

依据患者上腹部疼痛的临床特征，诊断为胃痛。患者现症见上腹部胀满，反酸，口干、口苦，腹部隐痛不适，胃脘部嘈杂不适，咽部异物感，口中黏腻、异味明显等。因患者饮食不洁，脾胃受损或素体脾胃虚弱，中阳不振，寒从内生，以致脾不运化，胃失和降，而发生疼痛。

（二）诊疗过程

首诊：刘教授查房时查体见患者咽喉充血、水肿，故初诊中药汤剂以解表祛邪、散寒为主，用方以荆防败毒散加减，用药有荆芥、防风、羌活、独活、桂枝、麻黄、白芷、蜜旋覆花、干姜等。3 剂，日 1 剂，水煎服。

二诊：查体见患者咽部无充血、水肿，故调整中药汤剂以健脾和胃、散寒降逆为主，用方以香苏散合良附丸加减，用药有干姜、柿蒂、海螵蛸、浙贝母、山药、制吴茱萸、煅瓦楞子、蜜旋覆花、黄芪、人参、白术等。3 剂，日 1 剂，水煎服。

三诊：查房时患者自诉上腹部胀痛、反酸明显缓解，但仍有胀的感觉，上方加枳壳、陈皮，继续服用 3 剂，日 1 剂，水煎服。

四诊：患者出院时上腹部胀满明显缓解，无反酸。嘱患者院外继续口服汤剂，饮食清淡，避免食用寒凉及辛辣刺激性食物。

（三）医案解析

1. 文献学习

《黄帝内经》即有有关胃痛的记载，认为胃痛的发生与肝气郁结有关，如《素问·六元正纪大论》所说："木郁之发……民病胃脘当心而痛。"古代文献中本病与心痛不分，常统称"胃心痛""心胃痛"等，如《外台秘要·心痛方》曰："足阳明为胃之经，气虚逆乘心而痛，其状腹胀归于心而痛甚，谓之胃心痛也。"这里所说的胃心痛即包括胃痛。《备急千金要方·心腹痛》中列有 9 种心痛，实际上多指胃痛而言。明代开始，将胃痛与心痛作出明确的鉴别，如明代医家王肯堂在《证治准绳》中写道："或问丹溪言心痛即胃脘痛，然乎，曰，心与胃各一脏，其病形不同，因胃脘痛处在心下，故有当心而痛之名，岂胃脘痛即心痛者哉？"《医学正传·胃脘痛》也说："古方九种心痛……详其所由，皆在胃脘，而实不在于心也。"此内容对这两种病进行了较为明确的区分。

2. 诊疗分析

刘教授讲述引起胃痛的主要病因有感受寒邪、饮食不节、肝气郁结，以及过劳、久病、治疗不当等，但不管哪种原因，都会导致脾胃虚弱。胃为阳土，喜润恶燥，为五脏六腑之大源，乃多气多血之腑，主受纳腐熟水谷，其气以和降为顺。所以，感受外邪、内伤饮食、情志失调、劳倦过度，皆可伤及胃腑，致胃气失和，气机郁滞，则胃脘作痛。脾胃的受纳运化，中焦气机的升降，有赖于肝之疏泄，若肝气不舒，则横逆犯胃而导致胃痛。脾与胃相表里，同居中焦，共奏受纳运化之功，脾气主升，胃气主降，胃之受纳腐熟，赖脾之运化升清，所以胃病常累及脾，脾病常累及胃。但胃为阳土，其病多实，脾属阴土，其病多虚，所以脾气健运与否，在胃痛的发病中也起着重要的作用。胆之通降，有助于脾之运化、胃之和降。胆病失于疏泄，可致肝胃气滞。若胆腑通降失常，腑气不降，逆行入胃，胃气失和，气机不利，则脘腹作痛。肾为胃之关，脾胃之运化腐熟功能正常与否，全赖肾阳之温煦，所以肾阳不足，可致脾阳不振、脾肾阳虚。反之脾胃虚寒，日久必损及肾阳。胃喜润恶燥，肾寓真阴真阳，肾之真阴乃诸阴之本，先天之肾赖后天之胃以滋养，后天之胃靠先天之肾以生化。若肾阴亏耗，肾水不足，不能上济于胃，或胃阴亏损，久则耗伤肾阴，而成胃肾阴亏，阴虚胃络失于濡养而作痛。所以在治疗本病的过程中，病位在胃，但与肝胆、肾脏密切相关。

3. 效果见验

刘教授临床治疗胃痛在健脾和胃、温阳散寒的基础上，提出补肺化痰之法。痰湿为人体代谢障碍所形成的病理产物，因脾胃虚弱，常容易酿生痰湿，而痰湿通过三焦通道，储存在肺脏，日久对肺脏功能形成损伤，使得气虚加重。所以根据临床经验，选用化痰补肺药物可达到意想不到的效果。

4. 临床体会

因脾胃为后天之本，需要我们日常顾护，所以日常饮食起居非常重要。在治疗本病的过程中不只是着眼于一个脏器，而要考虑胃与其他脏器的关系。刘教授认为，治疗任何疾病，当先从肺论之，肺为华盖，主一身之气，所以在治疗本病时多加紫菀、款冬花、白前、前胡等化痰药物，既可宣肺，又可以化痰。

四、"逆流挽舟法"治疗痢疾

（一）临床资料

1. 病例

[**病史**] 患者刘某，女，57岁，2023年7月3日入院。主诉：黏液脓便伴腹痛、腹泻3个月，加重半个月。患者3个月前因饮食不洁出现黏液脓便，伴有腹痛、腹泻、里急后重，排便后腹痛稍缓解，每日排便3~4次，恶心呕吐，胃痛、反酸、烧心，无便血，后就诊于宁夏某医院，经检查，诊断为溃疡性结肠炎，予以口服蒙脱石散治疗，上述症状未见改善。2个月前，上述症状加重，就诊于银川市某医院，予以中药汤剂灌肠治疗，并予口服美沙拉嗪（2克/次，2次/日）、伊托必利（50毫克/次，3次/日），上述症状好转。半个月前，患者因停服上述药物，黏液脓便次数增多，每日排便3~5次，伴有里急后重、腹痛、腹胀，现为求进一步中医治疗，就诊于我院门诊，以"溃疡性结肠炎"收住入院。入院症见：黏液脓便伴腹痛、腹胀、腹泻，大便不成形，每日排便3~4次，里急后重感明显，无肉眼便血，恶心呕吐，口干、口苦，反酸、烧心，胸前疼痛，头晕头昏，晨起少许咳嗽、咳痰，咳白色黏痰，不易咳出，颈部、腰部及四肢关节疼痛，纳少，眠可，手足温，汗出多，小便可，近3个月体重下降约7kg。舌苔水滑，舌体稍有胖大，脉细弱。

[**辅助检查**] 电子肠镜：慢性结肠炎（UC可能），内痔。血常规：淋巴

细胞百分比 45.6%，中性粒细胞百分比 33.2%，中性粒细胞计数 1.91×10^9/L，平均红细胞血红蛋白浓度 316g/L。血沉：50mm/h。便常规：镜检白细胞 0~2 个/HP，红细胞 2~5 个/HP，潜血（+）。

[体格检查] 体温 36.0℃，脉搏 82 次/分，呼吸 20 次/分，血压 93/65mmHg。神志清晰，发育正常，营养中等，表情自如，自主体位，步态正常，精神欠佳，查体合作，对答切题。腹无膨隆，未见腹壁静脉曲张及蠕动波。腹壁柔软，无肌紧张，脐周压痛（+），无反跳痛，肝脾肋下未触及，无液波震颤，未触及包块。肝脾区均无叩击痛，无移动性浊音，双肾区无叩击痛。肠鸣音 6 次/分，未闻及血管杂音。

2. 中医诊断

痢疾（脾肾阳虚证）。

3. 中医诊断依据

患者主因"黏液脓便伴腹痛、腹泻 3 个月，加重半个月"入院。根据患者临床特点为黏液脓便、腹痛、腹泻、里急后重，以及电子肠镜检查结果，辨病为"痢疾"。该患者凌晨 5~6 点有便意，晨起排便明显，排便后里急后重感有所缓解，此次发病，咽喉充血，肢体关节疼痛，是有外感寒湿之邪，经久不化，损伤脾胃，寒湿之气与气血相搏结，大肠传导功能失调，气血瘀滞，而致肠道黏膜受损腐败化为脓血便，故可先出现颈腰关节疼痛；损伤脾胃，脾胃运化功能失调，导致胃肠道疾病。结合患者舌苔水滑，舌体稍有胖大，可知寒湿阻滞中焦，辨证为脾肾阳虚证。

（二）诊疗过程

首诊：刘教授查房时查体见患者咽喉充血、水肿，两肺呼吸音低，可闻及痰鸣音，故初诊中药汤剂以解表祛邪、散寒化湿为主，用方以荆防败毒散加减，用药有荆芥、防风、羌活、独活、桂枝、麻黄、白芷等。3 剂，日 1 剂，水煎服。

二诊：查体见患者咽部无充血、水肿，故调整中药汤剂以益气健脾、化湿止泻为主，用方以大建中汤加减，用药有干姜、人参、黄芪、炒苍术、砂仁、广藿香等。4 剂，日 1 剂，水煎服。

三诊：查房时患者腹痛、腹泻基本缓解，复查便常规化验未见隐血，予中药汤剂以温肾健脾为主，上方加入炒白芍、熟地黄、巴戟天等，继续服用 3 剂，日 1 剂，水煎服。

（三）医案解析

1. 文献学习

"逆流挽舟法"是清代医家喻嘉言第一个提出来的治法。《医门法律·

痢疾门》曰："脱失下痢一证……至夏秋热暑湿三气交蒸互结之热，十倍于冬月矣。外感三气之热而成下痢，其必从外而出之，以故下痢必从汗，先解其外，后调其内……失于表者，外邪但从里出，不死不休。故虽百口之远，仍用逆流挽舟之法，引其邪而出之于外，则死证可活，危证可安。"此法的提出对后世医家产生了深远的影响。喻氏运用此法治疗外感风寒湿邪陷里而成的痢疾，因其证为风寒湿邪从表陷里，治宜透邪出表，这种透散表邪、舒畅里滞而治疗痢疾的方法被称为"逆流挽舟"法，其代表方为败毒散。

2. 诊疗分析

刘教授认为，治疗该病，第一步先辨表里，因邪气从口鼻、咽喉进入人体，或从肌表进入人体，用"逆流挽舟法"使邪气散发，以荆防败毒散主治，机理为解表止泻、疏散表邪，表气疏通，里滞亦除。第二步从脾胃虚证论治，"邪之所凑，其气必虚"，以健脾和胃、调和气血为主，方选大建中汤，以益气补中、升清举陷。其中寒湿之症用苍术、干姜、肉桂以温补脾肾；芍药、甘草、当归以调和气血；阳虚为主用桂枝、干姜、肉桂；水邪为主用茯苓、泽泻。第三步以温补脾肾为主。最后，在各治疗阶段，谨守病机，对症治疗。

3. 效果见验

刘教授认为，本病反复发作，缠绵不愈，病机虚实夹杂，其中脾虚湿滞、气血失调是溃疡性结肠炎的关键病机，治疗以健脾化湿、调和气血为法，运用败毒散正邪兼顾、气血并调，正合本病病机。败毒散方中荆芥、羌活、独活、麻黄发散外邪给邪气以出路；无湿不成泻，平素脾胃虚弱之人，脾不健运，则湿邪内生，内湿容易招致外湿，外湿入里与脾湿相合，湿邪下趋肠道而成下痢，故应两解表里之湿，用人参、茯苓、炙甘草健脾渗湿；同时人参、炙甘草益气健脾、助正祛邪。诸药合用，共奏祛邪健脾止泻之功。

4. 临床体会

临床运用"逆流挽舟法"治疗各种原因导致的邪气由表入里所造成的疾病，不仅局限于治疗泄泻、痢疾。"逆流挽舟法"给我们的启示是：需要领悟其中透邪外出的方法，而不是具体的方药运用。刘教授临证疏散表邪、健脾补肾、调和气血之法配合艾灸、针刺，调整饮食综合治疗，效果显著。

五、温脾汤加减治疗顽固性便秘

（一）临床资料

1. 病例

［**病史**］患者女性，45 岁。主诉：排便费力、大便干燥间作 20 年，加重 1 周。患者诉 20 年前无明显诱因出现排便费力，无便意，腹胀，大便 5~6 日 1 次，量少、干燥，燥如羊屎，努挣无力，自行口服番泻叶、果导片等药物治疗后症状稍缓解。此后上述症状反复发作，基本为 6 日解一次大便，间断就诊于当地医院行肠镜检查，未见明显异常（未见电子报告单），于当地诊所口服中药汤剂治疗，大便干燥、费力未见明显缓解。此后患者平均 3 日服用番泻叶一次，同时多食蔬菜、水果以通便，停服番泻叶后不能自行排便。患者诉 6 年前大便干燥、排便费力，自行停服番泻叶后，调整饮食结构以改善大便，仍为 5~6 天排便一次。2022 年多次就诊于我院口服中药汤剂，经润肠通便药物治疗后，平均 5 天排便一次，便质稍较前缓解。1 周前无明显诱因感排便费力较前加重，大便干燥，燥如羊屎，努挣无力，乏力明显，为求进一步中医治疗，今来我院就诊，门诊拟"便秘"收住入院。入院症见：排便费力，无便意，大便干燥，努挣无力，下腹胀满，时有腹部隐痛，便后肛门灼热明显，头晕头昏，无头痛，乏力，气短，夜间偶有心慌心悸，胸闷，胸前区疼痛，双目干涩，口干，咽干咽痒，咽部异物感，咳痰少，双手足心凉，恶寒、怕冷、怕风，后背及双肩酸胀，烦躁易怒，腰部酸困，双下肢酸困，双上肢晨起有肿胀感，纳食欠佳，胃脘胀痛，无反酸，烧心明显，夜寐欠佳，睡后易醒，小便调，无便血，无坠胀感，近期体重未见明显减轻。舌暗红，苔白腻，脉沉细弱。

［**辅助检查**］血常规：白细胞计数 3.44×10^9/L↓，淋巴细胞百分比 44.2%↑，中性粒细胞百分比 46.4%↓，血红蛋白浓度 108g/L↓，红细胞压积 34.1%↓。血糖、肝功能、肾功能、尿常规未见明显异常。心电图：窦性心动过缓，可能是异常心电图。腹部彩超：肝、门静脉、胆、胰、脾、双肾未见明显异常。

［**体格检查**］体温 36.3℃，脉搏 57 次/分，呼吸 16 次/分，血压 119/85mmHg。唇暗红，咽喉充血、水肿，扁桃体无肿大，悬雍垂居中。呼吸音低弱，两肺闻及痰鸣音。心率 57 次/分，心律齐，心音有力，各瓣膜听诊区未闻及病理性杂音。腹无膨隆，未见腹壁静脉曲张及蠕动波。腹壁柔软，无肌紧张，无压痛及反跳痛。肠鸣音正常，3 次/分，未闻及血管杂音。

2. 中医诊断

便秘（阳虚秘）。

3. 中医诊断依据

患者主因"排便费力、大便干燥间作 20 年，加重 1 周"入院，辨病属中医学"便秘"范畴。便秘病位主要在大肠，与肺、脾、胃、肝、肾等脏腑关系密切。患者平素饮食不节，损伤脾胃，脾失健运，寒湿内生，困阻气机，故排便费力，排便周期延长，久病寒湿蕴热，热与肠中糟粕燥结，故大便干燥；脾胃为气血生化之源，脾胃虚弱，气血生化乏源，气虚则乏力、气短；肾阳不足则腰部及双下肢酸困；阳虚内寒，温煦无权，则四肢不温、恶寒、怕冷。结合舌暗红，苔白腻，脉沉细弱，故辨证为阳虚秘。

（二）诊疗过程

首诊：刘教授查体见患者咽喉充血、水肿，早期中药汤剂以疏风散寒、润肠通便为主。用药有荆芥、防风、羌活、独活以疏散表邪；患者大便干燥，故加北沙参、五味子、炒白芍、桑椹、黄精养阴润燥；患者眠差，加炒酸枣仁、远志；患者咳痰，加紫菀、款冬花、百部等。3 剂，日 1 剂，水煎服。

二诊：患者咽喉无充血、水肿，大便干，手足不温，恶寒、怕风，腹中疼痛，给予中药汤剂以温脾汤加减，方中用黄芪、制附子、酒大黄、人参、干姜、甘草、柏子仁、郁李仁，药后腹部疼痛未见缓解，加炒白芍、吴茱萸以散寒止痛。3 剂，日 1 剂，水煎服。

三诊：查房患者诉现每天可排便一次，便软成形，排便通畅，其他伴随症状均有较大改善，纳可，寐可，舌苔薄白，脉沉稍弦，考虑患者寒积已去大半，原方加肉苁蓉、姜半夏、细辛。3 剂，日 1 剂，水煎服。

四诊：患者出院前大便正常。嘱患者院外避免过食辛辣、油炸、生冷食物，多食蔬菜、水果，养成良好的排便习惯，保持心情舒畅。

（三）医案解析

1. 文献学习

历代文献对便秘的命名不一。便秘之症首见于《黄帝内经》，称为"大便难""后不利"。汉代张仲景在《伤寒论》中称便秘为"阳结""阴结""闭""脾约"等。李东垣有热燥、风燥、阳结、阴结之说。《丹溪心法》有"大便燥结"之述。明代张景岳根据病因不同将便秘又分为虚秘、风秘、热秘、寒秘、湿秘等。而"便秘"一词，首见于清代《杂病源流犀烛》一书中。

2. 诊疗分析

刘教授认为便秘病位主要在大肠，但五脏皆可致秘。五脏之中，与脾、肾、肺的关系尤为密切。脾主运化，胃主和降，胃与大肠相连，水谷入口，经脾的运化输布，胃的腐熟，最后输入大肠。肾司二便，肾气不足，则大肠传导无力，大便难以排出。肾精亏耗则肠道干涩，肾阳不足，命门火衰则阴胜内结。刘教授认为便秘的病因病机有气虚阳衰、胃肠热盛、气机郁滞、阴血亏虚、阴寒凝结等，对其治疗应审证求因，当辨明寒热虚实，病程短、起病初多属热属实，病情日久多属虚实夹杂。该患者常年偏嗜冷饮之品，使脾阳受损，阴寒凝结，运化无力，大肠传导功能失司，导致寒积便秘，治以温脾汤加味。方中制附子、干姜、人参温中助阳、散寒化凝；吴茱萸温肝散寒止痛，配伍酒大黄，取泻下冷积之力；肾阳不足，肠道传导无力，故加肉苁蓉以补肾阳、益精血、润肠通便；炙甘草调和诸药。标本兼治，诸症皆解。

3. 效果见验

刘教授在应用温脾汤治疗便秘的基础上，提出化痰通便法。肺与大肠相表里，肺燥、肺热移于大肠，导致大肠传导失司，而成便秘。肺气壅滞，则大肠腑气不通而出现腹胀、便秘等症状。肺主宣肃，调畅气机，同时能散布脾气上输之精微，濡润肠道，使大肠不至燥气太过。故刘教授对于痰热秘可加桑白皮、前胡、射干以清热化痰；对于痰湿秘加姜半夏、百部、紫菀、款冬花、紫苏子等温化寒痰。

4. 临床体会

患者就诊前长期服用酚酞片、大黄、番泻叶等泻物，常联合应用清热解毒类药物如黄连等，极易损伤脾肾阳气，病久阳气虚弱，故治疗一定要固护脾胃之气，加健脾药物如炒白术、黄芪、桂枝等，以补为通，升降复常，肠腑乃通。且对于大黄、附子的运用，刘教授强调重药轻用，轻药重用，切不可过用，要做到中病即止。

六、益气健脾、和胃降逆法治疗慢性萎缩性胃炎

（一）临床资料

1. 病例

[**病史**] 患者曹某，男，58岁。主诉：上腹胀痛间作30年，加重1周。患者于30年前无明显诱因出现上腹胀痛，进食寒凉食物则加重，喜温喜按，口服三九胃泰颗粒，上述症状好转。其间患者上述症状反复，10余年前因

饮食不规律、饮酒后感症状加重，伴有反酸、烧心，自行口服奥美拉唑肠溶胶囊、摩罗丹、附子理中丸等药物治疗，症状可有减轻。2023 年 10 月 10 日患者就诊于宁夏某医院行电子无痛胃镜检查，提示食管黏膜下隆起，反流性食管炎（LA－a 级），慢性萎缩性胃炎（C－1），胃体下段黏膜下隆起。1 周前，患者因饮食不规律感上述症状加重，现为求进一步中医治疗，就诊于我院门诊，门诊以"慢性萎缩性胃炎"收住入院。入院症见：胃胀、胃痛，反酸、烧心，胃脘部怕凉，进食生冷食物后症状加重，口干、口苦，乏力，纳差，咳少许白色黏痰，可咳出，胸闷气短偶作，心慌心悸，眠差，入睡困难，梦多易醒，易出汗，手足冰凉，大便偏稀，易腹泻，小便频数，近期体重未见明显增减。舌质偏暗，苔白腻，脉细弱。

[**辅助检查**] 电子无痛胃镜：食管黏膜下隆起，反流性食管炎（LA－a 级），慢性萎缩性胃炎（C－1），胃体下段黏膜下隆起。

[**体格检查**] 体温 36.0℃，脉搏 72 次/分，呼吸 18 次/分，血压 124/75mmHg。神志清晰，发育正常，体型正常，表情自如，自主体位，步入病房，精神一般，查体合作，对答切题。咽喉充血、水肿，双侧扁桃体无肿大，悬雍垂居中，舌根有 5 个息肉。两下肺叩诊呈浊音，呼吸音粗，两肺可闻及痰鸣音。心尖搏动位于左侧第 5 肋间左锁骨中线内 0.5cm，心尖部无震颤、无摩擦感，心脏浊音界无扩大，心率 72 次/分，心律齐，心音低，各瓣膜听诊区未闻及病理性杂音。腹部无膨隆，未见腹壁静脉曲张及蠕动波，腹壁柔软，无肌紧张，上腹压痛（＋），无反跳痛，肝脾肋下未触及，无液波震颤，未触及包块。肝脾区均无叩击痛，无移动性浊音，双肾区无叩击痛。肠鸣音正常，5 次/分，未闻及血管杂音。

2. 中医诊断

胃脘痛（脾胃虚寒证）。

3. 中医诊断依据

患者主因"上腹胀痛间作 30 年，加重 1 周"入院，依据患者多因饮食不规律、饮酒后发病的发病特点，辨病属中医学"胃脘痛"范畴。因患者平素饮食不节，脾胃受损，日久则脾胃虚弱，脾虚气血生化无源，不容则痛，故上腹部疼痛、疲乏无力；脾主四肢，阳虚失于温煦，故手足易偏凉。结合舌质偏暗，苔白腻，脉细弱，四诊合参，辨证属脾胃虚寒证。

（二）诊疗过程

首诊：刘教授查房时查体见患者咽喉充血、水肿，表证明显，故初诊中药汤剂以解表祛邪、散寒化湿为主，用方以荆防败毒散加减，用药有荆芥、防风、羌活、独活、桂枝、麻黄、白芷、苍术，细辛等。3 剂，日 1

剂，水煎服。

二诊：查体见患者咽部无充血、水肿，咽后壁未见明显滤泡，故调整中药汤剂以益气健脾、和胃降逆、制酸止痛为主，用方以补中益气汤合黄芪建中汤加减，用药有黄芪、人参、白术、桂枝、干姜、炙甘草、煅瓦楞子、旋覆花、柿蒂、制吴茱萸、姜半夏、炒苍术、细辛、砂仁等。3 剂，日1 剂，水煎服。

三诊：查房时患者自诉胃胀、胃痛、反酸、烧心，以及胃脘部怕冷症状均有明显缓解，且食欲大增，考虑患者既往有胃息肉切除病史，上方加入佩兰以化湿，加入鸡内金抑制胃息肉增生，继续服用 3 剂，日 1 剂，水煎服。

（三）医案解析

1. 文献学习

胃痛之名最早记载于《黄帝内经》，如《灵枢·邪气脏腑病形》指出："胃病者，腹膜胀，胃脘当心而痛。"《三因极一病证方论·九痛叙论》言："夫心痛者，在方论则曰九痛，《内经》则曰举痛，一曰卒痛。种种不同，以其痛在中脘，故总而言之曰心痛，其实非心痛也。"《医学正传·胃脘痛》认为"古方九种心痛……详其所由，皆在胃脘，而实不在于心也"，对本病的治则提出了"气在上者涌之，清气在下者提之，寒者温之，热者寒之，虚者培之，实者泻之，结者散之，留者行之"。清代高世栻在《医学真传·心腹痛》中提出应辩证地理解"通则不痛"之法，其曰："夫通则不痛，理也，但通之之法，各有不同，调气以和血，调血以和气，通也，下逆者使之上行，中结者使之旁达，亦通也，虚者助之使通，寒者温之使通，无非通之之法也。"

2. 诊疗分析

刘教授认为慢性萎缩性胃炎在中医学中病因有二：其一，饮食劳倦及外邪致病；其二，情志内伤所致。慢性萎缩性胃炎的发病在胃，与肝、脾密切相关，由于脾胃虚弱、脾阳不足，胃黏膜屏障功能低下，邪气侵犯胃腑而发生。依据该患者发病特点，因其饮食长期不规律、吸烟、饮酒、药物、感染等，加重积食，使湿气、痰、热气、瘀血、毒素等进一步损害脾胃，导致胃肠失养，最终引起胃黏膜层的萎缩。对此刘教授提出和胃降逆法、疏肝和胃法、健脾益气法、温脾散寒法，认为本病的中医治疗原则为扶正祛邪，根据阴阳、气血、寒热、虚实之不同而分别予以不同的治法，其中脾胃虚寒者宜温中止痛，气滞者宜疏肝理气。根据中医整体观念及辨证施治的原则，临床分型辨证，采用温中健脾、和胃降逆、制酸止痛的治疗方法为主。

3. 效果见验

刘教授认为，该患者病程时间长，病情缠绵，虚实夹杂，起病多以脾胃虚弱为基础。因此，治疗本病要注重补虚固本。根据"虚则补之"的原则，常可选用黄芪健中汤、补中益气汤、四君子汤等补益脾气，疗效较好。方中重用黄芪、人参补中益气；桂枝、干姜、制吴茱萸温中散寒；细辛、半夏、苍术温胃化饮；反酸、呃逆较多，加入煅瓦楞子、柿蒂、旋覆花等和胃降逆；砂仁以健脾益气；甘草调和诸药。

4. 临床体会

目前西医治疗慢性萎缩性胃炎主要以抑制胃酸分泌、促进胃肠动力等药物治疗为主。中医药对慢性萎缩性胃炎的治疗有独特的优势，若辨证准确，用药治疗往往每获良效。结合中医外治法，如穴位贴敷、艾灸等温中健脾，并嘱患者注意调节生活饮食。治疗效果较好。

参考文献

[1] 张声生，唐旭东，黄穗平，等. 慢性胃炎中医诊疗专家共识意见（2017）[J]. 中华中医药杂志，2017，32（07）：3060 – 3064.

[2] 官锦帅，李影，丁舸. 逆流挽舟法古今探讨 [J]. 国医论坛，2018，33（02）：14 – 16.

[3] 黄梦遥，陈国忠，郑日辉，等. 中医常用外治法治疗重症急性胰腺炎研究进展 [J]. 中国中医药信息杂志，2023，30（02）：178 – 180.

[4] 王洋，孟胜男，张鑫，等. 中药治疗肠道菌群失调研究进展 [J]. 环球中医药，2015，8（05）：620 – 623.

[5] 吴娇，王聪. 黄芪的化学成分及药理作用研究进展 [J]. 新乡医学院学报，2018，35（09）：755 – 760.

[6] 吴珊珊，范铁兵. 中医药治疗急性胰腺炎的临床应用进展 [J]. 中国中医急症，2020，29（02）：370 – 372.

[7] 孙晨，朱辉，董德涛，等. 黄芪提取物抗氧化活性研究 [J]. 山东化工，2020，49（08）：27 – 28 + 31.

[8] 门秋爽，李晓玲，孙凤霞. 关幼波"痰瘀学说"在慢性乙型肝炎肝硬化治疗中的运用 [J]. 北京中医药，2021，40（07）：719.

第五部分　肝胆病医案

一、消痈排脓法治疗急性水肿性胰腺炎

（一）临床资料

1. 病例

[**病史**] 患者何某，男，38 岁，2023 年 12 月 3 日入院。主诉：腹痛、腹胀 1 个月余，伴乏力 1 周。现病史：患者于 2023 年 10 月 30 日进食油腻及饮酒后出现上腹部剧烈疼痛，伴明显腹胀、大汗淋漓、大便不通，遂就诊于吴忠市人民医院急诊科，完善血常规、腹部 CT 等检查后明确诊断为急性胰腺炎，进一步就诊于宁夏医科大学总医院急诊科，完善相关检查后转至肝胆外科住院治疗，住院期间给予抗感染、补液、纠正电解质紊乱及禁食等治疗后，症状缓解出院。近 1 周患者自觉腹胀明显，疲乏无力，时有头晕，2023 年 11 月 29 日于宁夏医科大学总医院复查上腹部 CT：①（急性胰腺炎治疗后复查）急性水肿性胰腺炎，胰腺周围少量渗出液（对比 2023 年 11 月 11 日，胰腺周围稍吸收减少）；②腹腔少量积液；③胰腺颈部小脂肪瘤。今日为求进一步中医治疗，遂就诊于我院，门诊拟"急性水肿性胰腺炎轻症"收住入院。入院症见：患者腹部胀满，时有隐痛，左上腹偶有抽痛，时有头晕，疲乏无力，气短，心慌心悸时作，汗出不多，纳食量少，不能进食米面肉类，口干，无明显口苦，时有咳嗽，少量咳痰，不易咳出，后腰部酸胀不适，睡眠欠佳，梦多、易醒，下腹部憋胀，大便干结、量少，排便费力，小便正常，近 1 个月体重减轻 10kg。舌质淡，苔白腻，脉细无力。

[**辅助检查**] 腹部 CT：①（急性胰腺炎治疗后复查），急性水肿性胰腺炎，胰腺周围少量渗出液（对比 2023 年 11 月 11 日，胰腺周围稍吸收减少）；②腹腔少量积液；③胰腺颈部小脂肪瘤。胸部正侧位片：双肺纹理稍增强，左肺下叶少许感染灶，建议 CT 进一步检查。心电图：心率 66 次/分，正常窦性心律。血常规：中性粒细胞百分比 44.0%↓，淋巴细胞百分比 43.8%↑，中性粒细胞计数 1.89×10^9/L↓，红细胞计数 3.8×10^9/L↓。肝功能：总胆红素 23.63μmol/L↑，直接胆红素 8.05μmol/L↑。肾功能：肌酐 53.4μmol/L↓。血糖、血脂、尿常规、便常规未见明显异常。甲状腺

及颈部淋巴结彩超：右侧甲状腺低回声结节，双侧颈部淋巴结增大。甲功五项未见明显异常。

[体格检查] 体温 36.4℃，脉搏 79 次/分，呼吸 20 次/分，血压 112/76mmHg。神志清晰，发育正常，营养中等，表情痛苦，自主体位，步态正常，精神欠佳，查体合作，对答切题。咽部充血、水肿，双侧扁桃体无肿大，悬雍垂居中。两肺叩诊呈清音，呼吸音低，两肺可闻及少量痰鸣音。心尖搏动位于左侧第 5 肋间左锁骨中线内 0.5cm，心尖部无震颤、无摩擦感，心脏浊音界无扩大，心率 79 次/分，心律齐，心音有力，各瓣膜听诊区未闻及病理性杂音。腹壁柔软，剑突下及左上腹压痛（＋），全腹无反跳痛，肝脾肋下未触及，无液波震颤，未触及包块。

2. 中医诊断

腹痛（湿浊中阻证）。

3. 中医诊断依据

患者主要临床症状为腹胀、腹痛，中医辨病当属"腹痛"范畴。患者平素喜食肥甘厚味，湿浊凝滞，中阳被遏，脉络痹阻，故出现上腹部剧烈疼痛；湿邪瘀滞日久，脾失运化，故见舌苔白腻；痰湿阻络，可见胸闷气短。结合舌苔、脉象，四诊合参，故辨证为湿浊中阻证。

（二）诊疗过程

首诊：患者咽部充血明显，两肺叩诊呈清音，呼吸音低，两肺可闻及少量痰鸣音，故给予中药以疏风散邪、利水消肿为主，方药以荆防败毒散加减。患者有腹腔积液，胰腺炎胰头水肿，伴有腹部疼痛，故在方中加葶苈子、薏苡仁、冬瓜子以消痈排脓、利水消肿；时有咳痰，不易咳出，胸部正侧位片提示左下肺炎症，上方加款冬花、前胡、白前、紫菀、百部以化痰止咳。3 剂，日 1 剂，水煎服。

二诊：患者痰可咳出，仍感乏力明显，腹部隐隐作痛，查体见咽部无明显充血，调整中药汤剂以益气扶正、健脾化湿为主。方药以参苓白术散为基础，加大人参的用量，加黄芪、炙黄芪以增加补气力度；继续给予薏苡仁、冬瓜子、葶苈子、皂角刺以消痈排脓；腹部隐痛，加茜草炭、醋香附、炒白芍、旋覆花以理气止痛；心神不安，睡眠差，给予炒酸枣仁、远志、柏子仁、郁李仁以养心安神。4 剂，日 1 剂，水煎服。

三诊：患者乏力、气短症状较前缓解，睡眠改善，腹部疼痛稍缓解，继续给予上方巩固治疗。

四诊：出院时患者无明显乏力，睡眠明显改善，无明显腹痛，继续以上方巩固治疗。

（三）医案解析

1. 文献学习

急性胰腺炎是一种较常见的急腹症，是指胰腺内胰酶因多种原因被异常激活，引起胰腺组织自身消化、出血、水肿、坏死等炎症损伤，临床表现为急性上腹疼痛、发热、呕吐、恶心、血胰酶升高等。急性胰腺炎根据其临床表现可归属于中医学"胰瘅""脾心痛""腹痛"等范畴，如《灵枢·厥病》所言：腹胀胸满，心尤痛甚，胃心痛也……厥心痛，痛如以锥针刺其心，心痛甚者，脾心痛也。"多数学者认为胆结石、饮食不洁、情志失常及外邪内侵是急性胰腺炎发生的主要原因，其基本病机为湿、热、瘀、毒结于中焦，致中焦气机运行不畅，腑气不通，不通则痛。其病位多为少阳、阳明合病，可累及肺、脾胃、肝等多个脏腑，治疗上多采用通腑攻下、清热解毒、活血化瘀等法。其中，通腑是治疗急性胰腺炎的关键所在。

2. 诊疗分析

刘教授认为急性水肿性胰腺炎的病理性质属湿浊中阻，导致中焦淤堵不通，故治疗的关键在于消痈排脓、通腑泄浊。前人治疗肠痈有经典方大黄牡丹汤，借鉴至此，考虑胰头水肿也可以用炒桃仁、冬瓜子、薏苡仁之类以消痈排脓，再辅以大柴胡汤以通腑泄浊。研究表明通腑泻下消痈法不仅能明显改善胃肠功能、保护胃肠道的屏障功能、减少肠源性内毒素产生及吸收、抑制细菌感染，而且能抑制全身炎症反应的发生和发展、组织器官损伤。待机体浊毒祛除后患者腹痛、腹胀等不适症状则能缓解。

3. 效果见验

刘教授认为"祛邪必伤正"，体内浊毒祛除后，正气也会不同程度的损伤，故应重视扶正气。临床上善于运用黄芪、人参之类，并同时给予静滴黄芪注射液。黄芪注射液主要成分为黄芪，黄芪作为"补药之长"，具有升阳补气、养血生津、利水消肿、固表止汗等功效，其含有的黄芪多糖具有显著的抗氧化作用。前期临床研究已证实，黄芪注射液对急性胰腺炎具有良好的辅助治疗作用，能够有效减轻炎症反应程度，保护肠道屏障功能。

4. 临床体会

急性胰腺炎作为急诊科常见急症之一，西医治疗可以有效地控制病情，但在疾病的恢复方面显得束手无策。因此，中西医结合治疗就凸显出一定的优势。急性期以西医治疗为主，包括禁食、抗感染、肠外营养等治疗措施；待病情稳定后，则以中医治疗为主，包括口服汤药、中药灌肠等方法。中药以消痈排脓、通腑降浊治疗为主，同时兼顾补益正气，使邪祛而正不伤，从而促进病情的恢复。

二、茵陈五苓散治疗黄疸剧烈呕吐

（一）临床资料

1. 病例

[**病史**] 患者刘某，男，57 岁，2022 年 7 月 15 日入院。主诉：腹部胀满 2 个月余，加重伴全身黄染 1 周。患者 2 个月前无明显诱因出现腹部胀满，进食后加重，未予以重视亦未治疗。3 天前饮酒后出现目黄、身黄、尿黄，伴有乏力、恶心，无排陶土样便，无畏寒发热，为求中医进一步治疗，遂前往我院就诊。入院症见：身目俱黄，色泽鲜明，腹部胀满明显，胁部胀痛拒按，口苦，乏力不适，纳差，伴有恶心，大便秘结，小便短少而黄。舌苔黄腻，脉弦数。

[**辅助检查**] 肝功能：总胆红素 76μmol/L↑，直接胆红素 45μmol/L↑，间接胆红素 47μmol/L↑，碱性磷酸酶 145U/Lμmol/L↑。

[**体格检查**] 体温 36.3℃，脉搏 77 次/分，呼吸 19 次/分，血压 134/86mmHg。神志清晰，发育正常，营养中等，表情自如，自主体位，步态正常，精神欠佳，查体合作，对答切题。全身皮肤黏膜黄染，未见皮疹及出血点，无肝掌和蜘蛛痣。全身浅表淋巴结未扪及肿大，头颅无畸形，巩膜可见黄染，两侧瞳孔同圆等大，对光反应正常，眼球运动正常。咽喉充血、水肿，咽后壁可见散在大小不等滤泡，双侧扁桃体无明显肿大，悬雍垂居中。两肺叩诊呈清音，呼吸音低，两肺可闻及少量痰鸣音。心尖搏动位于左侧第 5 肋间左锁骨中线内 0.5cm，心尖部无震颤、无摩擦感，心脏浊音界无扩大，心率 77 次/分，心律齐，心音有力，各瓣膜听诊区未闻及病理性杂音。腹无膨隆，未见腹壁静脉曲张及蠕动波。腹壁柔软，无肌紧张，压痛（＋），无反跳痛，肝脾肋下未触及，无液波震颤，未触及包块。肝脾区均无叩击痛，无移动性浊音。肠鸣音 4 次/分，未闻及血管杂音。

2. 中医诊断

黄疸（阳黄 – 热重于湿）。

3. 中医诊断依据

依据患者目黄、身黄、尿黄的临床特征，诊断为黄疸。患者现症见身目俱黄，色泽鲜明，发热口渴，腹部胀满，大便秘结，恶心，纳差，口苦，胁部胀痛拒按，小便短少而黄，舌苔黄腻，脉弦数等，乃属阳黄的热重于湿证。因患者平素嗜酒，损伤脾胃运化，湿浊内生，郁而化热，熏蒸肝胆，发为黄疸。湿热熏蒸，胆汁排泄失常，泛滥肌肤则目黄、身黄；下渗膀胱则小便短少而黄；热为阳邪，"阳主明"，故黄色鲜明，热盛津伤则便秘；胃失和降则恶心呕吐、纳差；湿热阻于肝胆，疏泄不利，气滞血瘀，则胁部胀满拒按；舌苔黄腻、脉弦数，为湿热困遏脾胃、壅阻肝胆之征象。

（二）诊疗过程

首诊：刘教授查房时查体见患者咽喉充血、水肿，咽后壁可见散在大小不等滤泡，双侧两肺呼吸音低，可闻及少量痰鸣音，故初诊中药汤剂以解表祛邪、散寒除湿为主，用方以荆防败毒散加减，用药有荆芥、防风、羌活、独活、桂枝、麻黄、白芷、茵陈、苍术等。3剂，日1剂，水煎服。

二诊：查体见患者咽部无充血、水肿，咽后壁滤泡消失，故调整中药汤剂以清热利湿、通腑化热为主，用方以茵陈蒿汤加减，用药有茵陈、栀子、酒大黄、茯苓、泽泻、桂枝、苍术、黄芪、人参、白术等。4剂，日1剂，水煎服。

三诊：查房时患者自诉腹胀、恶心较前明显缓解，查体可见巩膜、皮肤黄染较前减轻，上方加炒白芍、山茱萸，继续服用3剂，日1剂，水煎服。

四诊：患者出院前复查肝功能均恢复正常，巩膜无黄染，皮肤及小便黄染明显改善。嘱患者院外忌酒，饮食清淡。

（三）医案解析

1. 文献学习

黄疸古时又作"瘅"，有关黄疸病的记载，最早出现在《阴阳十一脉灸经》中。《黄帝内经》记载了该病的病名和主要症状，如《素问·平人气象论》曰："溺黄赤，安卧者，黄疸。"汉代张仲景《伤寒杂病论》对黄疸病的诊断、形成机理、症状特点、治则方药、预后都有较为全面的论述，成为此后黄疸病证治疗的指南，其创制的茵陈蒿汤、大柴胡汤等至今仍在治疗黄疸中广泛使用。

2. 诊疗分析

刘教授认为无论湿热发黄还是寒湿发黄，湿邪往往贯穿于黄疸的始终。早在《金匮要略·黄疸病脉证并治》中就有记载："黄家所得，从湿得之。"湿邪蕴结于肝胆，疏泄失常，胆汁泛溢，上泛于目，外溢肌肤，下注膀胱而发为黄疸。或从热化，发为阳黄，身目黄色鲜明；湿热蕴结化毒，疫毒炽盛，充斥三焦，深入营血，甚至发为急黄，其黄色如金；或从寒化，发为阴黄，黄色晦暗。因此利湿退黄法也是本病的基础治疗方法。

3. 效果见验

刘教授临床治疗黄疸在利湿退黄的基础上，提出化痰散结之法。痰湿为人体代谢障碍所形成的病理产物，寒热之痰均可阻于肝胆，而使肝脏血流受阻，肝失疏泄，胆液溢于肌肤而为黄疸。热痰所致发为阳黄，寒痰所致发为阴黄，所以刘教授在治疗上根据不同的临床表现选用温化寒痰药和清化热痰药具有较好的效果。

此外，由于治疗黄疸所用清热药多属苦寒，刘教授在治疗过程中为防止苦寒败胃，方药中多加党参、白术、陈皮、砂仁等健脾开胃药，调和肝脾。脾胃为后天之本，气血生化之源，留得一分胃气，便有一分生机。

4. 临床体会

黄疸病程有长有短，如果患者病程较长，多伴有正气亏损。治疗黄疸的中药大多耗伤阳气，刘教授认为"有是证用是药"，对患者表现为阳虚者，方药中多加附子、麻黄、细辛、黄芪、人参、白术、桂枝等温阳益气之品，往往效果颇著。

三、健脾化湿、软坚散结法治疗肝硬化

（一）临床资料

1. 病例

[**病史**] 患者李某，男，40岁，2023年3月25日入院。主诉：乏力、腹胀间作2年余，加重1周。患者于2年余前无明显诱因出现乏力、腹胀，未予重视。至2021年3月患者因反复发热就诊于某医院第五医学中心，行腹部彩超检查，提示肝硬化、脾大，胆囊继发改变，脾静脉扩张，完善乙肝病毒DNA检测提示病毒复制，考虑为慢性乙型病毒性肝炎肝硬化，给予口服恩替卡韦分散片（0.5毫克/次，1次/日）、甘草酸二铵肠溶胶囊（150毫克/次，3次/日）、六味五灵片（3片/次，3次/日），上述症状减轻。此后患者长期服用上述药物，于2021年11月劳累后出现乏力、腹部胀满加重，伴双下肢浮肿、食欲不振，于2022年1月12日再次就诊于某总医院第五医学中心行腹部彩超检查：①肝硬化、脾大、腹水；②肝内多发不均质回声结节；③门静脉高压伴侧支循环开放；④胆囊继发改变；⑤脾静脉扩张。给予口服呋塞米片（20毫克/次，1次/日）、螺内酯（20毫克/次，1次/日），双下肢浮肿稍减轻。为求中医治疗，患者于2022年2月就诊于我院，住院治疗后双下肢浮肿消退，停服利尿药。2022年4月26日患者于某总医院第五医学中心复查，腹部彩超：①肝硬化、脾大；②肝内多发不均质回声结节；

③门静脉高压伴侧支循环开放；④胆囊继发改变；⑤脾静脉扩张。彩超提示腹水已消退，此后患者间断于我院门诊口服中药治疗。1 周前患者饮食不节后出现乏力、腹胀加重，伴腹泻，为求中医治疗，今日就诊于我院门诊，为进一步治疗，门诊拟"肝硬化"收住入院。入院症见：乏力，腹胀、腹泻，每日 3～4 次大便，胸闷气短，双下肢困重、疼痛，口干、口苦，反酸，心慌心悸，汗多，颈椎僵硬不适，腰部酸痛，双膝关节疼痛，手足心热、咳嗽、咳痰，痰白、易咳出，无呕血、黑便，无腹痛，纳差，睡眠差，小便调，近期体重未见明显改变。舌暗红，苔薄白，脉滑。

[辅助检查] 血常规：白细胞计数 $3.29 \times 10^9/L \downarrow$，淋巴细胞计数 $0.73 \times 10^9/L \downarrow$，血小板计数 $75 \times 10^9/L \downarrow$。肝功能：$\gamma$ - 谷氨酰转移酶 61.40U/L↑，总蛋白 64.30g/L↓，白蛋白 33.00g/L↓。肾功能：肌酐 132.20μmol/L↑，尿素 10.19mmol/L↑。尿常规：尿胆原（±），蛋白质（+），隐血（+）。心电图：正常窦性心律，正常心电图。血糖、便常规未见异常。腹部彩超：肝弥漫性病变，脾大，门静脉、胆、胰、双肾未见明显异常。

[体格检查] 体温 36.1℃，脉搏 82 次/分，呼吸 22 次/分，血压 123/81mmHg。神志清楚，发育正常，体型适中，慢性消耗病容，查体合作，对答切题，面色黧黑，巩膜轻度黄染，全身皮肤无黄染，无皮疹及出血点、肝掌、蜘蛛痣。全身浅表淋巴结未扪及肿大。唇暗，咽喉充血、水肿，双侧扁桃体无肿大，悬雍垂居中，咽峡可见数个疱疹。双肺呼吸音低，两肺可闻及痰鸣音。心尖搏动位于左侧第 5 肋间左锁骨中线内 0.5cm，心尖部无震颤、无摩擦感，心脏浊音界无扩大，心率 82 次/分，心律齐，心音有力，各瓣膜听诊区未闻及病理性杂音。腹部略膨隆，未见腹部静脉曲张及蠕动波。腹壁柔软、膨隆，无腹肌紧张，无压痛及反跳痛，肝脾肋下未触及，无液波震颤感，未触及包块。肝脾区无叩击痛，无移动性浊音，双肾区无叩痛，肠鸣音正常 4 次/分，未闻及血管杂音。双下肢轻度凹陷性水肿。

2. 中医诊断

臌胀（脾虚湿困证）。

3. 中医诊断依据

患者以乏力、腹胀为临床表现，腹部彩超提示肝硬化、脾大、肝内多发不均质回声结节、门静脉高压伴侧支循环开放，辨病属中医"积聚"范畴。患者久病，导致脾虚，故乏力、气短；脾气失运，则大便稀溏；气虚推动无力，故见腹胀；脾虚则湿蕴下肢，故双下肢困重；脾虚不能运化水湿，津液不能输布，故口干。结合其舌暗红，苔薄白，脉滑，四诊合参辨证为脾虚湿困证。

（二）诊疗过程

首诊：刘教授查房时查体见患者咽喉充血、水肿，咽峡可见数个疱疹，双侧两肺呼吸音低，可闻及少量痰鸣音，故初诊中药汤剂以解表祛邪、散寒除湿为主，用方以荆防败毒散加减，用药有荆芥、防风、羌活、独活、桂枝、麻黄、白芷、茵陈、苍术等。5 剂，日 1 剂，水煎服。

二诊：查体见患者咽喉无充血、水肿，咽峡疱疹消退，故调整中药汤剂以益气健脾、化湿降浊为主，用方以补中益气汤合五苓散加减，用药有黄芪、炙黄芪、人参、麸炒白术、升麻、金樱子肉、芡实、桔梗、仙鹤草、姜半夏、五味子、炒白芍、醋鳖甲、芥子、海螵蛸、煅瓦楞子、麸炒苍术、制吴茱萸等。30 剂，日 1 剂，水煎服。2022 年 4 月 26 日患者于某总医院第五医学中心复查腹部彩超：①肝硬化、脾大；②肝内多发不均质回声结节；③门静脉高压伴侧支循环开放；④胆囊继发改变；⑤脾静脉扩张。彩超提示腹水已消退。

三诊：腹水消退后，调整中药汤剂以益气健脾、软坚散结为主，用方以补中益气汤合鳖甲煎丸加减，用药有黄芪、炙黄芪、人参、麸炒白术、升麻、金樱子肉、芡实、桔梗、仙鹤草、姜半夏、五味子、炒白芍、醋鳖甲、芥子、海螵蛸、煅瓦楞子、麸炒苍术、制吴茱萸等。间断口服中药 100 剂左右。2023 年 4 月于我院复查腹部彩超，提示肝弥漫性病变，脾大，门静脉、胆、胰、双肾未见明显异常。门静脉、胆囊继发改变、脾静脉扩张已恢复正常。外院行腹部 CT 提示肝结节已消退。

（三）医案解析

1. 文献学习

积聚之名，首见于《灵枢·五变》："人之善病肠中积聚者……皮肤薄而不泽，肉不坚而淖泽，如此则肠胃恶，恶则邪气留止，积聚乃作。"《黄帝内经》里还有伏梁、息贲、肥气、奔豚等病名，亦皆属积聚范畴。在治疗方面，《素问·至真要大论》提出的"坚者削之……结者散之，留者攻之"等原则，具有一般的指导作用。《难经》对积聚作了明确的区别，并对五脏之积的主要症状作了具体描述。《金匮要略·疟病脉证并治》将疟疾引起的癥瘕称为疟母，并以鳖甲煎丸治之。《诸病源候论·积聚病诸候》对积聚的病因病机有较详细的论述，并认为积聚一般有一个渐积成病的过程，"诸脏受邪，初未能为积聚，留滞不去，乃成积聚"。《证治准绳·积聚》在总结前人经验的基础上，提出了"治疗是病必分初、中、末三法"的主张。

2. 诊疗分析

刘教授认为积聚是由于体虚复感外邪，情志、饮食所伤，以及他病日久不愈等原因引起的，以正气亏虚，脏腑失和，气滞、血瘀、痰浊蕴结腹内为基本病机，以腹内结块、或胀或痛为主要临床特征的一类病证。《景岳全书·积聚》则对攻补法的应用做了很好的概括，"治积之要，在知攻补之宜，而攻补之宜，当于孰缓孰急中辨之"。《医宗必读·积聚》把攻补两大治法与积聚病程中初、中、末三期有机地结合起来，并指出治积不能急于求成，可以"屡攻屡补，以平为期"。

3. 效果见验

刘教授认为正气亏虚是积聚发病的内在因素，积聚的形成及演变，均与正气的强弱密切相关。正如《医宗必读·积聚》说："积之成也，正气不足，而后邪气踞之。"《景岳全书·积聚》亦说："凡脾肾不足及虚弱失调之人，多有积聚之病。"二者阐释了积聚是在正虚感邪、正邪斗争而正不胜邪的情况下，邪气踞之，逐渐发展而成。刘教授分阶段治疗肝硬化及其并发症，早期以解表祛邪为主，中期以健脾化湿为主，后期以益气健脾、软坚散结为主，攻补兼施。

4. 临床体会

从西医的角度来看，肝硬化是一个逐渐加重的过程，是不可逆转的，但是在经过中医药的治疗后，从患者的症状、体征、肝硬化指标的检测等方面，均可逐渐改善。

四、温阳利水、健脾疏肝法治疗肝硬化腹水

（一）临床资料

1. 病例

[病史] 患者杨某，女，57岁，2022年5月15日入院。主诉：巩膜黄染、上腹部胀满1年余，加重伴下肢水肿5天。患者自诉1年前无明显诱因出现巩膜黄染，无恶心呕吐、胸闷气短、咳嗽咳痰、头晕头痛，于2022年6月29日就诊于某医院行肝功能检查，提示丙氨酸氨基转移酶91U/L，天门冬氨酸氨基转移酶134U/L，白蛋白31.80g/L，乙肝五项及凝血未见异常，给予护肝片口服治疗，患者未规律复查。2022年12月20日患者无明显诱因出现胸闷气短，稍感上腹部胀满，无恶心呕吐，就诊于某中医院，肝功示丙氨酸氨基转移酶105U/L，天门冬氨酸氨基转移酶152U/L，白蛋白34.80g/L，碱性磷酸酶548U/L，γ-谷氨酸氨基转移酶69U/L，总胆红素57.70μmol/L，直接胆红素42.70μmol/L；腹部彩超提示肝脏呈弥漫性病变样改变、胆囊结石、胆囊炎。患者为进一步治疗于2023年1月5日就诊于

某医院，完善肝功十四项检查，提示直接胆红素 32.96μmol/L，总胆红素 48.96μmol/L，间接胆红素 15.98μmol/L，丙氨酸氨基转移酶 82.20U/L，天门冬氨酸氨基转移酶 112.00U/L，白蛋白 32.33g/L；免疫球蛋白组合（IgA、IgG、IgM）IgA 4.58g/L，IgG 19.30g/L，IgM 3.42g/L；自身免疫性肝病抗体谱无异常；乙肝传染病未见异常；腹部彩超提示肝脏弥漫性病变、脾大、胆囊肝病变、胆囊结石、胆囊炎。予以保肝、退黄等对症治疗。2023 年 3 月 13 日在超声下行肝脏穿刺活检，病理显示：肝组织 1 条，可见 10 个汇管区，小叶结构破坏，假小叶形成，肝细胞明显浊肿，局灶呈大细胞非典型增生，枯否氏细胞明显增生；肝细胞桥接性坏死及小叶内灶性滑丝；汇管区胆管消失，可见多量组织细胞、泡沫细胞反应，汇管区及界板周围胆汁碎屑坏死，多量浆细胞、淋巴细胞、中性粒细胞浸润，符合自身免疫性肝炎伴原发性胆汁性肝硬化，Ⅲ期。免疫组化结果：HBsAg（－），HBcAg（－），CK7（＋），CD38（散在）。明确诊断为原发性胆汁性肝硬化、自身免疫性肝炎，继续予以保肝、退黄等对症治疗后上腹部胀满减轻，巩膜黄染减轻。出院后患者长期口服双环醇片（50 毫克，1 片/次，3 次/日）、熊去氧胆酸胶囊（250 毫克，1 片/次，3 次/日）、丁二磺酸腺苷蛋氨酸片（0.5 克，1 片/次，2 次/日），每月定期复查肝功能、血常规及免疫球蛋白组合。2023 年 6 月 5 日复查肝功能，提示丙氨酸氨基转移酶 84.90U/L，天门冬氨酸氨基转移酶 98.20U/L，白蛋白 35.04g/L，碱性磷酸酶 242U/L，γ－谷氨酸氨基转移酶 241.50U/L，总胆红素 45.74μmol/L，直接胆红素 36.44μmol/L，间接胆红素 19.30μmol/L；免疫球蛋白组合（IgA、IgG、IgM）IgA 5.19g/L，IgG 19.30g/L，IgM 4.53g/L。现调整口服药物为甘草酸二铵胶囊（50 毫克，3 粒/次，3 次/日）、甲泼尼龙片（4 毫克，2 片/次）、丁二磺酸腺苷蛋氨酸片（0.5 克，1 片/次，2 次/日）、天然维生素 E。1 周前患者无明显诱因自觉上腹部胀满较前加重，巩膜黄染，双下肢浮肿，乏力明显，为求中医治疗，遂就诊于我院门诊，门诊以"原发性胆汁性肝硬化"收住入院。入院症见：患者颜面及巩膜黄染，晦暗不泽，疲乏无力，双下肢浮肿、酸困，上腹部胀满，厌食油腻，无恶心呕吐，无腹痛、腹泻，口干、口苦，胃脘部胀满不适，无疼痛，无明显反酸、烧心，胸闷气短，时有咳嗽、咳痰，痰黏不易咳出，无明显心慌心悸及心前区疼痛，无咽痒咽痛，咽部异物感，稍有头晕头昏，双眼干涩，汗多，畏寒，手足心偏凉，寐差，入睡困难，易醒，大便干，小便色黄。舌质红，少苔，脉濡细。

［辅助检查］血常规：红细胞计数 2.67×10^{12}/L↓，血红蛋白浓度 71g/L↓，平均红细胞血红蛋白含量 26.50pg↓，平均红细胞血红蛋白浓度 294g/L↓。

肝功能：总胆红素 34.07μmol/L↑，直接胆红素 22.62μmol/L↑，丙氨酸氨基转移酶 54.00U/L↑，天门冬氨酸氨基转移酶 45.40U/L↑，碱性磷酸酶 192.30U/L↑，γ-谷氨酸氨基转移酶 154.50U/L↑，白蛋白 34.30g/L↓。尿常规：亚硝酸盐（+）。腹部彩超：肝脏弥漫性病变，胆囊肝病样改变，脾大，肝区下缘液性暗区（92.40mm×83.00mm），盆腔暗性液区（100.30mm×41.00mm）。心电图：正常窦性心律，正常心电图。血糖、肾功能、便常规未见异常。

[体格检查] 体温 36.7℃，脉搏 78 次/分，呼吸 18 次/分，血压 112/71mmHg。神志清晰，发育正常，营养中等，表情自如，自主体位，步态正常，精神良好，查体合作，对答切题。巩膜黄染，未见皮疹及出血点，无肝掌和蜘蛛痣，肝颈静脉回流征阴性。全身浅表淋巴结未扪及肿大。咽部充血、水肿，双侧扁桃体无肿大，悬雍垂居中。颈软，颈静脉不充盈，气管居中，双侧甲状腺无肿大。两肺叩诊呈清音，呼吸音低弱，两肺可闻及痰鸣音。心尖搏动位于左侧第 5 肋间左锁骨中线内 0.5cm，心尖部无震颤、无摩擦感，心脏浊音界无扩大，心率 78 次/分，心律齐，心音有力，各瓣膜听诊区未闻及病理性杂音。腹膨隆，未见腹壁静脉曲张及蠕动波。腹壁柔软，无肌紧张，无压痛及反跳痛，剑突下无压痛，肝脾肋下未触及，无液波震颤，未触及包块。脾区均无叩击痛，肝区叩击痛阳性，无移动性浊音，双肾区无叩击痛。双下肢可见凹陷性水肿。

2. 中医诊断

臌胀（水湿困脾证）。

3. 中医诊断依据

依据患者腹胀、下肢水肿，辨病属于中医学"臌胀"范畴，病变位置主要在肝脾肾。因黄疸本由湿邪致病，属肝脾损伤之疾，脾伤则失健运，肝伤则肝气郁滞，久则肝脾肾俱损，而致气滞血瘀、水停腹中，渐成臌胀。

（二）诊疗过程

首诊：刘教授查房时查体见患者咽喉充血、水肿，故初诊中药汤剂以解表祛邪、养阴为主，用方以荆防败毒散加减，用药有荆芥、防风、羌活、独活、桂枝、麻黄、白芷、玉竹、干石斛等。3 剂，日 1 剂，水煎服。

二诊：查体见患者咽部无充血、水肿，故调整中药汤剂以补气健脾、温阳利水为主，用方以实脾饮合茵陈术附汤加减，用药有茵陈、茯苓、泽泻、泽兰、桂枝、黄芪、人参、白术、干姜、菟丝子、胡芦巴等。4 剂，日 1 剂，水煎服。

三诊：查房时患者自诉上腹胀满未见明显缓解，上方加炒附子、大腹皮、牛膝，继续服用 2 剂，日 1 剂，水煎服。

四诊：查房时患者自诉食后腹胀缓解，继续服用 4 剂，日 1 剂，水煎服。

五诊：患者出院前腹胀缓解，巩膜无黄染，皮肤及小便黄染明显改善，小便较前通畅，但患者腹水仍存在。嘱患者院外继续口服中药汤剂治疗。

（三）医案解析

1. 文献学习

"臌胀"为病证名，见《灵枢·水胀》，是由水、气、瘀血、寄生虫等所致，以腹部膨胀如鼓、腹皮青筋显露、肤色苍黄为主要表现的疾病，又称"臌胀""单腹胀""蜘蛛胀""蜘蛛蛊""血鼓""蛊胀""气胀"。臌胀是以腹部膨胀如鼓而命名。《灵枢·水胀》篇载："臌胀何如？岐伯曰，腹胀，身皆大，大与肤胀等也，色苍黄，腹筋起，此其候也。"臌胀由情志郁结，饮食不节，嗜酒过度，或虫积日久，肝脾受损，日久伤肾，终致气滞血瘀、水湿不行而成；亦有由癥瘕、积块发展而成。治宜健脾渗湿、化瘀通络、理气逐水、益肾养肝等法。

2. 诊疗分析

刘教授认为首先本病病位在于肝、脾、肾、肺，各脏腑功能彼此失调，肝气郁遏日久，势必木郁克土，即《金匮要略·脏腑经络先后病脉证》所云："见肝之病，知肝传脾。"在病证上可出现气滞湿阻，脾失健运，湿浊不化，阻滞气机。肝脾俱病，肝气郁滞，血气凝聚，隧道壅塞，可见肝脾血瘀证。脾之运化失职，清阳不升，水谷之精微不能输布以濡养他脏，浊阴不降，水湿不能转输以排出体外，病延日久，肝脾日虚，进而累及肾脏亦虚。肾阳虚，无以温养脾土，使脾阳愈虚而成脾肾阳虚证。有"肺主行水，肺为水之上源"的说法，肺气的宣发和肃降对体内水液的输布、运行和排泄起着疏通和调节的作用。肺在水液调节方面失于宣散，就会导致腠理闭塞而出现皮肤水肿、无汗等症状；肺失于肃降，水液不得通调，就会出现水肿、小便不利等症状。臌胀因肝、脾、肾、肺功能相互失调，终致气滞、血瘀、水停腹中，正如喻嘉言《医门法律·胀病论》说："胀病亦不外水裹、气结、血瘀。"

3. 效果见验

刘教授临床治疗水肿在温阳健脾、疏肝、活血的基础上，提出补肺气治疗水肿的方法。《素问·经脉别论》曰："饮入于胃，游溢精气，上输于脾；脾气散精，上归于肺；通调水道，下输膀胱。水精四布，五经并行。"通调水道是指肺气有促进和维持水液代谢平衡的作用。人体内水液的运行主要依靠肺气的通调，脾气的运输，肾气的开阖来完成。当肺气不降，失去通调水道的作用，即可出现小便不利或水肿等症，所以又有"肺为水之上源"的说法。因此在治疗本病时选用化痰理气、补肺之品，可加大黄芪用量，达到利水效果。

4. 临床体会

治疗臌胀病程较长，且需要患者积极配合。在治疗本病中，结合患者舌脉，属于阴虚证候，但在利水过程中选用温阳药，因本病时间较长，阳损及阴，所以治疗过程中多选用玉竹、北沙参、麦冬、醋鳖甲等养阴药。"无阳则阴无以生，无阴则阳无以化"，作为治疗本病的治疗思路。

五、益气健脾化湿、软坚散结法治疗失代偿期肝硬化

（一）临床资料

1. 病例

[**病史**] 患者李某，男，43岁，2023年11月25日入院。主诉：确诊肝硬化11年，间断黑便6年，乏力1周。现病史：患者诉11年前骑电动自行车摔倒后检查发现肝硬化，肝功能正常，无恶心，无上腹部胀满，无呕血、黑便，无腹痛等不适，未予特殊治疗。2012年12月出现黑便，量较少，患者于当地医院间断口服中药汤剂治疗，病情好转。2015年9月患者再次出现黑便，渐出现便血、呕血，就诊于当地医院，诊断为隐源性肝硬化失代偿期、消化道出血，予保肝、止血、补液、输血等治疗，病情稳定后行食管静脉曲张套扎术，此后病情尚平稳，无不适。2017年7月再次出现黑便，患者就诊于金昌市中心医院，予保肝、止血等治疗，好转出院。后为进一步治疗，患者多次于中国人民解放军总医院住院治疗，查腹部CT提示肝硬化、巨脾，食管、胃底、食管旁、胃冠状静脉及脾静脉曲张，门静脉海绵样变，对症给予保肝、退黄、利尿等治疗，病情好转。2022年患者就诊于东方肝胆医院，予静滴保肝药物（具体不详）等对症治疗，病情好转。1周前无明显诱因出现乏力，无右侧胁肋部隐痛不适，患者就诊于我院门诊口服中药汤剂治疗，症状稍缓解。今日患者为求进一步中医治疗，再次就诊于我院，由门诊以"肝硬化"收住入院。入院症见：患者乏力，有时上腹部胀满，稍有口苦，纳食可，双眼视物模糊，烦躁易怒，稍有气短，偶有咳嗽、咳痰，咳少量白色黏痰，不易咳出，咽部发痒，咽部异物感，偶有心慌心悸，出汗可，双手足心偏热，平时畏寒，颈椎僵硬，左肩部酸痛，有时左手中指、无名指麻木，双下肢酸困，左侧明显，睡眠欠佳，大便干

结，每日 1~2 次，无黑便，小便色黄，无尿频，近半年体重增加约 3kg。舌暗红，苔白腻，脉濡。既往史：平素体质一般，有门静脉高压、食管胃底静脉曲张、脾大病史 8 年；有肺结节病、肺大疱病史 5 年；有甲状腺结节病史 1 年余，均未治疗；否认高血压、糖尿病、冠心病等慢性病史；否认肝炎、结核等传染性疾病；2015 年因食管胃底静脉曲张破裂出血于兰州陆军总医院行食管胃底静脉曲张套扎术，术中输血，具体不详；2022 年因胆囊结石并发急性胆囊炎于金昌市中西医结合医院行胆囊切除术，具体不详。

[辅助检查] 血常规：白细胞计数 1.94×10⁹/L↓，中性粒细胞百分比 42.90%↓，淋巴细胞百分比 45.80%↑，嗜酸性粒细胞百分比 5.80%↑，中性粒细胞计数 0.84×10⁹/L↓，红细胞计数 5.71×10¹²/L↑，平均红细胞血红蛋白浓度 309g/L↓，血小板计数 51×10⁹/L↓，血小板分布宽度 18.00↑，血小板压积 0.06%↓。血糖未见异常。肝功能：总胆红素 68.73μmol/L↑，直接胆红素 23.69μmol/L↑，间接胆红素 45.00μmol/L↑。肾功能：肌酐 54.70μmol/L↓。尿常规、便常规未见异常。心电图：正常窦性心律，正常心电图。腹部彩超：肝硬化性改变，肝内高回声结节，门静脉内径增宽，胆囊切除术后，脾大、脾静脉内径增宽。甲状腺彩超：左侧甲状腺高回声结节，双侧颈部淋巴结增大。甲功五项未见明显异常。

[体格检查] 体温 36.2℃，脉搏 87 次/分，呼吸 22 次/分，血压 125/80mmHg。神志清晰，发育正常，营养中等，表情自如，自主体位，步入病房，精神可，查体合作，对答切题。全身皮肤黏膜暗黄，头颅无畸形，两侧瞳孔同圆等大，巩膜黄染，对光反应正常，眼球运动正常。鼻通畅，无流涕和出血。咽喉充血、水肿，双侧扁桃体无肿大，悬雍垂居中。两肺叩诊呈清音，呼吸音低弱，两肺可闻及痰鸣音。心尖搏动位于左侧第 5 肋间左锁骨中线内 0.5cm，心尖部无震颤、无摩擦感，心脏浊音界无扩大，心率 87 次/分，心律齐，心音有力，各瓣膜听诊区未闻及病理性杂音。腹部饱满，脐周静脉曲张，未见肠形及蠕动波。腹壁柔软，无肌紧张，无压痛及反跳痛，全腹未触及包块。肝肋下未触及，脾肋下约 6cm 可触及，肝-颈静脉回流征阴性。肝脾区均无叩击痛，无移动性浊音。

2. 中医诊断

肝积（脾虚湿阻血瘀证）。

3. 中医诊断依据

患者既往工作长期接触泛醌类化学物质，且平时性情急躁，有外伤史，外感邪毒、情志和外伤等因素作用于肝，影响其生理功能，最终导致血行的瘀滞，形成肝积。患者双眼视物模糊、烦躁易怒，肝气旺盛，肝旺克伐脾土，且久病耗气，结合患者乏力，说明有脾虚。患者有时上腹部胀满，稍有口苦，入院查胆红素明显升高，说明有湿邪存在。患者偶有咳嗽、咳痰，咳少量白色黏痰，查腹部彩超提示肝硬化性改变、肝内高回声结节，有痰、瘀邪的存在。结合舌暗红，苔白腻，脉弦细，故应辨证为脾虚湿阻血瘀证。

（二）诊疗过程

首诊：刘教授查房时查体见患者咽喉充血、水肿，双侧两肺呼吸音低，可闻及痰鸣音，故初诊中药汤剂以疏风散寒、宣肺化痰为主，兼以益气养血，用方以荆防败毒散加减，用药有荆芥炭、防风、羌活、桂枝、麻黄、紫菀、白前、麸炒苍术、黄芪、炙黄芪、人参、仙鹤草、五味子、炒白芍、地黄、阿胶等。3 剂，日 1 剂，水煎服。

二诊：查体见患者咽部无充血、水肿，故调整中药汤剂以益气健脾、养血柔肝、化痰软坚为主，用方以八珍汤加减，用药有黄芪、炙黄芪、人参、北柴胡、麸炒白术、升麻、仙鹤草、五味子、炒白芍、山茱萸、蜜紫菀、蜜白前、蜜款冬花、蜜百部、醋鳖甲、煅瓦楞子、猫爪草、炒桃仁。3 剂，日 1 剂，水煎服。

三诊：听诊患者双肺可闻及少许痰鸣音，肝功能示胆红素明显升高，调整中药汤剂以益气健脾、养血柔肝、化湿退黄、软坚散结为主，上方减蜜白前、蜜百部，加茵陈、茯苓、盐泽泻、桂枝。4 剂，日 1 剂，水煎服。

四诊：12 月 4 日复查肝功能，总胆红素 49.86μmol/L↑，直接胆红素 22.71μmol/L↑，间接胆红素 27.20μmol/L↑，指标较前降低，治疗有效。上方加炒桃仁、三七粉以活血化瘀。7 剂，日 1 剂，水煎服。

（三）医案解析

1. 文献学习

中医学将本病归属于"肝积""积聚""胁痛""黄疸""臌胀"等范畴。《难经·五十六难》独创五脏积之说，如指出"肝之积名曰肥气，在左胁下，如覆杯状，有头足"。《金匮要略·五脏风寒积聚病脉证并治》篇中记载"积者，脏病也，终不移；聚者，腑病也，发作有时"。仲景所制鳖甲煎丸为治疗积聚的常用方剂。《素问·脏气法时论》中提出："肝病者，两胁下痛引少腹，令人善怒。"《素问·平人气象论》云："溺黄赤，安卧者，黄疸……目黄者曰黄疸。"臌胀病名最早见于《黄帝内经》，如《灵枢·水胀》篇载"臌胀何如，岐伯曰，腹胀，身皆大，大与肤胀等也，色苍黄，腹筋起，此其候也"，较详细地描述了臌胀的临床特征。

2. 诊疗分析

刘教授认为本病属于本虚标实，正虚湿阻血瘀是本病的病机，治疗时应分清标本缓急。初诊时患者咽喉充血、水肿，有外感表证，故治疗先祛表邪。二诊，查体见患者咽部无充血、水肿，表邪已解，治疗扶正兼祛内邪。《素问·灵兰秘典论》中提到"肝者，将军之官"，说明肝性易动。肝体阴而用阳，肝脏的"体阴"主要体现在肝藏血生血；肝脏的"用阳"主要体现为肝主疏泄。肝藏血可防止肝气过旺，有利于肝主疏泄功能的正常发挥，故治疗要养血柔肝。"见肝之病，知肝传脾，当先实脾"，为防止"土虚木乘"，在遣方用药上多选择黄芪、炙黄芪、北柴胡、麸炒白术、升麻、仙鹤草等药物补气以健脾运，补气以化痰，补气以调血，祛瘀以生新，以无形之气化有形之瘀。关幼波认为晚期肝硬化时，痰已经入血阻络，此时除了补气化痰之外还应软坚化痰、散结化痰、通络化痰。患者又有肝内高回声结节，我们常用蜜紫菀、蜜白前、蜜款冬花、蜜百部、醋鳖甲、煅瓦楞子、猫爪草、炒桃仁等药物以化痰软坚散结治疗。三诊，患者胆红素明显升高，说明湿邪困遏脾胃，壅塞肝胆，疏泄失常，胆汁泛溢肌肤，用茵陈五苓散以利湿退黄。四诊，加炒桃仁、三七粉以活血化瘀，改善肝脏血流，其中三七有止血作用，可防止化瘀而出血。

3. 效果见验

辨病论治，肝硬化虽病因不同，但结局都是由肝纤维化到硬化，肝脏有实质性变性坏死，从代偿期到失代偿期，肝脏循环受阻、硬度变大，即气滞血瘀贯穿于疾病的整个过程中，故治疗中要活血消瘀、软坚散结以改善肝脏的硬度。患者有血小板降低时，不选用破血消瘀之品，如烫水蛭、三棱、莪术，可选活血止血的三七。

辨证论治，肝硬化失代偿期根据核心病机予辨病论治，再根据其不同主症，随症加减。如肝性脑病兼以醒脑开窍、通腑泻浊；肝硬化以黄疸为主要表现者，兼以益气健脾、利湿退黄；肝硬化门、脾静脉内径增宽者，兼以活血通络。

4. 临床体会

肝硬化失代偿期，患者临床表现复杂，目前西医治疗主要以保肝、降酶对症支持为主，病情虽得到一定控制，但由于其耐药性、价格昂贵、依从性差，远期疗效欠佳。中医治疗通过牢牢把握患者的舌象、脉象，辨证论治，遣方用药，参考病情，随症加减。通过中医药治疗可有效地缓解症状，提高患者生活质量，改善远期预后。

参考文献

[1] 宋洋，乐佳蕴，王小翠，等．大黄调节肠道菌群干预急性胰腺炎的研究进展 [J]. 中国中医急症，2022，31（08）：1307–1309.

[2] 王军．中医药调控肠道菌群治疗重症急性胰腺炎的研究 [J]. 医学信息，2021，34（03）：52–55.

[3] 吴娇，王聪．黄芪的化学成分及药理作用研究进展 [J]. 新乡医学院学报，2018，35（09）：755–760.

[4] 孙晨，朱辉，董德涛，等．黄芪提取物抗氧化活性研究 [J]. 山东化工，2020，49（08）：27–28+31.

[5] 王嫄嫄，郑洋，周哲，等．黄芪注射液对急性胰腺炎肠道屏障功能和微炎性反应状态的影响 [J]. 世界中医药，2018，13（04）：818–821.

第六部分　肾病医案

一、从甲状腺功能亢进症论治遗精

(一) 临床资料

1. 病例

[**病史**] 患者海某，男，28 岁，2022 年 2 月 19 日入院。主诉：心悸、手抖、烦躁间作 4 年余，加重 1 个月。患者 4 年前无明显诱因出现心悸、手抖、烦躁，曾就诊于银川市医院，完善相关检查后，诊断为甲状腺功能亢进症，给予口服甲巯咪唑片（2 片，2 次/日），治疗后自觉双上肢疼痛明显，遂就诊于宁夏医科大学总医院，给予口服盐酸普萘洛尔片（2 片，3 次/日）、丙硫氧嘧啶片（2 片，3 次/日），治疗后症状缓解，此后定期复查甲功，未见异常。半年前因服药后咽干口苦明显，自行停药，停药后未曾复查甲功。近 1 个月患者上述症状反复，今日为求中医治疗遂就诊于我院。入院症见：患者心慌心悸，手抖，烦躁易怒，乏力，双目干涩，头晕头痛，遗精频繁（平均每周 2~3 次），精神恍惚，记忆力下降，脱发严重，口中干，上半身盗汗，小便频数，颜色黄，纳差食少，胃痛，饥饿时明显，睡眠差，入睡困难，多梦。舌质淡红，苔白，脉细数。

[**辅助检查**] 甲功五项：促甲状腺激素（TSH）$0.053\mu IU/L\downarrow$，三碘甲状腺原氨酸（T_3）$6.39nmol/L\uparrow$，游离三碘甲状腺原氨酸（FT_3）$22.30pmol/L\uparrow$，甲状腺素（T_4）$187.80ng/mL\uparrow$，游离甲状腺素（FT_4）$51.30pmol/L\uparrow$。

[**体格检查**] 体温 36.0℃，脉搏 97 次/分，呼吸 23 次/分，血压 139/76mmHg。神志清晰，发育正常，营养中等，表情自如，自主体位，步态正常，精神欠佳，查体合作，对答切题。全身皮肤黏膜无黄染，未见皮疹及出血点，无肝掌和蜘蛛痣。全身浅表淋巴结未扪及肿大，头颅无畸形，两侧瞳孔同圆等大，对光反应正常，眼球运动正常。咽喉充血、水肿，咽后壁可见散在疱疹，双侧扁桃体Ⅰ度肿大，悬雍垂居中。两肺叩诊呈清音，呼吸音粗，两肺可闻及痰鸣音。心尖搏动位于左侧第 5 肋间左锁骨中线内 0.5cm，心尖部无震颤、无摩擦感，心脏浊音界无扩大，心率 97 次/分，心律不齐，心音有力，各瓣膜听诊区未闻及病理性杂音。腹无膨隆，未见腹

壁静脉曲张及蠕动波。双肾区无叩击痛。

2. 中医诊断

瘿病（气阴两虚证）。

3. 中医诊断依据

中医辨病当属"瘿病"范畴。患者平素性情急躁，肝气郁结，郁而化火，火邪炼津成痰，痰气壅结颈前，故见甲状腺饱满；火郁伤阴，心阴亏虚，心失所养，故心慌心悸、睡眠差；肝开窍于目，目失所养，则双目干涩；阴虚则风动，故见手抖。结合舌质淡红，苔白，脉细数，辨证为气阴两虚证。

（二）诊疗过程

首诊：刘教授查房时查体见患者咽喉充血、水肿，咽后壁可见散在疱疹，双侧扁桃体Ⅰ度肿大，两肺叩诊呈清音，呼吸音粗，两肺可闻及痰鸣音。故初诊中药汤剂以解表散寒、利咽消肿为主，用方以荆防败毒散加减，用药有荆芥、防风、羌活、独活、桂枝、麻黄、炒僵蚕、白芷、皂角刺等。3剂，日1剂，水煎服。

二诊：查体见患者咽部无充血、水肿，咽后壁滤泡消失，双侧扁桃体微肿，故调整中药汤剂以滋阴降火、益气固精为主，用方以知柏地黄丸合金锁固精丸加减，用药有知母、黄柏、熟地黄、黄芪、人参、炒莲子、芡实、沙苑子、金樱子、菟丝子等。3剂，日1剂，水煎服。

三诊：查房时患者自诉心慌心悸、手抖、烦躁易怒较前缓解，无明显乏力，汗多，遂于上方加五味子、浮小麦以养阴敛汗，继续服用3剂，日1剂，水煎服。

四诊：患者出院前复查甲状腺功能均恢复正常，心慌心悸、手抖症状明显改善，遗精次数较前明显减少。嘱患者畅情志，守精神，饮食上限制碘的摄入。

（三）医案解析

1. 文献学习

"甲亢"一词未在中医学中被提及，"瘿"最早出现在春秋战国时期《淮南子·坠形篇》等古籍中，"瘿同婴，婴之义为绕，因其在颈绕喉而生，状如缨济或缨核而得名"。之后各朝各代中对其称呼稍有不同，如"瘿瘤""影带"等，且始终将其归为"瘿病"这一大范畴。国内针对甲亢开展的研究有很多，但并没有从中医的角度深刻认识，"瘿气"正式命名于1997年发布的《中医临床诊疗术语》。其临床较为显著的症状为颈前部位发生明显的肿大且会产生压迫感，常会感到饥饿且食量较大，容易表现出躁怒、眼球突出等症状，相当于西医学的甲亢。

2. 诊疗分析

刘教授认为患者既往有长期熬夜史，煎灼了人休津液，体质多为阴虚阳亢，肾阴亏虚，不能上济于心火，阴不制阳，则易形成火旺之势。《黄帝内经》认为"壮火食气"。火盛则进一步造成气虚，形成气阴两虚证，气虚不摄，阴精不固，故而遗精频频。由此，刘教授强调遗精的基本病机可概括为两点：一是火热或湿热之邪循经下扰精室，开合失度，以致精液因邪扰而外泄，此为标实；二是气虚不固，失于封藏固摄之职，以致精关失守，不能闭藏，因虚而精液滑脱不固，此为本虚。因而，刘教授提出滋阴降火、益气固精，是从甲亢论治遗精的基本治法。

3. 效果见验

刘教授临床治疗甲亢所致遗精，在滋阴降火的基础上，提出益气固精之法。气为阳，阴得阳助而生化，方以补中益气汤加减，用药为黄芪、人参等。固精多用收涩药物，如金樱子、芡实，刘教授认为不可收涩太过，用药量小，以防药物收涩太过，滋腻伤脾。此外，由于滋阴降火药物性多寒凉，刘教授在治疗甲亢的过程中为防止寒凉伤及胃气，方药中多加茯苓、炒苍术、姜厚朴等健脾开胃药，调和脾胃，防止药物滋腻困脾伤胃。

4. 临床体会

甲亢病程一般较长，多伴有汗多、心慌心悸、多食易饥等症状。治疗甲亢的中药大多滋腻苦寒，易伤脾胃阳气，因而在治疗过程中，应当重视脾胃的调节气机、运化水谷精微的"中央枢纽"作用。此外，《景岳全书》云："善补阳者，必于阴中求阳，则阳得阴助，而生化无穷；善补阴者，必于阳中求阴，则阴得阳升，而泉源不竭。"故对气阴两虚患者，需在补气血阴液的用药基础上，加 1～2 味补阳药，且用量较少，如补骨脂、鹿角霜、菟丝子、肉苁蓉等，柔中寓刚，又可避免寒凉过度而伤阳，以实现"阳中求阴"，往往效果颇著。

二、开鬼门、洁净府治疗水肿病

（一）临床资料

1. 病例

[**病史**] 患者张某，男，70 岁，2022 年 9 月 9 日入院。主诉：双眼睑、双下肢浮肿间作 2 年，加重 1 个月。2 年前患者无明显诱因出现双眼睑浮肿，伴泡沫尿，逐渐出现双下肢浮肿，就诊于某医院，行尿常规检查，提

示尿蛋白（＋＋），随后就诊于某人民医院肾内科，完善相关检查，诊断为肾病综合征，住院治疗后好转出院（具体治疗不详）。出院后患者长期口服环孢素（100 毫克/次，2 次/日）、百令胶囊（2.5 克/次，3 次/日）、碳酸钙 D3 片（1000 毫克/次，1 次/日）、四烯甲萘醌软胶囊（15 毫克/次，3 次/日），其间患者双眼睑浮肿、泡沫尿间断发作。1 个月前患者受凉后出现双眼睑、双下肢浮肿，泡沫尿加重，随后于 2022 年 8 月 17 日就诊于某人民医院，检查 24 小时尿蛋白定量，结果为 4329.0mg/24h，嘱患者继续口服上述药物。为求中医治疗，患者今日就诊于我院门诊，为进一步治疗，门诊以"肾病综合征"收住入院。入院症见：患者双眼睑浮肿，双下肢浮肿，泡沫尿，腰部酸困、疼痛，乏力，胸闷气短，反酸，口苦、口干，腹部胀满，头晕头昏，右耳耳鸣，双手麻木，右肘关节疼痛，右膝疼痛，咳嗽、咳痰，痰少，心慌心悸，汗多，无视物模糊，无头痛，无喘促，无呼吸困难，纳差，不欲饮食，睡眠欠佳，入睡困难，梦多，梦到已故之人，大便调，尿频，尿量少，夜尿 3~4 次，近期体重未见明显改变。舌质暗红，苔薄白，脉沉细。

[辅助检查] 24 小时尿蛋白定量：4329.0mg/24h。

[体格检查] 体温 36.2℃，脉搏 81 次/分，呼吸 22 次/分，血压 106/75mmHg。神志清晰，发育正常，营养中等，表情自如，自主体位，步态正常，精神欠佳，查体合作，对答切题。全身皮肤黏膜无黄染，未见皮疹及出血点，无肝掌和蜘蛛痣。双眼睑浮肿，咽喉充血、水肿，咽后壁可见红色滤泡，扁桃体无肿大。两肺叩诊呈清音，呼吸音清晰，两肺未闻及干、湿啰音。心尖搏动位于左侧第 5 肋间左锁骨中线内 0.5cm，心尖部无震颤、无摩擦感，心脏浊音界无扩大，心率 81 次/分，心律齐，心音有力，各瓣膜听诊区未闻及病理性杂音。腹无膨隆，未见腹壁静脉曲张及蠕动波。双肾区无叩击痛。肠鸣音正常，4 次/分，未闻及血管杂音。双下肢轻度凹陷性水肿。

2. 中医诊断

水肿（脾肾两虚证）。

3. 中医诊断依据

患者本次就诊以双眼睑、双下肢浮肿为主要临床特征，故辨病为"水肿"。人体水液的运行，有赖于气的推动，即有赖于脾气的升化转输，肺气的宣降通调，心气的推动，肾气的蒸化开合。这些脏腑功能正常，则三焦发挥决渎作用，膀胱气化畅行，小便通利，可维持正常的水液代谢。反之，若因外感风寒湿热之邪，水湿浸渍，疮毒浸淫，饮食劳倦，久病体虚等导致上述脏腑功能失调，三焦决渎失司，膀胱气化不利，体内水液潴留，泛滥肌肤，即可发为水肿。患者久病，不欲饮食，导致脾虚，则乏力、气短；脾气虚则推动无力，故见腹胀；脾虚则湿盛，不能输布津液，湿浊溢于肌肤，故见水肿；"肾者水脏，主津液"，患者年迈，肾气亏虚，气化失常，不能化气行水，遂使膀胱气化失常，开合不利，引起水液潴留体内，泛滥肌肤，而成水肿。结合其舌质暗红，苔薄白，脉沉细，四诊合参辨证为脾肾两虚证。

（二）诊疗过程

首诊：刘教授查房时查体见患者咽喉充血、水肿，咽后壁可见红色滤泡，两肺可闻及散在痰鸣音，考虑有外感表证，故给予中药汤剂以宣肺解表、利尿消肿为主，用方以荆防败毒散加减，用药有荆芥、防风、羌活、独活、桂枝、麻黄等宣发肺气以发汗消肿，用小通草、路路通、细辛等通利小便以利水消肿。4剂，日1剂，水煎服。

二诊：查体见患者咽部无充血、水肿，咽后壁无滤泡，双下肢浮肿明显消退，舌暗红，苔白略厚，脉细。故调整中药汤剂以益气健脾、化湿降浊为主，用方以补中益气汤合实脾饮加减，用药有黄芪、炙黄芪、人参、白术、升麻、桔梗、干姜、附子、茯苓、苍术、陈皮、甘草、姜厚朴等。4剂，日1剂，水煎服。

三诊：查房时见患者双下肢浮肿消退，腹胀明显减轻，食欲不振、疲乏无力明显好转，胸闷气短减轻，口苦、反酸明显好转，腰部酸痛、双下肢酸困明显减轻，全身怕冷明显减轻。故调整中药汤剂以益气健脾、温补肾阳为主，用方以补中益气汤合真武汤加减，加五味子、炒白芍养血防止伤阴，继续服用。嘱患者院外忌酒，饮食清淡。

（三）医案解析

1. 文献学习

本病在《黄帝内经》中称为"水"，并根据不同症状分为风水、石水、涌水等。《灵枢·水胀》篇对其症状作了详细的描述，如"水始起也，目窠上微肿，如新卧起之状，其颈脉动，时咳，阴股间寒，足胫肿，腹乃大，其水已成矣，以手按其腹，随手而起，如裹水之状，此其候也"。至于其发病原因，《素问·水热穴论》指出："故其本在肾，其末在肺。"《素问·至真要大论》又指出："诸湿肿满，皆属于脾。"可见在《黄帝内经》时代，对水肿病已有了较明确的认识。至元代《丹溪心法》才将水肿分为阴水和阳水两大类，指出："若遍身肿，烦渴，小便赤涩，大便闭，此属阳水……若遍身肿，不烦渴，大便溏，小便少不涩赤，此属阴水。"明代《医学入门》提出疮痍可以引起水肿，并记载了"脓疮搽药，愈后发肿"的现象。

清代《证治汇补》归纳总结了前贤关于水肿的治法，认为治水肿之大法，"宜调中健脾，脾气实，自能升降运行，则水湿自除，此治其本也"，同时又列举了水肿的分治六法：治分阴阳、治分汗渗、湿热宜清、寒湿宜温、阴虚宜补、邪实当攻。

2. 诊疗分析

水肿的治疗，《素问·汤液醪醴论》提出"去菀陈莝""开鬼门""洁净府"基本原则。张仲景宗《黄帝内经》之意，在《金匮要略·水气病脉证并治》中提出："诸有水者，腰以下肿，当利小便，腰以上肿，当发汗乃愈。"可见张仲景辩证地运用了发汗、利小便的两大治法。患者上下都有水肿，主要治以发汗、利小便，采用宣肺解表、健脾化湿、温补肾阳的方法，早期以祛邪为主，后期以扶正助气化为治。虚实并见者，则攻补兼施。

3. 效果见验

刘教授治疗水肿在开鬼门、洁净府的基础上，提出益气健脾、温补肾阳之法。水湿为人体运化失常所形成的病理产物。脾主运化，脾虚则运化失常，湿浊内停，故腹胀、纳差、气短、乏力；肾主水，调节体内津液代谢，脾肾阳虚、水湿内停而引起水肿。所以刘教授在治疗上根据病情的不同阶段采用不同的治疗方法：第一阶段宣肺解表、利尿消肿；第二阶段益气健脾、化湿降浊；第三阶段益气健脾、温补肾阳。治疗各种原因引起的水肿均取得很好的疗效。

4. 临床体会

水肿为常见病，外感、内伤均可引起，病理变化主要在肺、脾、肾三脏。肺失宣降通调、脾失健运、肾失开合，以致体内水液潴留，泛滥肌肤，而成本病，其中以肾脏为本。治疗分清标本虚实，实邪早期以祛邪为主，后期健脾益气补肾以资巩固，杜绝其复发。

参考文献

雷洋洋，徐致远，黄文政，等. 全国名中医黄文政教授治疗水肿验案 3 则 [J]. 光明中医，2021，36（13）：2242 – 2244.

第七部分　气血津液病医案

一、治疗甲减有妙方，温补脾肾疗效佳

（一）临床资料

1. 病例

[**病史**] 患者张某，女，51岁。主诉：乏力、畏寒5个月余，加重10天。患者诉5个月前无明显诱因感乏力明显，伴有畏寒、多汗，否认眼睑浮肿，遂就诊于固原市中医医院行甲功三项检查，结果显示促甲状腺激素13.86μIU/mL↑，诊断为甲状腺功能减退症，嘱患者规律口服左甲状腺素钠片（25微克，1次／日），并嘱定期复查。10天前患者上述症状加重，今为求进一步中医治疗，遂前往我院就诊，门诊以"甲状腺功能减退症"收住入院。入院症见：患者疲乏无力，畏寒不适，背部及双下肢恶风寒明显，心慌心悸，无明显心前区憋闷不适，头晕头昏，无头痛，偶有干咳，偶有胸闷气短，口干口苦，咽干咽痒，无咽痛，咽部有异物感，汗可，胃脘部胀满不舒，纳可，眠差，睡眠不佳，入睡困难，大便偏干（每日1次），小便调。舌暗红，苔薄白，脉细弱。

[**辅助检查**] 甲功：促甲状腺激素11.27μIU/mL，抗甲状腺球蛋白抗体1204μIU/mL，抗甲状腺过氧化物酶抗体519.30μIU/mL。腹部彩超：脂肪肝（轻度），门静脉、胰、脾、双肾未见明显异常。颈部血管彩超：双侧颈动脉内中膜增厚，请结合临床复查。甲状腺及颈部淋巴结彩超：双侧甲状腺弥漫性病变，双侧颈部淋巴结增大，请结合临床复查。心电图：心率83次／分，正常窦性心律，正常心电图。血糖：6.42mmol/L↑。血脂：高密度脂蛋白胆固醇1.00mmol/L↑，低密度脂蛋白胆固醇4.28mmol/L↑。肾功能：肌酐43.70μmol/L↓，尿酸364.50μmol/L↑。尿常规：抗坏血酸（+++）。便常规、血常规和肝功能未见明显异常。

[**体格检查**] 体温36.0℃，脉搏99次／分，呼吸23次／分，血压105/73mmHg。神志清晰，发育正常，营养中等，表情自如，自主体位，步态正常，精神一般，查体合作，对答切题。全身皮肤黏膜无黄染，未见皮疹及出血点，无肝掌和蜘蛛痣。咽喉充血、水肿，咽后壁可见散在大小不等滤泡，双侧扁桃体无肿大，悬雍垂居中。颈软，颈静脉不充盈，气管居中，

151

颈前视诊略饱满，双侧甲状腺触诊光滑。两肺叩诊呈清音，呼吸音低，两肺可闻及少量痰鸣音。心尖搏动位于左侧第 5 肋间左锁骨中线内 0.5cm，心尖部无震颤、无摩擦感，心脏浊音界无扩大，心率 99 次/分，心律齐，心音有力，各瓣膜听诊区未闻及病理性杂音。双下肢无可凹陷性水肿。

2. 中医诊断

瘿病（脾肾阳虚证）。

3. 中医诊断依据

患者主要临床表现为乏力、畏寒，结合临床检查结果，辨病当属中医学"瘿病"范畴。患者外感邪气，正邪交争，搏结于颈前；又素体脾阳虚，脾失运化，气血生化乏源，气血虚则乏力；脾主运化水湿，脾虚运化功能不足，化生痰湿，痰湿阻于喉结。结合舌脉，四诊合参，辨证为脾肾阳虚证。

（二）诊疗过程

首诊：患者入院前规律口服左甲状腺素钠片（1 次 1/2 片，1 次/日）。入院时咽喉充血、水肿，咽后壁可见散在大小不等滤泡，给予中药汤剂以温阳健脾、化痰通络为主，兼以解表散寒。3 剂，日 1 剂，水煎服。

二诊：查体见患者咽部充血明显好转，咽喉壁滤泡明显消退，中药汤剂以健脾益气、补肾温阳为主，在益气扶正的基础上加鹿角霜、巴戟天、胡芦巴、菟丝子、淫羊藿等温阳之品。4 剂，日 1 剂，水煎服。

三诊：患者症状明显好转，复查甲功，结果显示促甲状腺激素 5.52μIU/mL。继续给予中药汤剂以健脾益气、补肾温阳为主。嘱患者 1 个月后复查甲功，根据复查结果调整左甲状腺素钠片剂量。

（三）医案解析

1. 文献学习

甲状腺为人体最大的特异性分泌腺体，主要产生三碘甲状腺原氨酸（T_3）、甲状腺素（T_4），生理作用为促进新陈代谢，加大组织耗氧量，同时产生热能，具有促进生长发育、提高中枢神经系统兴奋性的作用。甲状腺激素是甲状腺分泌的激素，是细胞的产物。游离三碘甲状腺原氨酸（FT_4）、游离甲状腺素（FT_3）是甲状腺体外试验的灵敏指标，可以起到调节代谢作用，在甲亢和甲减的诊断、病情严重程度评估等方面具有重要的参考价值。促甲状腺素（TSH）是由垂体前叶分泌的激素，可以促进甲状腺激素的分泌、调控甲状腺血液供应、调节甲状腺激素合成，可以判断甲亢、甲减，使甲状腺维持正常水平。左旋甲状腺素钠片虽然可以改善甲状腺功能，但无法针对病因进行治疗，且有可能对腺体造成损伤，治疗时间长甚至需要终生服药。中医药在该病的治疗方面有独到的优势。

2. 诊疗分析

刘教授认为，甲状腺作为人体最大的内分泌器官，其功能的正常保证了机体的生理活动，当甲状腺功能减退时，甲状腺激素分泌不足，就出现了甲减。刘教授将甲状腺比喻为人体的供暖系统，当甲减发生时，供暖系统即出现故障，不能为人体提供足够的热量，故出现乏力、畏寒、纳差、情绪低落、水肿等症状。对应到中医辨证则提示阳气不足，主要表现为脾肾阳虚，不能温煦肢体，则畏寒肢冷、腰膝酸软、脘腹冷痛；脾肾阳虚，则主水制水不利，水湿泛溢肌肤，故见面浮肢肿。治疗以健脾阳、温肾阳为法。

3. 效果见验

刘教授根据甲减患者的症状及舌苔、脉象，辨证为脾肾阳虚证，治疗以健脾阳、温肾阳为法，以附子理中丸合金匮肾气丸为基础方。在治疗初期，患者咽部充血、水肿，考虑表证未解，故先以解表为主，选方加荆芥、防风之类，宣散表邪；第二阶段则以扶正气为主，在上方基础上加黄芪、人参之类以补益正气，加鹿角霜、巴戟天、菟丝子、胡芦巴等温阳之品，以促进阳气升发，从而达到纠正甲减的目的，通过临床验证，其疗效肯定。

4. 临床体会

临床中有很多患者以畏寒、肢冷、乏力、情绪低落为主诉就诊，遇到这类患者，一定要想到可能是甲减惹的祸，甲减不仅可能引起以上症状，还可能导致女性月经不调、不孕不育、缺铁性贫血、骨关节病变等疾病。因此要善于运用现代检验技术，通过血液学检查，可以明确病因所在，再结合中医辨证，就可以解决其根本问题。

二、填精益髓法治疗血小板减少症

（一）临床资料

1. 病例

[病史]患者蒋某，女，67岁，于2023年12月2日入院。主诉：乏力间作2年余，加重10天。患者于2年余前无明显诱因出现全身乏力、皮肤破损后不易愈合，鼻腔出血，未予以重视，亦未治疗。2022年10月因心慌心悸、乏力，于当地医院检查心电图，提示心房颤动，室性早搏（频发性），血常规提示血小板计数 60×10^9/L，针对心脏室性早搏，给予口服利伐沙班片（1片/次，1次/日）、酒石酸美托洛尔片（25毫克/次，1次/日）

对症治疗，其间患者规律口服上述药物治疗，病情控制尚可，未复查。1个月前患者受凉后自觉心慌心悸较前加重，伴乏力、气短、头晕头昏，就诊于中国医学科学院阜外医院，行心电图检查，提示持续性心房颤动，计划行射频消融术，住院期间完善血常规检查，提示白细胞计数 2.9×10^9/L↓，血小板计数 56×10^9/L↓，考虑患者围术期抗凝治疗出血及感染风险高，与家属沟通后暂停利伐沙班片，未行手术治疗。现患者仍感心慌心悸、气短、乏力、头晕头昏，为求进一步中医治疗，今日就诊于我院。入院症见：患者心慌心悸时作，乏力明显，胸闷气短，头晕头昏，颜面部略浮肿，汗出较多，时有潮热，烦躁，口苦口干，偶有胃脘部胀痛，咳嗽、咳痰、咳痰呈黏稠状，不易咳出，咽部略感干痒，伴咽部异物感，纳食少，睡眠欠佳，入睡困难，梦多易醒，大便不干，小便频数，夜尿 3~4 次。舌淡暗，苔黄腻，脉细无力。

[辅助检查] 腹部彩超：脂肪肝（轻度），右肾囊肿，门静脉、胆、胰、脾、左肾未见明显异常。心电图：心房颤动，T波倒置，QTc 延长，电轴显著左偏，心率 78 次/分。血常规：中性粒细胞百分比 41.3%↓，淋巴细胞百分比 51.5%↑，血小板计数 65×10^9/L↓，血小板压积 0.062%↓。血糖、肝功能、肾功能、血脂未见明显异常。尿常规、便常规未见异常。心脏彩超：静息状态下，心包积液、左房内径增大，肺动脉内径增宽，室间隔中下段近心尖部及左室侧壁室壁运动不协调，三尖瓣、肺动脉瓣微量反流。颈部血管彩超：双侧颈动脉内中膜增厚，厚约 0.12cm。

[体格检查] 体温 36.0℃，脉搏 89 次/分，呼吸 21 次/分，血压 106/76mmHg。神志清楚，发育正常，营养中等，表情自如，自主体位，步态正常，精神欠佳，查体合作，对答切题。全身皮肤黏膜无黄染，未见皮疹及出血点。全身浅表淋巴结未扪及肿大。外耳道无脓性分泌物，乳突区无压痛，两耳听力粗测下降。咽喉充血、水肿，双侧扁桃体Ⅰ度肿大，颈软，颈静脉不充盈，气管居中，颈前视诊饱满，双侧甲状腺触诊光滑。两肺叩诊呈清音，呼吸音低，两肺可闻及少量痰鸣音，右下肺可闻及湿啰音。心尖搏动位于左侧第 5 肋间左锁骨中线内 0.5cm，心尖部无震颤、无摩擦感，心脏浊音界无扩大，心率 90 次/分，心律不齐，心音低钝，各瓣膜听诊区未闻及病理性杂音。

2. 中医诊断

虚劳（脾肾两虚证）。

3. 中医诊断依据

患者主要临床表现为疲乏无力、头晕头昏、食欲不振，中医诊断为

"虚劳"。患者久病，脾气亏虚，统摄无能，久病耗气伤阳，导致肾阳虚衰不能温养脾阳，后天与先天相互资生、相互影响。结合舌淡暗，苔厚腻，脉细无力，故中医辨证为脾肾两虚证。

（二）诊疗过程

首诊：患者入院查体见咽部黏膜充血，双肺叩诊呈清音，双肺呼吸音低，双肺可闻及痰鸣音。考虑近日外感风寒，当先以解表为主，故中药汤剂以解表散寒、益气健脾，方以荆防败毒散加减，加紫菀、白前、款冬花、前胡等化痰药，稍佐黄芪、人参之品，以防解表过度。3剂，日1剂，水煎服。

二诊：患者乏力较前缓解，仍感气短，心慌心悸时作，头晕头昏，视物模糊，咳嗽、咳痰，痰较易咳出，纳食欠佳，胃脘部胀痛明显，汗可，手足心热，睡眠欠佳，烦躁不安，不易入睡，睡后易醒，二便可。查体无明显咽部充血，两肺呼吸音偏低，痰鸣音减少。调整中药汤剂以益气养血、填精益髓为主，方药以补中益气汤为主，加石斛、黄精、桑椹、熟地黄、龙眼肉、柏子仁、郁李仁、醋鳖甲、青蒿、鹿角霜、白薇、地骨皮等。4剂，日1剂，水煎服。

三诊：患者乏力、气短明显缓解，心慌心悸好转，头晕缓解，纳食可，睡眠改善，无明显烦躁。继续予以上方3剂，日1剂，水煎服。

四诊：患者无明显乏力、气短，心慌心悸明显好转，无明显头晕，饮食睡眠较前好转，继续予以上方巩固治疗。嘱患者连续服药1个月后复查血常规。

（三）医案解析

1. 文献学习

中医古籍无"血小板减少症"之病名，可参见于中医"紫癜""血证""肌衄""虚劳"等病证。本病多由外感及内伤等原因导致热毒内蕴，迫血妄行；或肝郁化热，血失所藏；或肾阴不足，虚火上炎；或心脾劳损，气不摄血而发病。《景岳全书·血证》云："血本阴精，不宜动也，而动则为病；血主营气，不易损也，而损则为病。"脾主运化，为气血生化之源，气血是构成和维持人体生命活动的基本物质，脾胃运化正常是维持气血充盛的保证。《灵枢·经脉》载"人始生，先成精，精成而脑髓生，骨为干，脉为营……血气乃行"，可知血气之成始于精，而"肾藏精"。《素问·五运行大论》认为"肾生骨髓"，可见血气之成始于精，而肾藏五脏六腑之精气，主骨生髓。《素问·生气通天论》认为"骨髓坚固，气血皆从"，反映精髓化生血液的造血作用主要取决于肾的功能状态，而肾中阳气乃血液生化之原动力，可见脏腑虚损，尤以肾虚为关键。肾为先天之本，主藏精气，脾为后天之本，主气血生化，两者共同主宰人体一身之精血。

2. 诊疗分析

刘教授分析血小板减少症，认为其与脾肾两脏关系最为密切，治疗以健脾补肾、填精益髓为法，拟定中药处方醋龟甲、鹿角、女贞子、旱莲草、鸡血藤、生地黄、麦冬、黄精等。兼脾虚纳差者，加炒白术、莱菔子、鸡内金、神曲、炒麦芽以健脾益气；兼失眠者，加合欢皮、酸枣仁、远志、柏子仁、首乌藤以养心安神；气虚明显者，加黄芪、人参以大补元气；心悸者，加炙甘草汤以稳定心律。结合患者症状，随症加减。

3. 效果见验

通过临床实践，证实了健脾补肾、填精益髓法在治疗血小板减少症方面效果突出。血小板减少患者主要表现有乏力、失眠、心悸、局部出血等，通过健脾补肾，患者失眠、乏力、心悸症状得到缓解，运用填精益髓法治疗后，患者血小板数目可快速上升，出血症状消退。对于长期反复血小板减少者，应注意用药的连续性，避免见好就收，同时避免感染等外界因素的干扰，防止病情反复。

4. 临床体会

肾为先天之本，主藏精，精血同源，脾为后天之本，主运化。若外感湿热，毒邪来势凶猛，损伤脾肾，使脾失健运，不能化生精微；或肝肾受损，精气不能化血，则影响气血的生成，导致体内气血生成不足，临床上可表现为贫血、血小板减少等。在治疗时要抓住疾病之本，准确辨证，拟定处方，往往可以达到意想不到的疗效。

三、温肾助阳、散寒化湿法治甲状腺功能减退症

（一）临床资料

1. 病例

[**病史**] 患者高某，女，35岁。主诉：乏力间作1年余，加重伴双眼睑浮肿1周。患者诉1年余前无明显诱因出现乏力，有时气短，无情绪低落，无畏寒，无食欲不振，出汗较多，2022年5月于当地医院查甲功五项后诊断为甲状腺功能减退症，对症给予中药汤剂治疗，症状好转。其间乏力反复，劳累后加重，有时情绪低落、气短，患者未重视，亦未治疗。3个月前无明显诱因上症较前加重，2022年7月25日患者于贺兰县人民医院行甲功五项检查，TSH 11.20μIU/mL↑，予口服中药汤剂治疗症状减轻，后未进一

步就诊。1周前患者无明显诱因感乏力较前加重，伴双眼睑浮肿，今为求进一步中医治疗，遂再次前往我院门诊就诊，门诊以"甲状腺功能减退症"收住入院。入院症见：患者疲乏无力，双眼睑浮肿，情绪低落，气短，心慌心悸，胸闷，汗多，偶有头晕头昏，无头痛，腰部及双膝关节酸困不适，活动及劳累后加重，偶有咳嗽、咳痰，咳少量白色黏痰，不易咳出，咽部异物感明显，纳食正常，胃脘部偶有胀满不适，无反酸、烧心，夜寐欠佳，二便正常，近期体重未见明显变化。舌质暗，苔白腻，脉沉细。

[辅助检查] 甲功五项：TSH 11.20μIU/mL↑，余未见明显异常。

[体格检查] 体温36.2℃，脉搏74次/分，呼吸18次/分，血压92/76mmHg。神志清晰，发育正常，营养中等，表情自如，自主体位，步入病房，精神尚可，查体合作，对答切题。全身皮肤黏膜无黄染，未见皮疹及出血点，无肝掌和蜘蛛痣。全身浅表淋巴结未扪及肿大，头颅无畸形，两侧瞳孔同圆等大，对光反应正常，眼球运动正常，双眼睑浮肿。唇暗红，咽喉黏膜充血、水肿，双侧扁桃体无肿大，悬雍垂居中。颈软，颈静脉不充盈，气管居中，颈前视诊饱满，双侧甲状腺触诊光滑。胸廓无畸形，乳房两侧对称，呼吸运动两侧对称，双侧语颤正常，呼吸节律规整，两肺叩诊呈清音，呼吸音低，两肺可闻及痰鸣音。心尖搏动位于左侧第5肋间左锁骨中线内0.5cm，心尖部无震颤、无摩擦感，心脏浊音界无扩大，心率74次/分，心律齐，心音低钝，各瓣膜听诊区未闻及病理性杂音。腹无膨隆，未见腹壁静脉曲张及蠕动波。腹壁柔软，无肌紧张，无压痛及反跳痛，肝脾肋下未触及，无液波震颤，未触及包块。肝脾区均无叩击痛，无移动性浊音，双肾区无叩击痛。肠鸣音正常，5次/分，未闻及血管杂音。

2. 中医诊断

瘿病（脾肾阳虚证）。

3. 中医诊断依据

患者主因"乏力间作1年余，加重伴双眼睑浮肿1周"入院。患者脾失运化，气血生化乏源，气血虚则乏力；脾主运化水湿，脾虚运化功能不足，化生痰湿，又素体肾阳虚，故眼睑水肿。结合舌质暗，苔白腻，脉沉细，四诊合参，辨证为脾肾阳虚证。

（二）诊疗过程

首诊：中医正气为本，邪气为标，查体可见患者咽喉充血、水肿，入院时感受风寒湿邪为表邪，早期治疗以祛除表邪为主，治以疏风散寒、化湿通络，用方以荆防败毒散加减，用药有荆芥、防风、独活、细辛、麸炒苍术、桂枝、藿香等。3剂，日1剂，水煎服。

二诊：查体见患者咽部无充血、水肿，故调整治疗原则以益气健脾、温肾助阳为主，用药有黄芪、人参、白术、升麻、桔梗、仙鹤草、鹿角霜、杜仲、菟丝子、巴戟天等。3 剂，日 1 剂，水煎服。

三诊：在二诊用药的基础上，加炒白芍、玉竹、山茱萸等养阴之品。4 剂，日 1 剂，水煎服。患者出院前复查甲功五项，数据显示全部恢复正常。

（三）医案解析

1. 文献学习

甲减在中医学中无特定病名，根据症状、体征将其归于"虚劳""瘿病"及"水肿"等范畴。《金匮要略》首提"虚劳"病名。《诸病源候论》"诸山水黑土中……令人作瘿病"，提出并论述瘿病。《备急千金要方》将其归为"劳瘿"，后有医家将其归于"瘿虚病"。《素问·至真要大论》有"诸湿肿满，皆属于脾"的论述。先天不足、饮食不节、情志失调、劳逸过度等，均可导致此病的发生。

2. 诊疗分析

刘教授认为甲功五项中 T_3 偏低与阳气虚弱有关，T_4 偏低与精血不足有关，TSH 偏高与寒湿内盛有关，强调针对病因，精准治疗。刘教授认为甲减多由先天禀赋不足、胞胎失养，或由后天积劳内伤、久病失治，加之饮食不节、情志不遂等所致。甲减的主要病机为本虚标实，脾肾阳虚为本，寒湿内盛为标。肾阳为人体诸阳之主，肾阳亏虚，则出现全身阳气亏虚的症状，如畏寒肢冷、乏力、面色淡白、气短、口淡不渴，还可表现为腰膝酸软、小便清长等。肾为先天之本，脾为后天之本，脾肾两脏是相互资生，相互充养，一脏的亏损必然会影响另一脏的功能。饮食不节影响脾的功能，致脾阳不足，运化失司，痰饮、水湿等病理产物停聚为患，引起本病的发生。临床甲减患者多表现为肾阳亏乏、气血不足之神疲乏力、畏寒怯冷、少气懒言、面色不华、腰脊酸痛等。治疗上则以温肾助阳、散寒化湿为主。

3. 效果见验

刘教授结合治疗甲减的经验，给患者制定了先"散寒化湿"，再"温肾助阳"的治疗方案，促使甲状腺功能趋于正常，并逐步减少左甲状腺素钠片的使用，常用熟地黄、鹿角胶、山药等温肾助阳之品。肾阳为五脏六腑阳气之根本，"气虚者即阳虚也，精虚者即阴虚也"，肾阳亏虚则无法正常激发脏腑功能则乏力，甲状腺激素有助热生阳之功，甲减为甲状腺激素不足，阳虚无法温煦脏腑官窍则多有虚寒的表现。肾与膀胱相表里，肾阳虚则水液气化不利，肾气亏虚则膀胱气化失司，发为肿满。肾精有赖于后天脾胃的濡养，脾有赖于肾阳的温煦，脾肾互为影响，因此补肾壮阳可改善甲减患者的阳虚本质。刘教授治疗甲减多用补虚药物，多为补气和补阳药物，如黄芪、甘草、白术、人参补气健脾，补骨脂、巴戟天、菟丝子、淫羊藿、肉苁蓉、杜仲补肾壮阳等。《景岳全书》曰："善补阳者，必于阴中求阳，则阳得阴助，而生化无穷。"气、痰、瘀日久易郁而化热。刘教授治疗甲减使用补虚药物较多，辅以补气药、补血药、滋阴药等，亦为取药物相使之功，不仅增加补阳之效，亦治疗兼症。当归、熟地黄以补血，枸杞子、黄精平补肝肾之阴。补骨脂在《本草经疏》中记载："补骨脂，能暖水脏，阴中生阳，壮火益土之要药也。"以上均为以变法而取效，看似补血、滋阴清热，亦为补阳，且重用补气之药，意为气能生血，缓解患者本虚之症状，体现了刘教授阴中求阳，以期达成阴平阳秘之功。

4. 临床体会

临床中甲减患者大多普遍使用左甲状腺素钠片治疗，药物中的有效成分会结合甲状腺分泌的 T_3 受体，对甲状腺系统功能进行调节。但是原发性甲减患者需要长时间的治疗，而服用左甲状腺素钠片的时间越长，患者出现骨质疏松、心血管疾病的概率越大。而中医对甲减的辨证论治疗效显著，不仅可有效改善症状、增强体质、提升免疫力、延缓病情、提高治愈率，还能降低心肌细胞损害，提高治疗有效率，减少不良反应发生，值得临床推广应用。

四、健脾养血、补肾益髓法治疗缺铁性贫血

（一）临床资料

1. 病例

[病史] 患者芦某，女，41 岁，2021 年 10 月 6 日入院。主诉：头晕、乏力间作 4 年，加重半个月。现病史：患者诉 4 年前因劳累后出现头晕，困倦乏力，双下肢酸困，气短，未予治疗。此后患者每因劳累头晕、乏力间断发作，全身皮肤逐渐萎黄，就诊于银川市第一人民医院行血常规检查，结果未见异常，未进一步治疗。2021 年 8 月 21 日患者于宁夏颐阳老年病医院体检时查血常规，提示血红蛋白 82g/L↓，建议定期复查，未予治疗。半个月前患者因强直性脊柱炎于银川市中医医院住院治疗，查血常规，提示血红蛋白浓度 85g/L↓，红细胞压积 28.40%↓，平均红细胞血红蛋白含量 20.70pg↓，平均红细胞血红蛋白浓度 301.00g/L↓；查血清铁 4.30μmol/L↓，铁蛋白 7.89ng/mL↓，遂诊断为缺铁性贫血（中度）。予复方硫酸亚铁片（50 毫克，1 次/日）口服治疗，嘱患者半个月后复查血常规、血清铁、铁

蛋白，以后每半个月复查1次。2021年10月5日患者就诊于宁夏医科大学总医院血液科，建议每周复查血常规1次，嘱其停服复方硫酸亚铁片，予多糖复合铁胶囊（300毫克，1次/日）口服以纠正贫血。患者为求进一步中医治疗，就诊于我院，门诊以"缺铁性贫血"收住入院。入院症见：疲乏无力，有时头昏，气短，双下肢酸困，偶有心慌心悸，视物模糊，双眼干痒，觉眼前有蚊蝇飞过，口干咽干，偶有咽部发痒，咽痛，咽部有异物感，情绪低落，怕冷，出汗较少，双手足心无发热，左侧乳房疼痛，按压后加重，双肩部酸痛，腰背部疼痛，右侧明显，活动欠灵活，左上肢肘关节以下麻木，左下肢麻木，稍感疼痛，双足跟部疼痛，晨起明显，纳食正常，夜寐差，睡后易醒，多梦，二便正常，近期体重未见明显增减。舌质淡红，苔水滑，脉沉弱。既往史：既往身体健康状况一般，患高血压病5年，血压最高170/110mmHg，现口服中药汤剂治疗，血压控制尚可；有甲减病史5年，现口服左甲状腺素钠片（25毫克，1次/日）治疗；患肾错构瘤、肾结石4年；患甲状腺结节、肺结节病1年，间断口服中药汤剂治疗；患宫颈囊肿、盆腔积液、乳房结节1个月余，未治疗；患强直性脊柱炎1个月，现口服塞来昔布（200毫克，1次/日）治疗；患维生素D缺乏症半个月，曾肌注维生素D_2（15毫克）；患骶管囊肿半个月，未治疗。

[辅助检查] 心电图：正常窦性心律，正常心电图。血常规：血红蛋白浓度85g/L↓，红细胞压积28.70%↓，平均红细胞体积71.60fL，平均红细胞血红蛋白含量21.30pg↓，平均红细胞血红蛋白浓度297g/L↓，血小板计数$373×10^9$/L↑。血糖、肝功能、肾功能未见异常。

[体格检查] 体温36.0℃，脉搏70次/分，呼吸17次/分，血压121/81mmHg。神志清晰，发育正常，营养一般，表情自如，自主体位，步态正常，精神欠佳，查体合作，对答切题。全身皮肤发黄，未见皮疹及出血点，无肝掌和蜘蛛痣。全身浅表淋巴结未扪及肿大。咽喉充血、水肿，咽喉壁有3个小米粒样大小疱疹，双侧扁桃体无肿大，颜色淡红，悬雍垂居中。左乳外下象限约4点钟压痛阳性，未触及肿块。两肺叩诊呈清音，呼吸音可，两肺可闻及少许痰鸣音。心尖搏动位于左侧第5肋间左锁骨中线内0.5cm，心尖部无震颤、无摩擦感，心脏浊音界无扩大，心率70次/分，心律齐，心音低，各瓣膜听诊区未闻及病理性杂音。腹部查体未见异常。

2. 中医诊断

虚劳（脾肾阳虚证）。

3. 中医诊断依据

虚劳是以多种原因导致的以脏腑功能衰退、气血阴阳亏损，日久不复为主要病机的病证。结合患者目前表现，辨病为"虚劳"。患者疲乏无力、头昏、气短，是脾气虚的表现；情绪低落、怕冷，是肾阳虚的表现；阳虚寒湿痹阻关节，故双肩部酸痛、腰背部疼痛、双足后跟部疼痛。结合舌淡红，苔水滑，脉沉弱，四诊合参，辨证为脾肾阳虚证。

（二）诊疗过程

首诊：刘教授查房时查体见患者咽喉充血、水肿，双肺可闻及少许痰鸣音，故初诊中药汤剂以疏风散寒、宣肺化痰为主，兼以益气健脾，用方以荆防败毒散加减，用药有荆芥、防风、羌活、独活、桂枝、麻黄、紫菀、白前、麸炒苍术、黄芪、炙黄芪、人参、阿胶等。3剂，日1剂，水煎服。

二诊：查体见患者咽部无充血、水肿，故调整中药汤剂以健脾温阳、补肾益髓为主，用方以归脾汤合右归丸合三甲复脉汤加减，用药有黄芪、炙黄芪、人参、仙鹤草、升麻、金樱子肉、覆盆子、杜仲、菟丝子、胡芦巴、续断、醋龟甲、鹿角胶、醋鳖甲、生地炭、麦冬、桂枝、炙甘草、阿胶、山茱萸、桑寄生。3剂，日1剂，水煎服。

三诊：经治疗，患者乏力、头晕缓解，仍有怕冷，上方加附子、细辛、麻黄以助阳散寒。3剂，日1剂，水煎服。

四诊：患者怕冷缓解，腰背部、双足跟部疼痛较前缓解，于10月16日复查血常规，结果显示血红蛋白浓度97g/L↓，红细胞压积32.6%↓，平均红细胞血红蛋白含量22.2pg↓，平均红细胞血红蛋白浓度297g/L↓，血小板数目348×10^9/L↑，血红蛋白指标较前升高。表明治疗有效，加烫狗脊以补肝肾，继续予中药7剂，日1剂，水煎服。

（三）医案解析

1. 文献学习

中医学文献中没有缺铁性贫血的病名，依据其证候特征当属于"萎黄""血虚""虚劳""黄肿""虚损"等范畴，属慢性虚损性病证，与脾胃密切相关。《灵枢·营卫生会》记载："人受气于谷，谷入于胃，以传与肺……阴阳相贯，如环无端。"《医宗必读》曰："夫人之虚，不属于气，即属于血，五脏六腑，莫能外焉，而独举脾肾者，水为万物之元，土为万物之母，二脏安和，一身皆治，百疾不生。"《诸病源候论》记载："夫羸瘦不生肌肤，皆为脾胃不和，不能饮食，故血气衰弱，不能荣于肌肤。"《丹台玉案》提出："黄肿之症……而多因虫积、食积之为害也，或偶吞硬食过多，碍其脾家道路，经久不消，脾胃失运化之权，浊气上腾，故面部黄而且浮，手足皆无血。"《血证论》谓："治血者，必以脾为主。"《类证治裁》云："凡虚损多起于脾肾。"

2. 诊疗分析

《灵枢·决气》载"中焦受气取汁，变化而赤，是谓血"，其中"受气取汁"强调脾的运化功能，"变化而赤"强调脾的升清和肾的温煦功能。《诸病源候论·虚劳精血出候》曰："肾藏精，精者血之所成也。"李中梓在《医宗必读》中强调脾肾在虚劳发病和治疗中的重要性。肾为先天之本，脾为后天之本，依据"脾为气血生化之源""精血同源"等理论，刘教授认为脾气亏虚，则气血化生无源，肾主骨生髓，骨髓生血，脾肾亏虚则导致气血不足、血枯髓空，故可从脾肾论治缺铁性贫血。

3. 效果见验

清代张璐提出："无火则运化艰而易衰，有火则精神健而难老。是火者，老人性命之根，未可以水轻折也。"强调了命门之火的重要性，用药重视养护命门之火，不会轻易用苦寒之药折伤命门之火。刘教授在治疗中亦不用苦寒之药，认为脾肾阳虚证，阳气不足，气的温煦、推动作用减慢，不能使二价铁离子（Fe^{2+}）转化成三价铁离子（Fe^{3+}），故在治疗中用右归丸加减以温补肾阳。患者既往有甲减、强直性脊柱炎病史，用麻黄、附子、细辛以助阳散寒。

此外，刘教授治疗缺铁性贫血善用血肉有情之品填精益髓，如醋龟甲、鹿茸或鹿角胶、阿胶、山茱萸、杜仲等。鹿茸除了有"血肉有情之品"的名号，还有"纯阳之品"的美称。清代医家叶天士曾说阿胶为"血肉有情之品，滋补最甚"。临证中通过以上治疗可取得较好的治疗效果。

4. 临床体会

一般补充铁剂 2 周后血红蛋白浓度会升高，该患者补充铁剂 13 天，血红蛋白浓度无上升趋势，刘教授从中医角度分析原因，通过辨证论治，提出健脾补肾益髓法治疗本病，选方以右归丸合归脾汤加减，同时嘱患者停服铁剂，出院前复查血红蛋白升高到 97g/L，且患者怕冷减轻，腰背部、双足跟部疼痛较前减轻，疗效显著。

五、补中益气汤合二至丸加减治疗甲状腺功能亢进症

（一）临床资料

1. 病例

［病史］患者李某，女，42 岁，2022 年 9 月 21 日入院。主诉：心悸、烦躁间作 2 年，加重 5 天。现病史：患者诉 2 年前生气后出现心悸，烦躁，易激动，无双侧眼球突出，无异常汗出，无怕热，无双手不自主抖动，无

声音嘶哑，未予重视，亦未治疗。2022 年 8 月患者自觉心悸、烦躁明显，遂就诊于盐池县人民医院，查甲功五项后诊断为甲状腺功能亢进症，给予口服甲巯咪唑片（20 毫克/次，1 次/日）治疗，建议每月复查。3 个月后患者于宁夏医科大学总医院复查甲功五项，结果提示继发性甲状腺功能减退，嘱患者停服甲巯咪唑片，予口服左甲状腺素钠片（100 微克/次，1 次/日）。2023 年 3 月 13 日于宁夏医科大学总医院复查甲功五项，结果提示甲状腺素 18.60μg/dL↑，三碘甲状腺原氨酸 2.26ng/mL↑，游离甲状腺素 3.31ng/dL↑，游离三碘甲状腺原氨酸 10.38pg/mL↑，促甲状腺激素 0.012μIU/mL↓，嘱患者继续服药。2023 年 4 月 27 日患者于宁夏医科大学总医院复查甲功三项，提示甲状腺素 17.10μg/dL↑，三碘甲状腺原氨酸 2.03ng/mL↑，促甲状腺激素 0.001μIU/mL↓，嘱患者停药，1 个月后复查。此后患者心悸、烦躁反复，每因劳累或生气后加重，未再复查，亦未诊治。5 天前患者无明显诱因感心悸、烦躁较前加重，今日为求中医治疗，就诊于我院门诊，门诊以"甲状腺功能亢进症"收住入院。入院症见：患者心慌心悸，烦躁，易焦虑、激动，出汗可，乏力，双目干涩，口干，颈前发紧、憋胀，无明显胸闷气短，咳嗽、咳痰，痰黏，不易咳出，咽部发痒，纳食可，进食寒凉后胃脘胀满，夜寐差，入睡困难，睡后易醒，醒后不易再次入睡，多梦，二便正常，近半年体重未见明显增减。舌质暗红，苔白腻，少津，脉细数。

[辅助检查] 2023 年 3 月 13 日于宁夏医科大学总医院查甲功五项：甲状腺素 18.6μg/dL↑，三碘甲状腺原氨酸 2.26ng/mL↑，游离甲状腺素 3.31ng/dL↑，游离三碘甲状腺原氨酸 10.38pg/mL↑，促甲状腺激素 0.012μIU/mL↓。2023 年 4 月 27 日于宁夏医科大学总医院查甲功三项：甲状腺素 17.10μg/dL↑，三碘甲状腺原氨酸 2.03ng/mL↑，促甲状腺激素 0.001μIU/mL↓。

[体格检查] 体温 36.0℃，脉搏 108 次/分，呼吸 23 次/分，血压 122/86mmHg。神志清晰，发育正常，营养中等，表情自如，自主体位，步入病房，精神可，查体合作，对答切题。全身皮肤黏膜无黄染，未见皮疹及出血点，无肝掌和蜘蛛痣。全身浅表淋巴结未扪及肿大。咽喉充血、水肿，双侧扁桃体无肿大，悬雍垂居中。双侧甲状腺对称性肿大，质软，无触痛，未触及震颤，未闻及血管杂音。两肺叩诊呈清音，呼吸音低，两肺可闻及少量痰鸣音。心尖搏动位于左侧第 5 肋间左锁骨中线内 0.5cm，心尖部无震颤、无摩擦感，心脏浊音界无扩大，心率 108 次/分，心律齐，心音有力，各瓣膜听诊区未闻及病理性杂音。

2. 中医诊断

瘿病（气阴两虚证）。

3. 中医诊断依据

中医认为甲亢属"瘿病"或者"瘿气"范畴。患者目前表现有心慌心悸，烦躁，易焦虑、激动，出汗可，乏力，双目干涩，口干，眠差，颈前发紧、憋胀、咳嗽、咳痰，痰黏，结合舌质暗红，苔白腻，少津，脉细数，四诊合参，辨证为气阴两虚证。心气不足，心阴亏虚，心失所养，故心悸、烦躁、激动、眠差；脾气亏虚故乏力；痰气凝结颈前，故颈前发紧、憋胀；肝开窍于目，肝阴不足，目失所养，则双目干涩。

（二）诊疗过程

首诊：刘教授查房时查体见患者咽喉充血、水肿，两肺呼吸音低，可闻及少量痰鸣音，表明表证未解，急则治标，予中药汤剂以解表祛邪、宣肺化痰为主，兼以益气养阴，用方以荆防败毒散合二至丸加减，用药有荆芥、防风、羌活、独活、桂枝、麻黄、白芷、女贞子、墨旱莲等。4剂，日1剂，水煎服。

二诊：查体见患者咽部无充血、水肿，故调整中药汤剂以益气养阴为主，用方以补中益气汤合二至丸加减，用药有黄芪、炙黄芪、人参、白术、升麻、女贞子、墨旱莲、黄精、玉竹等。3剂，日1剂，水煎服。

三诊：查房时患者诉心慌心悸好转，无明显烦躁，有时焦虑、激动，出汗可，无明显乏力。查甲状腺及颈部淋巴结彩超，结果提示双侧甲状腺实质回声不均质并右侧结节，大者约1.1cm×0.7cm，边界清；复查甲功五项，结果提示促甲状腺激素<0.01μIU/mL↓，余未见异常。上方加射干、橘核、猫爪草、浙贝母以软坚散结，继续服用3剂，日1剂，水煎服。嘱患者禁食辛辣刺激食物，如火锅、麻辣烫、生葱、生蒜、萝卜、辣椒；禁食海鲜，如虾、带鱼、海带；禁浓茶、咖啡；保持心情舒畅，按时作息、勿熬夜。

（三）医案解析

1. 文献学习

《吕氏春秋》载"轻水所，多秃与瘿人"，不仅记载了瘿病的存在，而且观察到其发病与地理环境有关。《三国志·魏书》引《魏略》有"发愤生瘿"及"十人割瘿九人死"的记载，提示本病的发生与情志有关。瘿病的发生亦与饮食有关，《素问·痹论》认为"饮食自倍，脾胃乃伤"，若饮食失宜，伤及脾胃，致使影响水湿运化，聚而生痰，影响气血正常运行，气郁血滞，痰气瘀结，发为瘿病。《证治汇补》言："有阴气内虚，虚火妄动，心悸体瘦，五心烦热，面赤唇燥，左脉微弱，或虚大无力者是也。"其指出体质禀赋异常，体内阴气不足是甲亢发病的基础。

2. 诊疗分析

刘教授认为本病的病机属于本虚标实，本虚指心脾气虚和肝肾阴虚，标实指气滞、痰凝，因此治疗方面补其不足为第一要务，着重益气养阴，辅以化痰散结。益气主要指补益脾气，因脾为后天之本，气血生化之源，脾虚会出现乏力、精神不安的情况；脾主运化，脾虚不运化津液，则易生湿、生痰。因此治疗中用补中益气汤补脾气可使气行通畅、痰化结消、心神安宁。养阴主要通过二至丸加减以滋补肝肾之阴，肾为先天之本，是人体阴液的根本。肝藏血，肝为刚脏，体阴而用阳，肝血充足则肝气调达，即肝主疏泄功能正常，不易气滞。

3. 效果见验

患者颈前肿大，有甲状腺结节，通过化痰散结药物的治疗，结节较前缩小，症状亦减轻。甲亢患者易出现心动过速，刘教授认为心主血脉、心主神明，心神失养则心悸、烦躁，治疗以炙甘草汤加减以养血复脉、稳定心率，用药有炙甘草、地黄、人参、阿胶、麦冬。心为五脏六腑之大主，心功能正常亦有助于他脏功能的恢复。

4. 临床体会

西医主要通过药物、手术、碘－131治疗甲亢，药物治疗需要长期服药，而长时间服药易出现肝损害、白细胞减少等不良反应，手术、碘－131治疗易引起甲减。临证发现通过中医辨证论治，可有效缓解症状，缩小甲状腺体积，减少西药用量，加速西药减停，稳定甲状腺功能，防止复发，可用现代医学的实验室检查作为判断疗效的标准之一。

六、温补脾肾法治疗甲状腺功能减退症

（一）临床资料

1. 病例

[病史]患者尤某，女，50岁，2023年7月5日入院。主诉：乏力、畏寒间作3年余，加重伴颜面部肿胀3天。患者诉3年余前无明显诱因出现疲乏无力、畏寒、胸闷气短，遂就诊于当地医院完善相关检查后诊断为甲状腺功能减退症，给予口服左甲状腺素钠片（50微克，1次/日）控制病情，嘱患者定期复查甲功。1年前患者无明显诱因在1个月内体重增加5kg，遂就诊于银川国龙骨科医院复查甲功，结果显示促甲状腺激素41.00μIU/mL，

故调整左甲状腺素钠片（100 微克，1 次/日）用量。2022 年 9 月 2 日患者复查甲功，结果为促甲状腺激素 8.52μIU/mL↑，抗甲状腺过氧化酶抗体 481.56IU/mL↑，甲状腺球蛋白抗体 >2500IU/mL↑，嘱继续口服当前药物治疗。3 天前患者因劳累后感乏力、畏寒较前加重，伴颜面部肿胀，今为求进一步治疗，就诊于我院门诊。入院症见：患者疲乏无力，畏寒肢冷，颜面部肿胀，胸闷气短，心慌心悸，头晕头昏，无头痛，偶有咳嗽、咳痰，咳少量白色黏痰，不易咳出，口干咽干，有时咽痒，无咽痛，咽部异物感，出汗多，双手心偏热，双手指间麻木，双目视物模糊、干涩，纳食可，睡眠不佳，入睡困难，易醒，多梦，大便正常，小便不利。舌红，苔白腻，脉沉细。

[辅助检查] 甲功五项：促甲状腺激素 19.08μIU/mL↑，余未见明显异常。

[体格检查] 体温 36.2℃，脉搏 82 次/分，呼吸 20 次/分，血压 118/89mmHg。神志清晰，发育正常，营养中等，表情自如，自主体位，步入病房，精神尚可，查体合作，对答切题。全身皮肤黏膜无黄染，未见皮疹及出血点，无肝掌和蜘蛛痣。全身浅表淋巴结未扪及肿大。咽喉黏膜充血、水肿，双侧扁桃体 I 度肿大，悬雍垂居中。颈部僵硬，颈静脉不充盈，气管居中，颈前视诊饱满，双侧甲状腺无肿大，触诊光滑。两肺叩诊呈清音，呼吸音低，两肺可闻及痰鸣音。心尖搏动位于左侧第 5 肋间左锁骨中线内 0.5cm，心尖部无震颤、无摩擦感，心脏浊音界无扩大，心率 82 次/分，心律齐，心音可，各瓣膜听诊区未闻及病理性杂音。腹无膨隆，未见腹壁静脉曲张及蠕动波。双下肢无可凹陷性水肿。

2. 中医诊断

瘿病（脾肾阳虚证）。

3. 中医诊断依据

患者主因"乏力、畏寒间作 3 年余，加重伴颜面部肿胀 3 天"入院。患者外感邪气，正邪交争，搏结于颈前；又素体脾阳虚，脾失运化，气血生化乏源，气血虚则乏力；脾主运化水湿，脾虚运化功能不足，化生痰湿，痰湿阻于喉结。结合舌红，苔白腻，脉沉细，四诊合参，辨证为脾肾阳虚证。

（二）诊疗过程

首诊：刘教授查房时查体见患者咽喉充血、水肿，咽后壁可见散在大小不等滤泡，两肺呼吸音低，可闻及少量痰鸣音，故初诊中药汤剂以解表祛邪、散寒化湿为主，用方以荆防败毒散加减，用药有荆芥、防风、羌活、独活、桂枝、麻黄、白芷、苍术等。3 剂，日 1 剂，水煎服。

二诊：查体见患者咽部无充血、水肿，咽后壁滤泡消失，故调整中药汤剂以温肾健脾为主，用方以麻黄细辛附子汤加减，用麻黄、细辛、附子、淫羊藿、鹿角霜、巴戟天、菟丝子、肉桂等。4剂，日1剂，水煎服。

三诊：查房时患者诉乏力、畏寒好转，上方加山茱萸、熟地黄、山药等，继续服用3剂，日1剂，水煎服。

（三）医案解析

1. 文献学习

甲减在中医学中无特定病名，根据症状、体征将其归于"虚劳""瘿病"及"水肿"等范畴。《金匮要略》首提"虚劳"病名。《诸病源候论》提出"诸山水黑土中……常食令人作瘿病"，并论述瘿病。《备急千金要方》将其归为"劳瘿"，后有医家将其归于"瘿虚病"。《素问·至真要大论》认为"诸湿肿满，皆属于脾"。先天不足、饮食不节、情志失调、劳逸过度等，均可导致此病的发生。

2. 诊疗分析

刘教授认为甲减多因肾阳虚日久，出现脾阳不足，以致"火不生土""土不克水"。《诸病源候论·虚劳浮肿候》云："肾主水，脾主土。若脾虚则不能克制于水，肾虚则水气流溢，散于皮肤，故令身体浮肿。"肾阳为诸阳之根，对人体各脏腑有着温煦、生化、激发等作用。肾阳虚衰可导致气血津液运行乏力，输布失常，人体温煦、激发作用下降，由此出现面浮肢肿、疲乏、畏寒肢冷等症状；脾主运化，脾阳不足，则水湿不运，腑气不通，继而出现纳呆、便秘等症状。脾肾阳虚是甲减发病的核心病机，治疗应当注重温阳健脾利水，治疗后不仅能缓解临床症状，同时能延缓疾病进展，保护残存的甲状腺功能。

3. 效果见验

刘教授认为脾肾阳虚型为甲减的常见证型，其以脾肾阳虚为本，以血瘀水阻、痰湿内停为标，治宜以健脾补肾为要，辅以行血散瘀、化痰祛湿。常用肉桂温补肾阳，附子散寒祛湿、回阳救逆，菟丝子补肾益精，杜仲滋补肝肾，山药健脾固肾，山茱萸益气补肾，熟地黄养肾益髓，泽泻利水消肿、化瘀降脂，当归活血调经、祛瘀止痛，黄芪补气固表，白术健脾燥湿，肉苁蓉益肾助阳，甘草健脾益气。全方合用，可达健脾固肾、温肾助阳、行血祛瘀、祛痰利湿之功效。

4. 临床体会

甲减的病机以"虚"为关键，中医治疗甲减疗效显著，不仅可有效改善症状、增强体质、提升免疫力、延缓病情、提高治愈率，还可增强甲状腺功能。目前中医对调节下丘脑－垂体－甲状腺轴、肾上腺皮质功能的研究已经非常有成效，对我们临床治疗甲减具有重要意义。

七、养阴柔肝法治疗甲状腺功能亢进症并发肝损害

（一）临床资料

1. 病例

[**病史**] 患者付某，女，32 岁。主诉：心悸、手抖、乏力间作 3 年，伴咽部异物感半个月。现病史：患者 3 年前无明显诱因出现心悸、手抖、乏力、急躁、易怒，无汗出，无眼球突出，无咽部异物感，无吞咽梗阻感，立即就诊于宁夏回族自治区人民医院，入院完善相关检查确诊为甲状腺功能亢进症，遵医嘱规律口服甲巯咪唑片（1/4 片，1 次/日）。此后患者每因劳累或情志不畅后，上述症状反复，病情控制不佳。2022 年 6 月患者因确诊药物性肝损害，遂于宁夏回族自治区人民医院住院，给予对症治疗后症状改善，后调整药物，口服丙硫氧嘧啶片（1 片，1 次/日），并间断口服双环醇片。2023 年 8 月 22 日患者于宁夏医科大学总医院复查甲功三项，结果提示 13.90μg/dL，TSH 0.002μIU/mL，建议患者停服药物并予以同位素碘－131 内放射性治疗，患者拒绝。半个月前，患者自觉心悸、手抖、乏力反复，咽部异物感明显，偶有吞咽梗阻感，偶有急躁、易怒，手心稍汗出，无双目突出，无颈前疼痛，今为求进一步中医治疗，遂就诊于我院门诊，门诊以"甲状腺功能亢进症"收住入院。入院症见：患者自觉心悸、手抖、乏力反复，咽部异物感明显，偶有吞咽梗阻感，偶有急躁、易怒，手心稍汗出，无双目突出，无颈前疼痛，无咽干咽痒，无咳嗽，偶有咳痰，咳少量黄白色黏痰，手足心热，颈部僵硬，偶有腰部酸痛，活动后加重，纳可，口干，无口苦，偶有胃胀、反酸，无胃痛，无恶心呕吐，睡眠一般，易醒，多梦，二便正常，近 3 个月体重未见明显改变。舌尖红，少苔，脉细略数。

[**辅助检查**] 血常规：中性粒细胞百分比 44.60%，淋巴细胞百分比 41.80%，嗜酸性粒细胞百分比 6.50%。甲功五项：T_4 13.85μg/dL，FT_3 8.14pmol/L，TSH < 0.01μIU/mL，FT_4 27.13pmol/L。肝功能：总胆红素 5.07μmol/L↓，直接胆红素 1.29μmol/L↓，γ－谷氨酰转移酶 50.00U/L↑。肾功能：肌酐 43.20μmol/L↓，尿酸 375.10μmol/L↑。血糖、尿常规、便常规未见明显异常。心电图：心率 78 次/分，正常窦性心律，正常心电图。腹部彩超：肝、门静脉、胆、胰、脾、双肾未见明显异常。

[**体格检查**] 体温 36.2℃，脉搏 84 次/分，呼吸 21 次/分，血压 93/

72mmHg。神志清晰，发育正常，营养中等，表情自如，自主体位，步态正常，精神可，查体合作，对答切题。全身皮肤黏膜无黄染，未见皮疹及出血点，无肝掌和蜘蛛痣。全身浅表淋巴结未扪及肿大，头颅无畸形，两侧瞳孔同圆等大，对光反应正常，眼球运动正常。鼻通畅，鼻唇沟对称，鼻中隔无偏曲，鼻翼无扇动，鼻窦区无压痛，无流涕和出血。两耳廓正常，外耳道无脓性分泌物，乳突区无压痛，两耳听力粗测正常。唇红，口腔黏膜无溃疡，咽喉充血、水肿，扁桃体无肿大，悬雍垂居中。颈前视诊饱满，颈软，颈静脉不充盈，气管居中，双侧甲状腺无肿大。胸廓无畸形，乳房两侧对称，呼吸运动两侧对称，双侧语颤正常，呼吸节律规整，两肺叩诊呈清音，呼吸音清晰，两肺可闻及少量痰鸣音，两肺未闻及湿啰音。心尖搏动位于左侧第5肋间左锁骨中线内0.5cm，心尖部无震颤、无摩擦感，心脏浊音界无扩大，心率84次/分，心律齐，心音低钝，各瓣膜听诊区未闻及病理性杂音。腹无膨隆，未见腹壁静脉曲张及蠕动波。腹壁柔软，无肌紧张，无压痛及反跳痛。肝脾肋下未触及，无液波震颤，未触及包块。肝脾区均无叩击痛，无移动性浊音，双肾区无叩击痛。肠鸣音正常，5次/分，未闻及血管杂音。肛门、外生殖器未查。脊柱及四肢无畸形，活动自如，关节无红肿，双下肢无可凹陷性水肿，无杵状指（趾）。生理反射存在，病理反射未引出。

2. 中医诊断

瘿病（气阴两虚证）。

3. 中医诊断依据

甲亢合并肝损伤可归属中医"瘿病""瘿气""黄疸""胁痛"等范畴，病位在肝，与心、脾、肾密切相关。根据患者心悸、手抖、乏力，咽部异物感，偶有吞咽梗阻感，偶有急躁、易怒等症状，无明显黄疸及肝区不适，辨病为中医"瘿病"。本病早期多因情志不舒、肝郁气结、湿邪内蕴所致，久病耗气伤阴，后期多见气阴两虚证。结合患者舌尖红，少苔，脉细略数，手足心热，辨证为气阴两虚证。

（二）诊疗过程

首诊：患者咽喉充血、水肿，呼吸音清晰，两肺可闻及少量痰鸣音，久病体虚，易感受风寒之邪，故初诊中药汤剂以解表祛邪、散寒除湿为主，用方以荆防败毒散加减。3剂，日1剂，水煎服。

二诊：患者心悸、手抖、乏力反复，手足心热，可知有阴虚火旺，故中药汤剂以补中益气汤合炙甘草汤合二至丸加减，以益气健脾、养心复脉、养阴柔肝。3剂，日1剂，水煎服。

三诊：患者仍感手足心热，乏力改善，可知有虚火内灼，予以补中益气汤合二至丸加减，佐以柴胡、白芍、牡丹皮、茵陈、灵芝等保肝之品。7剂，日1剂，水煎服。

四诊：患者心悸、手抖、乏力明显改善，咽部异物感偶作，无吞咽梗阻感，急躁、易怒不明显，手心汗出减少，手足心不热。以益气养阴为主，兼以润肺利咽治疗。

（三）医案解析

1. 文献学习

《诸病源候论·瘿候》谓："瘿者，由忧恚气结所生，亦曰饮沙水，沙随气入于脉，搏颈下而成之。"其提出瘿病的主要病因是情志失调、水土饮食失宜。本文又曰："诸山水黑土中，出泉流者，不可久居，常食令人作瘿病，动气增患。"其指出瘿病的病因主要是情志内伤及水土因素。

2. 诊疗分析

刘教授认为本病初期多为实证，主要病理因素为气滞、血瘀、痰凝、肝火瘀滞；久病多虚或者虚实夹杂，虚者以阴虚为主。其病变部位在颈前。患者平日体虚、肝肾不足，或者先天禀赋不足，随后又因为后天生活起居不当导致肝肾阴虚、虚火妄动形成痰瘀，凝结于颈前，从而形成了瘿气。刘教授提出以益气养阴为本，辅以柔肝活血的治疗方法。

3. 效果见验

刘教授临床治疗甲亢并发肝损害，重视肝脾同治，"见肝之病，知肝传脾，当先实脾"。故治疗甲亢性肝损伤时，健脾祛湿可使湿邪有去处；清利肝胆、护肝退黄，重用二至丸以达到养阴的目的；佐以柴胡、茵陈、五味子、灵芝、白芍、丹参等保肝之品，既可滋养肝肾、养阴清热、散结消瘿，又可保肝降酶。

4. 临床体会

甲亢性肝损伤可见于甲亢自身疾病导致肝损伤、服用抗甲状腺药导致肝损伤、自身免疫性肝炎所致肝损伤、脂肪肝或肝脏肿瘤造成肝损伤、合并病毒性肝炎等。甲巯咪唑引起的肝损伤主要以胆汁淤积为主，故中医药的干预可根据甲亢导致肝损伤的病理特点对症、对因选药，疗效更佳。

八、阴中求阳治疗甲状腺功能减退症

（一）临床资料

1. 病例

[**病史**] 患者范某，女，18岁。主诉：乏力、畏寒间作2个月，伴颈前

憋闷感 1 周。现病史：患者诉 2 个月前劳累后出现疲乏无力，畏寒，颜面部浮肿，无心悸、气短，未予重视。1 个月前，患者自觉乏力、畏寒反复，颈前肿胀、视诊饱满，偶有声音嘶哑，颈前无压痛，无咽部异物感，无饮水呛咳，无心悸，立即就诊于灵武市人民医院查甲功七项，结果提示促甲状腺激素 67.760μIU/mL，甲状腺素 46.720nmol/L↓，游离甲状腺素 7.180pmol/L↓，抗甲状腺过氧化物酶抗体 600.000IU/mL↑，确诊为甲状腺功能减退症、桥本氏甲状腺炎，嘱患者规律口服左甲状腺素钠片（50 微克，1 次/日）。1 周前，患者因劳累后感乏力、畏寒较前加重，颈前憋闷感明显，颜面部轻度水肿，易烦躁，颈前无压痛，无咽部异物感，无饮水呛咳，无心悸，今为求中医治疗，就诊于我院门诊，门诊以"甲状腺功能减退症"收住入院。入院症见：患者感乏力、畏寒较前加重，颈前憋闷感明显，颜面部轻度水肿，易烦躁，颈前无压痛，无咽部异物感，无饮水呛咳，无心悸，无咳嗽，偶有咳痰，咳少量白色稀痰，易咳出，口干，无咽痛，出汗可，双手心不热，纳食一般，无胃脘部不适，睡眠可，大便费力（4～5 日 1 次），无夜尿，近 3 个月体重无明显增减。舌质暗，苔白腻，脉沉细。

[辅助检查] 甲功七项：促甲状腺激素 67.760μIU/mL，甲状腺素 46.720nmol/L↓，游离甲状腺素 7.180pmol/L↓，抗甲状腺过氧化物酶抗体 600.000IU/mL↑。甲状腺彩超：双侧甲状腺弥漫性病变，右侧甲状腺实性结节（TI-RADS 3 级），左侧甲状腺未见明显异常，双侧颈部淋巴结肿大（建议必要时复查）。血常规：白细胞计数 2.98×10^9/L↓，中性粒细胞百分比 37.4%↓，淋巴细胞百分比 54.1%↑，中性粒细胞计数 1.11×10^9/L↓。血糖、肝功能、肾功能、尿常规、便常规未见明显异常。腹部彩超：肝、门静脉、胆、胰、脾、双肾未见明显异常。心电图：心率 70 次/分，室上性心律，可能异常心电图。

[体格检查] 体温 36.3℃，脉搏 75 次/分，呼吸 18 次/分，血压 109/73mmHg。神志清晰，发育正常，营养中等，表情自如，自主体位，步态正常，精神可，查体合作，对答切题。唇红，口腔黏膜无溃疡，咽喉充血、水肿，咽后壁散在滤泡，扁桃体无肿大，悬雍垂居中。颈前视诊饱满，甲状腺Ⅱ度肿大，无压痛，颈静脉不充盈，气管居中。两肺叩诊呈清音，呼吸音弱，两肺可闻及少量痰鸣音，两肺未闻及湿啰音。心尖搏动位于左侧第 5 肋间左锁骨中线内 0.5cm，心尖部无震颤、无摩擦感，心脏浊音界无扩大，心率 75 次/分，心律齐，心音低钝，各瓣膜听诊区未闻及病理性杂音。

2. 中医诊断

瘿劳（气虚痰结证）。

3. 中医诊断依据

依据患者颈前视诊饱满，甲状腺Ⅱ度肿大，伴乏力、畏寒、颜面浮肿等，故诊断为"瘿劳"。中医学认为"瘿劳"为"瘿病"继发的"虚劳""虚损"。患者纳差、形体消瘦、畏寒、颜面部浮肿、乏力为脾肾阳虚之象。甲减多由先天禀赋不足，后天失养，脾为后天之本，饮食不当，伤及脾胃，以致其运化失常；久则肾失滋养，以致脾肾阳虚，出现倦怠乏力、畏寒肢冷、食欲不振等症状；而阳气虚衰到一定程度后，会出现阳损及阴的证候，以致阴阳两虚。

（二）诊疗过程

首诊：根据患者甲状腺弥漫性肿大、颈前偶有疼痛、咽部略充血水肿，可知患者表邪未祛，予以荆防败毒散合炙甘草汤4剂以解表祛邪、养心安神。

二诊：患者既往纳差，形体消瘦，考虑素体脾虚，痰湿内生，储于上焦影响肺气宣发，留滞下焦影响水液代谢失衡及气不摄纳，故二诊予以补中益气汤合三子养亲汤合二陈汤4剂以健脾化湿。

三诊：患者乏力、畏寒、手足偏凉，考虑素体阳虚，不能温煦脏腑，导致脾肾阳虚，予以补中益气汤合右归丸合龟鹿二仙胶5剂以健脾益肾、填精益髓。口服中药半个月后，复查甲状腺功能，提示促甲状腺激素9.02μIU/mL，上述诸症减轻，甲状腺Ⅰ度肿大。

（三）医案解析

1. 文献学习

《黄帝内经》将甲状腺肿物统称为瘿。《济生方·瘿瘤论治》曰："夫瘿瘤者，多由喜怒不节，忧思过度，而成斯疾焉。"根据《备急千金要方》提出的五瘿名称"石瘿、气瘿、劳瘿、土瘿、忧瘿"，中医将甲减称为"瘿劳"。甲减属于中医学"虚劳""水肿""五迟"等范畴，为寒证、虚证。

2. 诊疗分析

刘教授认为肾藏元阴元阳，若肾气虚损，元阳不足，命门火衰，易致脾肾阳虚；若元阴不足，命门水衰，易致肝肾阴虚；阴损及阳，阳损及阴，终致阴阳两虚。温补脾肾为治疗甲减的基本方法，阴阳互为根本，阳病治阴，阴病治阳，选用温阳散寒之药，同时配合滋阴补肾之品相须为用，结合疏肝理气、化痰祛湿之法，使清阳升、浊阴降，气机调达，痰浊水湿无以停聚，则病自愈。

3. 效果见验

刘教授治疗甲减重视阴阳调和，强调祛痰化湿，痰湿之邪黏腻重浊且具有一定的流动性。饮食不节，久则损伤脾胃，中焦运化失常，津液水谷不化而停聚变为痰湿。情志抑郁不畅，肝失疏泄则易横克脾土，日久脾土失运亦可发为痰湿。临床上刘教授善用白术、陈皮、半夏、苍术、瓜蒌等健脾化湿之品，使痰湿之邪化生无源，有效恢复甲状腺功能。

4. 临床体会

甲减临床多以阳虚较为多见，患者临床表现多与甲状腺激素水平密切相关，但不一定呈正相关，需二者相结合。重视使用鹿角霜、龟甲、阿胶、鳖甲等血肉有情之品，临床上有助于缓解甲状腺激素减退，减缓使用左甲状腺素钠片的不良反应。

九、温阳利水法治疗甲状腺功能减退症引起的下肢水肿

（一）临床资料

1. 病例

[**病史**] 患者苏某，女，59岁，2023年8月23日入院。主诉：乏力、情绪低落6年余，加重伴双下肢浮肿1个月。患者诉6年余前无明显诱因出现乏力、心慌心悸、情绪低落、时有烦躁不安，未予重视和治疗，后单位体检时行甲功五项检查，结果提示血清促甲状腺素升高（具体数值不详），诊断为甲状腺功能减退症，未服药物治疗。此后患者半年或1年复查一次甲功。1年前患者自觉乏力、心慌、烦躁较前加重，乏力明显，颈前疼痛，于某医院行甲功五项检查，结果提示血清促甲状腺素升高（数值较高，具体不详），给予口服左甲状腺素钠片（25微克/次，1次/日）治疗，建议每月复查甲功五项，及时调整药量。半年前患者自觉颈部疼痛加重，乏力、心慌、情绪低落，于某院复查甲功五项后调整口服药物左甲状腺素钠片（50微克/次，1次/日）。此后患者定期复查甲功五项。2023年7月患者自觉乏力、心慌心悸较前加重，双下肢浮肿，情绪低落，时感烦躁，行甲功三项检查，结果显示血清促甲状腺素 10.437μIU/mL↑，为求进一步中医系统治疗，门诊以"甲状腺功能减退症"收住入院。入院症见：患者乏力，多汗，心慌心悸，胸闷气短，头晕头昏，情绪时有低落，时有烦躁，双下肢浮肿，晚上加重，偶感颈前刺痛，口干口苦，咽干、咽痒、咽痛、咳嗽、咳痰，颈肩部酸痛，腰部疼痛，双膝关节疼痛，遇寒加重，纳食可，无明显腹胀、腹痛，受凉后腹部不舒，无反酸、烧心，烘热感明显，畏寒，寐可，纳可，二便正常。舌苔薄白，脉细。

[辅助检查] 甲功三项：血清促甲状腺素 10.437μIU/mL。腹部彩超：肝、胆、脾、双肾、胰腺、膀胱未见异常。甲状腺及颈部淋巴结彩超：甲状腺双侧弥漫性病变，甲状腺右侧叶混合回声结节（Ⅲ类），双侧颈部未见明显淋巴结。

[体格检查] 体温 36.7℃，脉搏 66 次/分，呼吸 17 次/分，血压 126/97mmHg。神志清晰，发育正常，营养中等，表情自如，自主体位，步态正常，精神欠佳，查体合作，对答切题。咽喉充血、水肿，双侧扁桃体无肿大，悬雍垂居中。两肺叩诊呈清音，呼吸音低，两肺可闻及少量痰鸣音。心尖搏动位于左侧第 5 肋间左锁骨中线内 0.5cm，心尖部无震颤、无摩擦感，心脏浊音界无扩大，心律齐，心音有力，各瓣膜听诊区未闻及病理性杂音。关节无红肿，双下肢凹陷性水肿。

2. 中医诊断

瘿病（脾肾阳虚证）。

3. 中医诊断依据

辨病当属于中医学的"瘿病"范畴。患者外感邪气，正邪交争，搏结于颈前，又素体脾虚，脾失运化，气血生化乏源。气血虚则乏力；脾主运化水湿，脾虚运化功能不足，化生痰湿，痰湿阻于喉结。结合患者畏寒，舌暗红，苔薄白，脉弦细弱，四诊合参，辨证为脾肾阳虚证。

（二）诊疗过程

首诊：刘教授查房时查体见患者咽喉充血、水肿，双侧两肺呼吸音低，可闻及少量痰鸣音，故初诊中药汤剂以解表祛邪、温阳健脾为主，用方以荆防败毒散加减，用药有荆芥、防风、羌活、独活、桂枝、麻黄、白芷、干姜、细辛等。4 剂，日 1 剂，水煎服。

二诊：查体见患者咽部无充血、水肿，故调整中药汤剂以健脾温阳、散寒理气为主，用方以四君汤合补中益气汤加减，用药有桑螵蛸、覆盆子、胡芦巴、淫羊藿、巴戟天、鹿角霜、山茱萸、桂枝、苍术、黄芪、人参、白术等。4 剂，日 1 剂，水煎服。

三诊：查房时患者汗多，情绪较前好转，故上方加五味子、苎麻根、龟甲，继续服用 3 剂，日 1 剂，水煎服。

四诊：患者情绪较前好转，双下肢浮肿消退。嘱患者院外继续口服中药汤剂治疗。

（三）医案解析

1. 文献学习

"瘿病"一名，首见于《诸病源候论·瘿候》，其指出瘿病的病因主要是情志内伤及水土因素，谓："瘿者，由忧恚气结所生，亦曰饮沙水，沙随气入于脉，搏颈下而成之。"本文又曰："诸山水黑土中出泉流者，不可久居，常食令人作瘿病，动气增患。"《备急千金要方》及《外台秘要》记载了数十个治疗瘿病的方剂，其中常用到海藻、昆布、羊靥、鹿靥等药，表明含碘药物及甲状腺作脏器可以治疗此类疾病。《三因极一病证方论·瘿瘤证治》主要根据瘿病的表现特点进行分类，"坚硬不可移者，曰名石瘿，皮色不变，即名肉瘿，筋脉露结者，名筋瘿，赤脉交络者，名血瘿，随忧愁消长者，名气瘿"，并谓"五瘿皆不可妄决破，决破则脓血崩溃，多致夭枉"。《外科正宗·瘿瘤论》提出瘿瘤的病机，为气、痰、瘀壅结所致，所采用的主要治法是"行散气血""行痰顺气""活血散坚"等，此类治疗方法也为瘿病的基础和临床研究提供了依据和思路。

2. 诊疗分析

刘教授认为本病的病机关键为阳气虚衰，肾为先天之本，且为真阳所居，真阳虚微以致形寒神疲，可见命门火衰之象。甲状腺激素不足是其基本原因，故其病机还涉及肾精不足。阳虚之象是"无阴则阳无以生"的表现，是"阴病及阳"所致。部分患者有皮肤干燥、粗糙、大便秘结、舌红苔少等症，也是阴津不足之象，甚至出现肾阴阳两虚的证候；此外，肾阳虚衰，不能温暖脾土，则脾阳也衰，肌肉失去濡养，则见肌肉无力、或肢体肌肉疼痛；脾主统血，脾虚则血失统藏，妇女可见月经紊乱、崩漏等症，常伴有贫血；肾阳不足，心阳亦鼓动无力，可见心阳虚衰的证候，以脉沉迟或缓多见；至此全身温煦功能更差，以致肢冷、体温下降；甚至津血运化失常，聚而成湿、成饮、成痰而见肌肤浮肿。总之，甲减这种病，肾虚是其主要病机，其中肾精不足是其根本原因，肾阳不足则是关键，病变又常涉及心、脾两个脏器，导致脾肾阳虚和心肾阳虚。

3. 效果见验

刘教授临床治疗瘿病，常采用温阳药物治疗，善用鹿角霜。鹿角霜味咸、涩，性温，归肝、肾经，具有补虚助阳的功效，主治肾阳不足见腰脊酸痛，脾胃虚寒见呕吐、食少便溏，子宫虚冷见崩漏带下等。鹿角霜在医籍著作中多有记载，如《本草蒙筌》："又名鹿角白霜，主治虽同，功效略缓。"《医学入门》："治五劳七伤羸瘦，补肾益气，固精壮阳，强骨髓，治梦遗。"《本草汇言》："收涩止痢，去妇人白带。"《本草新编》："止滑泻。"《本经逢原》："治脾胃虚寒，食少便溏，胃反呕吐。"《四川中药志》："补中益血，止痛安胎，治折伤，痘疮不起，疔疮，疮疡肿毒。"鹿角在中医临床应用中常取其"温肾壮阳"作用，而现代药理研究从微观的角度更证实了这一点。经过水提纯的鹿角多肽是一种高度纯化的活性多肽，该肽由 34 个氨基酸组成。鹿角多肽可能是直接作用于腺垂体细胞促进 LH 和 T 的释放、抑制 PRL 的释放。对应中医学对鹿角的"兴阳而不伤阴"的观点，显示出其性温而不燥烈的特性，从而使机体达到"阴平阳秘"的境界，是中医理论通过现代医学落实到实践的具体体现和典范。在临床中起到意想不到的作用。

4. 临床体会

在治疗瘿病时，要准确地辨病辨证。对双下肢水肿要有准确地分析，阳虚易引起瘀血，治疗过程中要兼顾化瘀。

十、健脾温肾法治疗甲状腺功能减退症

（一）临床资料

1. 病例

［**病史**］患者女，48 岁。主诉：乏力、多汗间作半年余，加重 1 周。患者诉半年前无明显诱因出现乏力、多汗、心慌、烦躁，就诊于当地医院行甲功五项后明确诊断为甲状腺功能减退症，嘱其定期复查，避免劳累。此后患者未予重视，未定期复查。2023 年 6 月 1 日患者于当地医院行甲功五项检查，结果提示促甲状腺旅素 7.54μIU/mL↑，嘱其 1 个月后复查，未口服左甲状腺素钠片。1 周前患者因劳累后出现乏力、多汗、心慌心悸、咽部异物感明显，休息后未缓解，今日为求进一步中医治疗，就诊于我院，门诊以"甲状腺功能减退症"收住入院。入院症见：患者疲乏无力，多汗，畏寒，胸闷气短，心慌心悸，口干咽干，无咽痒，咽部异物感明显，无咽痛，偶有恶心，无呕吐，咳嗽、咳痰，不易咳出，色白，头晕头昏，无头痛，情绪低落，易烦躁，双手足心偏热，胃脘部胀痛，偶有反酸、烧心，左下肢酸痛，走窜不定，睡眠不佳，入睡困难，易醒，多梦，大便偏干，小便可，近期体重未见明显增减。

［**辅助检查**］血糖、肝功能、肾功能未见异常。血常规：血红蛋白浓度 106g/L↓，红细胞压积 33.4%↓。甲功五项：13.97U/L↑。心电图：正常窦性心律，正常心电图。腹部彩超：门静脉、肝、胆、胰、脾、双肾未见明显异常。

［**体格检查**］体温 36.0℃，脉搏 97 次/分，呼吸 23 次/分，血压 129/75mmHg。唇暗红，咽喉充血、水肿，扁桃体无肿大，咽喉壁可见数个针尖样滤泡，悬雍垂居中。颈软，颈静脉不充盈，气管居中，颈部视诊饱满，

双侧甲状腺触诊光滑。胸廓无畸形，乳房两侧对称，呼吸运动两侧对称，双侧语颤正常，呼吸节律规整，两肺叩诊呈清音，呼吸音低弱，两肺闻及痰鸣音。心尖搏动位于左侧第 5 肋间左锁骨中线内 0.5cm，心尖部无震颤、无摩擦感，心脏浊音界无扩大，心率 97 次/分，心律齐，心音有力，各瓣膜听诊区未闻及病理性杂音。

2. 中医诊断

瘿劳（脾肾阳虚证）。

3. 中医诊断依据

患者主因"乏力、多汗间作半年余，加重 1 周"入院，辨病当属中医学"瘿劳"范畴。患者外感邪气，正邪交争，搏结于颈前；又素体脾阳虚，脾失运化，气血生化乏源，气血虚则乏力；脾主运化水湿，脾虚运化功能不足，化生痰湿，痰湿阻于喉结。结合舌淡红，舌体胖大，苔白腻，有裂纹，脉濡缓，四诊合参，辨证为脾肾阳虚证。

（二）诊疗过程

首诊：查体见患者咽喉充血、水肿，表邪未祛，故加疏散风寒之荆芥、防风、麻黄、羌活等；汗多，故加五味子、白芍以止汗；咳嗽、咳痰，故加紫菀、款冬花、百部等以化痰止咳；睡眠欠佳，故加炒酸枣仁、远志、龙眼肉以养心安神；胃脘部胀满、烧心，故加姜半夏、旋覆花以健脾和胃；乏力、气短，故加炙黄芪、黄芪、人参以补中益气。3 剂，日 1 剂，水煎服。

二诊：查体见患者咽喉无充血、水肿，仍汗多，左下肢酸痛，乏力，故以补中益气汤合右归丸加减治疗；汗多，故加五味子、炒白芍、浮小麦以养阴止汗；左下肢酸痛，故加威灵仙、独活、伸筋草、苍术以舒筋活络；心慌心悸，故加炙甘草汤以定悸。3 剂，日 1 剂，水煎服。

三诊：患者出汗减少，左下肢酸痛改善，仍自觉情绪低落，入睡一般，故在原方基础上加补骨脂、百合、首乌藤，继续服用 3 剂，日 1 剂，水煎服。

四诊：患者上述症状均改善，出院前嘱其继续服用上方 7 剂。1 个月后复诊查甲功五项，结果显示正常。

（三）医案解析

1. 文献学习

"瘿"病名首见于战国时期的《庄子·德充符》。张仲景《伤寒论》记载"手足厥寒，脉细欲绝者，当归四逆汤主之"，以当归四逆汤温经散寒、养血通脉，所治病证类似于甲减的四肢厥冷。唐代开创使用动物甲状腺及含碘丰富的植物治疗瘿病的先河。宋代对瘿病的认识更加深入，并进行分类归纳。中医根据甲减的临床表现，将其归属于"虚劳""水肿""瘿病"等范畴。

2. 诊疗分析

刘教授认为本病病位在脾肾，病机为脾肾阳虚。甲状腺位于喉前，在经络上甲状腺与脾肾相连。《灵枢》中记载"脾足太阴之脉……入腹，属脾络胃，上膈，挟咽"，又载"足太阴之正……合于阳明，与别俱行，上结于咽"，还有"肾足少阴之脉，起于小指之下……入肺中，循喉咙，挟舌本"，从脾肾的循行部位来说甲状腺与二者相连。

肾为先天之本，肾藏精，具有促进机体的生长、发育和生殖，推动和调控脏腑气化的作用。肾阳是具有温煦、推动、兴奋、宣散等作用。肾阳为一身阳气之本，"五脏之阳气，非此不能发"，肾阳充盛，脏腑形体官窍得以温煦，各种生理活动能正常发挥，同时机体代谢旺盛，产热增加，精神振奋。若肾阳虚衰，温煦、推动功能减退，机体的新陈代谢减缓，产热不足，精神不振，故治疗时加菟丝子、胡芦巴、巴戟天、淫羊藿、鹿角霜等温补阳气。脾气健旺，则五脏之气得以充养，精血津液得以充盛，可抵御外邪入侵，正所谓"正气存内，邪不可干"，故疾病可愈。甲减发病时可出现一系列消化系统疾病，如食欲不振、腹胀、便秘等症状，故治疗上加黄芪、人参、炒白术、升麻、仙鹤草以健脾益气。

3. 效果见验

甲减患者有痰浊黏液性水肿，在温补脾肾的同时要化痰化瘀，结合患者舌苔脉象，可用紫菀、款冬花、白前、前胡等化痰；由于甲减患者阳气亏虚，气血运行无力，血液运行不畅，病程日久，形成瘀滞，若舌质暗紫者，加三七；大便秘结者加桃仁、当归、肉苁蓉等；若同时合并甲状腺结节者，加昆布、海藻、醋鳖甲、猫爪草、浙贝母等；此外，无阴阳无以化，无阳阴无以生，在温阳为主的同时可加女贞子、墨旱莲、山药、地黄、山茱萸补肝肾、益精血，防温燥伤阴之弊，取张景岳"善补阳者，必于阴中求阳，则阳得阴助而生化无穷"之意；若咽部异物感明显，扁桃体肿大者，加橘核、白芷、天花粉等；发病后期，可出现心律失常，加炙甘草、麦冬、地黄、阿胶、桂枝以稳心定悸。

4. 临床体会

甲减患者在临床上多有情志抑郁、低落，在用解郁安神中药的同时，一定要重视调节脾胃的功能。若脾升胃降功能失常，气行交阻，脏腑气机运行不畅，影响情志的舒展，故临床遣方用药可用补中益气汤加减以顾护脾胃。另外，临床治疗甲减时一定要查看患者咽喉，咽喉有充血、水肿者，首当祛邪，把握祛邪与扶正药物的比例。

十一、益气健脾、温肾降浊法治疗 2 型糖尿病

（一）临床资料

1. 病例

[**病史**] 患者洪某，女，68 岁，2023 年 4 月 7 日入院。主诉：口干、多饮间作 2 年，加重 5 天。患者 2 年前无明显诱因出现口干、多饮，无心慌心悸，无手抖，就诊于当地医院，测空腹血糖 8.6mmol/L，随后于内分泌科住院，给予口服降糖药物治疗（具体不详），出院后未规律服药。患者口干、多饮反复发作，1 年前就诊于当地社区医院，给予口服瑞格列奈片（0.5 毫克/次，2 次/日）、阿卡波糖片（50 毫克/次，2 次/日）治疗，口干、多饮症状减轻，未规律监测血糖。此后患者口干、多饮反复发作，时有皮肤瘙痒、视物模糊，规律口服上述药物，未再就诊。5 天前患者无明显诱因出现口干、多饮加重，伴皮肤瘙痒、双目干涩、视物模糊，自测空腹血糖波动在 8～9mmol/L，餐后血糖波动在 12～15mmol/L，为求中医治疗，今日就诊于我院门诊，为进一步治疗，门诊拟"2 型糖尿病"收住入院。入院症见：患者口干、多饮，皮肤瘙痒，双目干涩、视物模糊，汗多，心慌心悸，头晕头昏，咳嗽、咳痰，痰白，易咳出，腰部酸困，时有腹部胀满，无恶心，无呕吐，无胸痛，纳可，睡眠欠佳，入睡困难，尿频，夜尿 3 次，近期体重未见明显改变。舌质淡胖，苔薄白，脉细。

[**辅助检查**] 血糖监测：2023 年 4 月 10 日，空腹 9.1mmol/L，早餐后 2 小时 13.2mmol/L，睡前 7.9mmol/L；2023 年 4 月 11 日，空腹 8.8mmol/L，早餐后 2 小时 11.8mmol/L，睡前 8.2mmol/L；2023 年 4 月 12 日，空腹 6.8mmol/L，早餐后 2 小时 10.7mmol/L，睡前 7.9mmol/L；2023 年 4 月 13 日，空腹 6.8mmol/L，早餐后 2 小时 8.0mmol/L，睡前 7.4mmol/L。

[**体格检查**] 体温 36.2℃，脉搏 72 次/分，呼吸 18 次/分，血压 130/82mmHg。神志清晰，发育正常，营养中等，表情自如，自主体位，步态正常，精神欠佳，查体合作，对答切题。咽喉黏膜充血、水肿，双侧扁桃体无肿大，悬雍垂居中。两肺叩诊呈清音，呼吸音粗，两肺闻及痰鸣音。心尖搏动位于左侧第 5 肋间左锁骨中线内 0.5cm，心尖部无震颤、无摩擦感，心脏浊音界无扩大，心率 72 次/分，心律齐，心音有力，各瓣膜听诊区未闻及病理性杂音。腹无膨隆，左下腹可见一长约 2cm 的手术疤痕，未见腹壁

静脉曲张及蠕动波。双下肢无可凹陷性水肿。

2. 中医诊断

消渴（脾肾两虚，兼有表证）。

3. 中医诊断依据

患者主因"口干、多饮间作2年，加重5天"入院，辨病当属中医学"消渴"范畴。患者素体脾虚，脾虚失于运化，脾虚则痰阻，津液不能正常输布，则口干、多饮、双目干涩；脾虚湿蕴故皮肤瘙痒；年老肾阳虚衰，肾阳虚则膀胱气化失司，故尿频、夜尿多；又因咽喉充血、水肿、咳嗽、咳痰，可知表邪未解。结合舌质淡胖，苔薄白，脉细，四诊合参，辨证为脾肾两虚，兼有表证。

（二）诊疗过程

首诊：刘教授查房时查体见患者咽喉充血、水肿，中药汤剂以解表祛邪、疏散风寒为主，用方以荆防败毒散加减，用药有荆芥、防风、羌活、独活、桂枝、麻黄、白芷、炒僵蚕、姜半夏等。3剂，日1剂，水煎服。

二诊：查体见患者咽部无充血、水肿，咳嗽、咳痰减轻，故调整中药汤剂以益气健脾、温肾降浊为主，用方以补中益气汤合右归丸合五苓散加减，用药有黄芪、人参、白术、升麻、金樱子、杜仲、菟丝子、巴戟天、胡芦巴、淫羊藿、独活、威灵仙、鹿角、山茱萸、茯苓、猪苓、泽泻、桂枝等。4剂，日1剂，水煎服。患者于4月10日开始监测血糖，血糖逐渐下降。

三诊：血糖逐渐下降，口干、多饮、皮肤瘙痒明显减轻，双目干涩、视物模糊减轻，汗多、心慌心悸减轻，腰部酸困减轻，尿频、夜尿多减轻。守上方继续治以益气健脾、温肾降浊，患者带药7剂出院，日1剂，水煎服。患者诉服药后空腹血糖恢复到正常水平，餐后血糖小于8mmol/L。

（三）医案解析

1. 文献学习

糖尿病属于中医"消渴"范畴，消渴首载于《素问·奇病论》，认为五脏虚弱，过食肥甘，情志失调是引起消渴的原因，而内热是其主要病机。张仲景在《金匮要略》中立专篇论消渴病，对其主症及辨治的解析较《黄帝内经》更为详细全面，并首创温肾治消渴，其所载的治疗消渴病主方，被后世广泛运用。《诸病源候论·消渴候》论述其并发症说："其病变多发痈疽。"《外台秘要·消中消暑肾消》引《古今录验》说："渴而饮水多，小便数……甜者，皆是消渴病也。"其中又有"每发即小便至甜""焦枯消瘦"的记载，对消渴的临床特点做了明确的论述。刘河间对其并发症做了进一步论述，《黄帝素问宣明论方·消渴总论》指出："消渴……故变为雀明，或内障、痈疽、疮疡。"《证治准绳·消瘅》在前人论述的基础上，对三消的临床分类做了规范："渴而多饮为上消（经谓膈消），消谷善饥为中消（经谓消中），渴而便数有膏为下消（经谓肾消）。"

2. 诊疗分析

刘教授认为消渴病是由于先天禀赋不足，复因情志失调、饮食不节等原因所导致的以阴虚燥热为基本病机的病证。临床治疗消渴病多以益气滋阴为主，但效果不甚理想。中医讲辨证论治，临床发现多数患者以脾肾两虚为主，故治疗以健脾温肾为法，疗效较好。脾为后天之本，主运化，脾虚运化失常，不能转输水谷精微。肾为先天之本，主藏精而寓元阴元阳。肾主水，肾阳对水液有气化蒸腾作用，肾阳虚，温煦失职，气化失权，蒸腾气化无力，膀胱失司，则尿频、夜尿多。《医贯·消渴论》曰："盖因命门火衰，不能蒸腐水谷，水谷之气不能熏蒸、上润乎肺，如釜底无薪，锅盖干燥，故渴。至于肺亦无所禀，不能四布水精，并行五经。其所饮之水，未经火化，直入膀胱，正谓饮一升溺一升，饮一斗溺一斗。试尝其味，甘而不咸可知矣。故用附子、肉桂之辛热，壮其少火，灶底加薪，枯笼蒸溽，槁禾得雨，生意维新。"

3. 效果见验

在健脾化湿、温肾降浊的基础上，阳虚畏寒的患者，可酌加鹿角胶，以启动元阳，助全身阳气之气化。同时少酌以滋阴之品，正如《景岳全书·新方八略》所说："善补阳者，必于阴中求阳，则阳得阴助而生化无穷。"

4. 临床体会

肾主水，肾阳在人体水液代谢中起主导作用，肾阳虚可见于消渴病的任何阶段，肾阳虚在消渴病发病过程中占有十分重要的地位。肾阳虚与现代医学的神经内分泌免疫系统（NEIS）有关，肾阳虚证在下丘脑－垂体－靶腺轴均有不同环节、不同程度的功能紊乱，且主要的发病环节在下丘脑（或更高级中枢）的调节功能紊乱。脾、肾为先、后天之本，临床中经过中药汤剂的治疗，注射胰岛素的 2 型糖尿病患者可逐渐减量、甚至停药，口服降糖药患者亦可逐渐减药至停药，并且血糖控制正常。

十二、活血化瘀法治疗血小板减少症

（一）临床资料

1. 病例

[病史] 患者杨某，女，35 岁。主诉：发现血小板减少 2 年余，伴头

晕、乏力4天。患者于2018年8月因受凉后出现双下肢皮肤瘀点、瘀斑、青紫，平与皮面，无瘙痒、疼痛不适，直径最大约3.0cm，伴有乏力、纳差、经量增多、血流不止，后就诊于某人民医院查血常规，结果提示血小板计数1×10^9/L，尿隐血（+++），骨髓穿刺活检后确诊为原发免疫性血小板减少症，住院予输注血小板、糖皮质激素及丙球冲击、止血、促血小板生成等治疗，血小板升至144×10^9/L，出院后长期口服泼尼松。1个月后患者感左下肢肿胀、疼痛，就诊于某人民医院，血管检查发现左下肢股总静脉、股浅静脉、腘静脉、胫后静脉全程血栓形成；CT下肺动脉造影发现左肺下叶肺动脉及分支动脉栓塞，左肺上叶前段肺动脉栓塞不排除，结合临床；血小板计数87×10^9/L。予溶栓、抗凝、活血消肿对症治疗病情好转。其间患者下肢血栓反复，动态监测血小板计数波动在（20～50）× 10^9/L。4天前患者感头晕、乏力，就诊于我院门诊，门诊以"血小板减少症"收住入院。入院症见：患者头晕头昏，疲乏无力，胸闷气短，胸部憋胀，全身无明显散在瘀点瘀斑，无牙龈出血、鼻出血、血尿、黑便等，纳差，眠可，汗出较多，二便可。舌体胖大，舌质略暗，舌苔水滑，脉细弱。

［辅助检查］血常规：血小板计数20×10^9/L，血小板压积0.02%，血小板分布宽度11.1%。

［体格检查］体温36.3℃，脉搏60次/分，呼吸15次/分，血压114/80mmHg。满月脸，全身皮肤黏膜无黄染、皮疹及出血点，全身浅表淋巴结未触及。结膜略充血，巩膜无黄染，唇色淡，口腔黏膜无出血点、溃疡。咽部黏膜充血，右侧扁桃体Ⅰ度肿大，双肺呼吸音低，双肺可闻及痰鸣音。心率60次/分，律齐，心音略低。腹部无膨隆，无腹壁静脉曲张，腹部柔软，未触及包块，无压痛、反跳痛，肝脾肋下未触及，胆囊未触及、墨菲征阴性，肝区、肾区无叩击痛，移动性浊音阴性，肠鸣音正常，4次/分。四肢活动自如，各关节未见红肿，左下肢略肿胀，左足皮纹可见，左下肢未见皮肤色素沉着，未见浅静脉曲张及手术瘢痕影，皮温无升高，腓肠肌试验阴性，左足背动脉搏动略增强，双下肢浅感觉及运动正常。

2. 中医诊断

虚劳（脾肾阳虚，兼有血瘀证）。

3. 中医诊断依据

患者主因"发现血小板减少2年余，伴头晕、乏力4天"入院。主症有神疲乏力、畏寒肢冷、头晕头昏、心悸、气短、五更泄泻，属于中医"虚劳"范畴。结合患者舌体胖大，舌质略暗，舌苔水滑，脉细弱，以及既往病史，辨证为脾肾阳虚，兼有血瘀证。

（二）诊疗过程

首诊：刘教授查房时查体发现患者咽部黏膜充血，扁桃体肿大，双肺呼吸音低，双肺可闻及痰鸣音，故初诊中药汤剂以解表祛邪、散寒化湿为主，用方以荆防败毒散加减，用药有荆芥炭、防风、羌活、独活、桂枝、麻黄、白芷、苍术等。3剂，日1剂，水煎服。

二诊：查体见患者咽部无充血、水肿，扁桃体无肿大，故调整中药汤剂以益气扶正、温补脾肾、活血通络为主，用方以补中益气汤合五藤通脉饮加减，用药有黄芪、炙黄芪、人参、白术、升麻、菟丝子、杜仲、熟地黄、海风藤、络石藤、首乌藤、醋三棱、醋莪术、烫水蛭等。4剂，日1剂，水煎服。

三诊：查房时患者诉头晕、乏力较前好转，考虑有出血和瘀血风险，上方加入炒白芍、阿胶以宁血。4剂，日1剂，水煎服。

（三）医案解析

1. 文献学习

中医学对血小板减少症无明确记载，因本病以皮肤黏膜出血或内脏出血为主要临床表现，故将其归属于中医学的"血证""衄血""发斑"等范畴。慢性特发性血小板减少性紫癜患者，可因外邪、情志、饮食、劳倦伤脾引发，出现脾虚症状。脾虚累及于肾，导致命门火衰，或肾阴虚衰，相火妄动。肾阳亏虚，脾失温煦，阳气虚衰则精不能化生，日久将导致脾肾阴阳俱虚。《病机沙篆》曰："血之源头在乎肾。"中医认为血液属于阴，但阴阳互根互藏，阳生则阴长。真阴为人体生命的基础物质，命门为真阴之脏，张介宾称命门为"精血之海"，命门治从肾气，盖阴阳相济，须从阳引阴，从阴引阳。《血证论》认为"火化则血生"，需"补火以生血"。《景岳全书》明确指出"脾阳虚则不能统血"。可以看出脾脏功能失调，尤其是脾阳虚不仅影响机体诸气之生成和功能的发挥，而且还会导致不能固摄血液的运行，使血溢脉外而成瘀血，妨碍新血的化生。因此，在治疗过程中重在通过益气温阳、温肾暖土，调动机体之阳气以固摄血液，配合活血化瘀药物常能取得更好的疗效。

2. 诊疗分析

刘教授认为血小板减少的原因有3个：①血小板生成不足；②血小板破坏过多；③血小板分布异常，如脾功能亢进、脾肿大等。结合该患者无脾肿大，无内脏及皮肤黏膜出血等表现，考虑该患者属于血小板分布异常导致血液中血小板减少。患者血小板低至（1~2）×10⁹/L时，仅有下肢皮肤黏膜瘀点、瘀斑的表现，无明显其他脏器大出血，再结合骨髓象各系增生活跃，可知患者血小板数量并不少，而是血小板分布在血管壁。在机体遭受病毒、细菌入侵时，机体血管处于炎症状态，血小板黏附于血管壁，使血管壁处于高凝状态，导致检测出的血小板下降，但黏附于血管壁的血小板尚保留有抗凝作用，故患者未出现脏器的大出血，却有反复形成血栓的病史，因血小板黏附于血管壁，故血栓形成的风险大于各脏器出血的风险。针对患者目前形势，治疗分 3 步走：早期以散风寒、抗病毒为主；中期以补脾益肾、温阳通脉为主；后期以补脾益肾、活血通络为主。

3. 效果见验

刘教授认为久病多虚，本病的病机以脾肾亏虚为本，治宜补肾健脾、益精生血，用右归丸加用鹿角、龟甲等药物治疗，疗效显著。因脾肾亏虚、气血不足是本病的基本病机，所以补脾养血固肾是治疗原则。方药可用人参、白术、黄芪以后天资先天、益气健脾；熟地黄、山茱萸、阿胶、当归养血补血；菟丝子补肾益精；荆芥炭、仙鹤草、茜草行气活血止血；加入炒白芍、阿胶以宁血，防止行气活血过度引起出血。诸药合用共奏健脾养血固肾之效，使止血消瘀，补而不滞，止而不涩。综上所述，脾肾为根本，脾肾阳气亏损，髓血静凝不散而成瘀，瘀血不去则脉道不畅，日久可致阴血不能化生，如此反复则形成恶性循环。因此温肾健脾、活血化瘀是为正治。

4. 临床体会

人们通常认为血小板减少症易出现机体出血的情况，少见血栓、瘀血形成，受此影响，在临床中时常不能打破常规思维，而以补血止血为主要治法。但结合该患者病史，考虑其血小板分布异常，治疗思路也进行了大的转变。因此，通过分析病因，辨证治疗方法非常重要，否则不但临床疗效欠佳，而且会在一定程度上贻误病情。刘教授临证善用温补脾肾、活血化瘀通络之法治疗，效果显著。

十三、益气养阴法治疗甲状腺功能亢进症

（一）临床资料

1. 病例

[**病史**] 患者吴某，女，57 岁，2023 年 5 月 17 日入院。主诉：烦躁、心慌心悸间作 1 年，加重 1 周。患者诉 1 年前无明显诱因出现烦躁易怒，心慌心悸，无汗多，无双手不自主抖动，睡眠一般，无双侧眼球突出，未予重视及诊治。此后上述症状间断发作，患者未予重视，亦未诊治。3 个月前患者因肺部感染于我院住院治疗时，因烦躁易怒、心慌心悸、乏力，行甲

功五项检查，结果提示促甲状腺激素 0.27μIU/mL↓，明确确诊为甲状腺功能亢进症，给予中药汤剂口服治疗后烦躁、心慌症状改善。1 周前因生气后感上述症状较前加重，为求中医治疗，今来我院就诊，门诊以"甲状腺功能亢进症"收住入院。入院症见：烦躁，心慌心悸，汗少，无双手不自主抖动，偶有咳嗽、咳痰，咳少量白色黏痰，易咳出，胸闷气短，乏力明显，咽部异物感，头晕头昏，头疼，偶有恶心欲吐，右侧肢体麻木，恶寒、怕冷，手足心稍热，纳食欠佳，口干口苦，偶有胃脘部不适，偶有反酸、烧心，睡眠欠佳，入睡困难，易醒，多梦，大便干，夜尿 2～3 次，近期体重未见明显增减。舌暗红，苔白而少，脉弦细数。

[**辅助检查**] 甲功五项：促甲状腺激素 0.27μIU/mL↓。

[**体格检查**] 体温 36.4℃，脉搏 60 次/分，呼吸 16 次/分，血压 102/76mmHg。唇暗红，咽喉充血、水肿，扁桃体无肿大，悬雍垂居中。颈软，颈前视诊饱满，颈静脉不充盈，气管居中，双侧甲状腺触诊光滑，压痛（＋），未闻及血管杂音。胸廓无畸形，乳房两侧对称，呼吸运动两侧对称，双侧语颤正常，呼吸节律规整，两肺叩诊呈清音，呼吸音低弱，两肺闻及痰鸣音。心尖搏动位于左侧第 5 肋间左锁骨中线内 0.5cm，心尖部无震颤、无摩擦感，心脏浊音界无扩大，心率 60 次/分，心律齐，心音有力，各瓣膜听诊区未闻及病理性杂音。腹无膨隆，未见腹壁静脉曲张及蠕动波。腹壁柔软，无肌紧张，无压痛及反跳痛，肝脾肋下未触及，无液波震颤，未触及包块。肝脾区均无叩击痛，无移动性浊音，双肾区无叩击痛。

2. 中医诊断

瘿病（气阴两虚证）。

3. 中医诊断依据

患者中年女性，以烦躁、心慌心悸为临床特征，结合相关检查，中医辨病当属"瘿病"范畴。患者平素性情急躁，肝气郁结，郁而化火，故烦躁；火邪炼津成痰，痰气壅结颈前；火郁伤阴，心阴亏虚，心失所养，故烦躁、心悸。结合舌暗红，苔白，少苔，脉弦细数，辨证为气阴两虚证。

（二）诊疗过程

首诊：刘教授查体见患者咽喉充血、水肿，双肺呼吸音低弱，可闻及少量痰鸣音，故初诊中药汤剂以解表散邪、益气养阴为主，用方以沙参麦冬汤合荆防败毒散加减，用药有人参、炙黄芪、玉竹、北沙参、麦冬、地黄、荆芥、防风、苍术等。3 剂，日 1 剂，水煎服。

二诊：查体见患者咽喉无充血、水肿，咽后壁滤泡消失，结合烦躁、心慌、多汗症状，故调整中药汤剂以益气养阴、稳心复脉、敛阴止汗为主，用方以补中益气汤合沙参麦冬汤合炙甘草汤加减，用药有黄芪、人参、升麻、白术、仙鹤草、北沙参、干石斛、天冬、女贞子、山茱萸、地黄、炙甘草、浮小麦、五味子等。3剂，日1剂，水煎服。

三诊：查房时患者自诉心慌、烦躁、汗出减少，既往有高血压及腔隙性脑梗死病史，现头晕头昏，右上肢偶有麻木，于上方基础上加天麻、桑枝、葛根、细辛等。3剂，日1剂，水煎服。

四诊：患者出院前复查甲功五项，结果显示均恢复正常，心慌、烦躁等症状消失，眠安。嘱患者出院后少食辛辣、酒肉肥甘、咖啡浓茶，饮食清淡，畅情志，作息规律。

（三）医案解析

1. 文献学习

中医对甲亢无详细记载，根据其所表现的临床症状及体征，可归属于"瘿病""瘿气""瘿囊"等范畴。《灵枢》中"马刀夹瘿"是对甲亢的最早记载。"瘿病"最早记载于《诸病源候论·瘿候》："诸山水黑土中，出泉流者，不可久居，常食令人作瘿病，动气增患。""瘿气"最早记载于《太平圣惠方》："夫瘿气咽喉肿塞者，由人忧恚之气在于胸膈，不能消散，搏于肺脾故也。"《医学入门·瘿瘤》中记载："瘿气，今之所谓瘿囊者是也。"而中医怔忡、心悸也符合甲状腺功能亢进症的特点。在《中医临床诊疗术语·疾病部分》中，甲亢被正式归属于"瘿气"范畴中，至此，"瘿气"便成为甲亢的统一病名。

2. 诊疗分析

刘教授认为甲亢患者临床上多以气阴两虚为本，气滞痰凝血瘀为标，治疗上要重视益气养阴。气虚多见于心脾气虚，阴虚多为肝肾阴虚。治疗多以补中益气汤合沙参麦冬汤加减。

本病发病之初多表现为实证，发病日久则多会由实转为虚，呈现出虚实夹杂或阴阳气血俱虚的情况。因此，本病的主要病机是为气阴两虚，治疗上主要是益气养阴，同时辅助以散结安神之法。益气主要是指补益脾气，因为脾是后天之本，气血生化之源泉。如果脾气亏虚，水谷不能化生气血，肌肉、精神失去滋润濡养，就会出现神疲乏力、消瘦、心神不安的情况，故方中重用黄芪，补脾气健脾运，升举阳气而固护肌表；用人参大补元气；炒白术益气健脾；升麻升举阳气。养阴主要指的是滋补肝肾之阴，肾是人体的先天之本，肾阴是人体阴液的根本。肝气是由肝血化生而来，如果肝血充足则肝气就能冲和调达，肝脏的疏泄功能就可以起到其应有的作用。所以，滋补肝肾之阴，使精血充足、血脉濡润充盈、血运通畅则没有生瘀之虑。同时还要育阴潜阳、抑制虚火,则没有动血之患。故方中沙参养阴清肺;麦冬补肺生肾水,可助金平木;女贞子、墨旱莲可以滋补肝肾之阴;生地黄能够清热凉血并滋阴生津;患者睡眠差,加炒酸枣仁、首乌藤、远志养血宁心安神;生甘草味甘,可以缓苦寒之品伤及脾胃,同时助黄芪益气,亦可调和诸药。

3. 效果见验

刘教授临床治疗本病在益气养阴的基础上,还兼用软坚散结、理气化痰的方法,适时结合活血化瘀法,使瘀滞祛除,新生血液复生,痰浊逐渐消失,颈部的肿大、眼球突出亦可渐渐痊愈。临床可用浙贝母、芥子、玄参、夏枯草、紫菀、款冬花、三七等。对于甲亢引起的心房颤动等心慌心悸,在临床可用炙甘草汤加减以温心复脉,其中配伍少许阿胶,可养心血、定心悸;对于甲亢伴甲状腺肿大或结节性甲状腺肿,辨证为痰火郁结之瘿病痰核者,可加猫爪草、山慈菇、夏枯草以软坚散结、解毒消肿。

4. 临床体会

甲亢的治疗,涉及富碘中药的选择和应用。刘教授提出,可以参考现代医学的观点,但中医临床,更需要结合瘿病的病机合理选择用药,如果甲亢合并结节,是可以用海藻、昆布等药进行软坚散结治疗的。临床许多甲亢患者症状复杂,只有把握住疾病发展的不同阶段,辨证论治,分清标本,兼顾并发症,守住疾病底线,才能取得较好的治疗效果。

十四、益气养血复脉法治疗甲状腺功能亢进症

(一)临床资料

1. 病例

[**病史**]患者李某,男,67 岁,2023 年 4 月 26 日入院。主诉:多汗、心慌、烦躁间作 3 年,加重 10 天。患者诉 3 年前无明显诱因出现多汗,心慌心悸,烦躁易怒,双手不自主抖动,睡眠欠佳,无双侧眼球突出,未予重视及诊治。此后上述症状间断发作,患者未予重视,亦未诊治。10 天前患者感上述症状较前加重,心慌心悸明显,遂就诊于宁夏回族自治区人民医院,查心电图,提示窦性心动过速,进一步查 24 小时动态心电图,提示窦性心律,房性早搏,轻度 ST 段改变,考虑甲状腺功能亢进,行甲功三项检查,结果提示游离甲状腺素 1.810ng/dL,促甲状腺激素 0.165μIU/mL,确诊为甲状腺功能亢进症,给予口服盐酸普萘洛尔片(10 毫克,1 片,3 次/日)治疗,口服 2 天后出现荨麻疹,停服上述药物,为求中医进一步治疗,遂前

往我院就诊。入院症见：多汗，心慌心悸，烦躁易怒，易激动，双手不自主抖动，头晕头昏，双目干涩，时有口干，咽干咽痒，咽部异物感，乏力明显，偶有咳嗽、咳痰，咳少量白色黏痰，痰易咳出，无胸闷气短，腰部酸痛，纳食可，无胃脘部胀满，无反酸、烧心，夜寐差，多梦，小便调，大便正常（每日1次）。舌苔白，脉弦数。

[**辅助检查**] 甲功三项：游离甲状腺素1.810ng/dL，促甲状腺激素0.165μIU/mL。

[**体格检查**] 体温36.0℃，脉搏84次/分，呼吸21次/分，血压129/82mmHg。神志清晰，发育正常，营养中等，表情自如，自主体位，步态正常，精神欠佳，查体合作，对答切题。全身皮肤黏膜无黄染，未见皮疹及出血点，无肝掌和蜘蛛痣。全身浅表淋巴结未扪及肿大。咽喉充血、水肿，双侧扁桃体无明显肿大，悬雍垂居中。两肺叩诊呈清音，呼吸音低，两肺可闻及少量痰鸣音。心尖搏动位于左侧第5肋间左锁骨中线内0.5cm，心尖部无震颤、无摩擦感，心脏浊音界无扩大，心率84次/分，心律齐，心音有力，各瓣膜听诊区未闻及病理性杂音。腹无膨隆，右侧腹部可见一长约6cm的斜行手术瘢痕，未见腹壁静脉曲张及蠕动波。

2. 中医诊断

瘿病（气阴两虚证）。

3. 中医诊断依据

依据患者多汗、心慌、烦躁等临床特征，结合相关检查，诊断为"瘿病"。患者现症见多汗，心慌心悸，烦躁易怒，易激动，双手不自主抖动，头晕头昏，咽部异物感，乏力明显，夜寐差，舌苔白，脉弦数等，此乃属气阴两虚证。患者平素性情急躁，肝气郁结，郁而化火，故烦躁、易激动；火邪蒸液外出，故多汗；火邪炼津成痰，痰气壅结颈前，故见咽部异物感；火郁伤阴，心阴亏虚，心神失养，故出现心慌心悸、夜寐差；肝阴亏虚，虚风内动，则双手不自主抖动；肝火夹痰上扰清窍，故头晕头昏；久病由实致虚，气虚则乏力明显。舌苔白，脉弦数，为气阴两虚之征象。

（二）诊疗过程

首诊：刘教授查房时查体见患者咽喉充血、水肿，两肺呼吸音低，可闻及少量痰鸣音，故初诊中药汤剂以解表祛邪、益气养阴为主，用方以荆防败毒散加减，用药有荆芥、防风、羌活、独活、桂枝、麻黄、白芷、黄芪、人参、地黄、麦冬、阿胶、炙甘草等。3剂，日1剂，水煎服。

二诊：查体见患者咽部无充血、水肿，故调整中药汤剂以益气健脾、敛阴止汗为主，用方以补中益气汤合天王补心丹加减，用药有黄芪、人参、白术、金樱子肉、升麻补中益气，地黄、麦冬、夏枯草养阴清热，酸枣仁、柏子仁、远志、五味子养心安神，白芍、山茱萸、黄精养血柔肝。3剂，日1剂，水煎服。

三诊：查房时患者自诉多汗、心慌心悸、烦躁易怒、乏力明显缓解，双手不自主抖动明显改善，查甲状腺彩超提示双侧甲状腺结节形成，上方加海藻、昆布、鳖甲、猫爪草、橘核、浙贝母、芥子、瓦楞子等药物以散结，继续服用2剂，日1剂，水煎服。

四诊：患者出院前复查甲功五项，结果显示恢复正常，无明显多汗、心慌心悸、烦躁易怒、乏力等症状。嘱患者院外饮食清淡，保持心情舒畅。

（三）医案解析

1. 文献学习

早在公元前3世纪我国已有关于瘿病的记载，战国时期的《庄子·德充符》即有"瘿"的病名。《吕氏春秋·季春记》所说的"轻水所，多秃与瘿人"，不仅记载了瘿病的存在，而且观察到瘿的发病与地理环境密切相关。晋代葛洪《肘后备急方》首先用昆布、海藻治疗瘿病，其临床作用也得到不断的研究和应用。宋代《圣济总录·瘿瘤门》从病因的角度进行了分类，"石瘿、泥瘿、劳瘿、忧瘿、气瘿是为五瘿，石与泥则因山水饮食而得之，劳、气则本于七情"。明代李时珍《本草纲目》明确指出黄药子有"凉血降火，消瘿解毒"的功效。陈实功《外科正宗·瘿瘤论》认为"夫人生瘿瘤之症，非阴阳正气结肿，乃五脏瘀血、浊气、痰滞而成"，该书所载的海藻玉壶汤等方，至今在临床上习用。

2. 诊疗分析

刘教授认为本病的病变部位主要在肝脾，与心有关。盖由肝郁则气滞，气滞则津聚，聚久则生痰；脾伤则气结，脾虚则酿生痰湿，痰气交阻，经久则血行不畅，终致气、血、痰塞而成瘿病。因此气滞、痰凝、血瘀壅结颈前是瘿病的基本病机。初期多为气机郁滞，津凝痰聚，痰气搏结颈前所致；日久引起血脉瘀阻，气、痰、瘀三者合而为患。其病理性质以实证居多，久病由实致虚，可见气虚、阴虚等虚候或虚实夹杂之候。瘿病日久，气郁化火，火郁伤阴，若因心阴亏虚，而致心神失养，常可以合并出现心悸证；若损伤脾气、脾阳，以致水湿失运，外溢肌肤，则可出现面目四肢浮肿之水肿证。

3. 效果见验

刘教授临床治疗甲亢在益气养阴的基础上，提出化痰散结之法。瘿病早期，以气、痰、瘀壅结颈前为主；病久由实转虚，可见气阴两伤之候。

故在治疗时针对瘿肿质地较硬及有结节者，应适当配合化痰散结药物，如海藻、昆布、鳖甲、猫爪草、橘核、浙贝母、芥子、瓦楞子等；火郁阴伤而表现阴虚火旺者，则当以滋阴降火为主。

此外，由于化痰散结药物易耗伤阴血，所以刘教授在治疗的过程中为防止散结伤津血，方药中多加白芍、山茱萸、黄精等养血药物，以防祛邪伤正。

4. 临床体会

瘿病眼突患者，注意分期辨证论治。瘿病早期出现眼突者，证属肝火痰气凝结，应治以化痰散结、清肝明目，药用夏枯草、玄参、山慈菇等；后期出现眼突者，为脉络涩滞、瘀血内阻所致，应治以活血散瘀、益气养阴，药用三七、当归、山慈菇、牡蛎、黄芪、谷精草等。病久注意扶正，顾护气阴。瘿病日久，多正气耗伤，在散邪的同时，应注意扶正，火郁阴伤而表现为阴虚火旺者，则当以滋阴降火为主，其中又根据火旺及阴伤的偏盛，而有侧重降火或侧重滋阴的不同。阴血不足、肝风内动者，则宜育阴潜阳、平肝息风。同时，对于脾胃气虚者，或日久致气血耗伤、心神不宁者，则应加强益气健脾、养心安神之力。

十五、温肾助阳法治疗糖尿病，恢复肿瘤标志物

（一）临床资料

1. 病例

[病史] 患者封某，男，57 岁。主诉：口干、多饮间作 7 年余，加重 1 周。现病史：患者 7 年前无明显诱因出现口干、多饮，偶有双眼干涩，半年内体重下降约 10kg，就诊于银川市中医医院，测餐后血糖波动在 20 ~ 23mmol/L，经详细诊疗及检查后，诊断为 2 型糖尿病，给予口服盐酸二甲双胍片（0.5 克/次，1 次/日）、阿卡波糖片（50 毫克/次，1 次/日）治疗，血糖控制可。此后患者反复出现口干、多饮，长期口服上述药物，未规律监测血糖。4 年前患者因 2 型糖尿病复诊于银川市中医医院，监测空腹血糖波动在 9 ~ 11mmol/L，餐后 2 小时血糖波动在 18 ~ 20mmol/L，行尿常规检查结果提示尿蛋白（＋）、葡萄糖（＋＋＋），诊断为 2 型糖尿病伴有并发症，调整降糖方案为胰岛素注射液（具体药物及用量不详），血糖控制可。1 年前因血糖控制不佳，再次就诊于银川市中医医院，调整降糖方案为口服米格列醇片（50 毫克/次，1 次/日）、吡格列酮二甲双胍片（15/50 毫克，半片/次，1 次/日）、达格列净片（10 毫克/次，1 次/日）、晚皮下注射德谷

门冬双胰岛素注射液（26U），联合应用以降糖，血糖控制佳，且影像学检查未发现肿瘤或提示有肿块形成。3 个月前查肿瘤标志物 3 项偏高，分别为癌胚抗原、胃蛋白酶原、总前列腺特异性抗原。1 周前因劳累后出现口干、多饮较前加重，伴乏力，夜尿频（每夜 3~4 次），继续口服上述药物治疗。为求中医治疗，今日就诊于我院门诊，门诊以"2 型糖尿病伴有并发症"收住入院。入院症见：患者口干、多饮，伴夜尿频（每夜 3~4 次），泡沫丰富、有异味，口苦，口中异味，双眼干涩，视物模糊，无明显头晕、头昏、头痛，偶有胸闷气短，乏力明显，双下肢发软无力，偶有心慌心悸，少量汗出，咽干咽痒，咽部异物感，无咽痛，偶感咳嗽、咳痰，白色泡沫样稀痰，质黏，不易咯出，纳食一般，食欲可，食后胃脘无明显不适，偶有反酸、烧心、呃逆感，夜寐差，入睡困难，大便稀（每日 2~3 次），近 2 个月体重增加约 5kg。舌暗红，苔薄白，舌尖少苔，脉细缓。

[辅助检查] 血常规：红细胞计数 $5.89 \times 10^{12}/L \uparrow$，血红蛋白浓度 $182g/L \uparrow$。尿常规：葡萄糖（+++）。血糖：空腹血糖 4.60mmol/L，餐后 2 小时血糖 6.80mmol/L。肝功能、肾功能未见明显异常。便常规未见明显异常。心电图：正常窦性心律，电轴左偏。腹部彩超：左肾肝囊肿，肝、门静脉、胆、胰、脾、右肾声像图未见异常。

[体格检查] 体温 36.1℃，脉搏 76 次/分，呼吸 18 次/分，血压 142/86mmHg。神志清晰，发育正常，营养差，表情正常，自主体位，步态正常，精神欠佳，查体合作，对答切题。咽喉充血、水肿，咽喉壁可见散在疱疹，双侧扁桃体Ⅱ度肿大，悬雍垂居中。两肺叩诊呈清音，双肺可闻及痰鸣音。心尖搏动位于左侧第 5 间左锁骨中线内 0.5cm，心尖部无震颤、无摩擦感，心脏浊音界无扩大，心率 76 次/分，心律齐，心音可，各瓣膜听诊区未闻及病理性杂音。

2. 中医诊断

消渴病（气阴两虚证）。

3. 中医诊断依据

患者主因"口干、多饮间作 7 年余，加重 1 周"入院，辨病当属中医学"消渴"范畴。患者久病，耗伤气血津液，阴液亏虚，津液不能正常输布，则口干、多饮。结合舌质暗红，苔薄白，舌尖少苔，脉细缓，四诊合参，辨证为气阴两虚证。又咽喉充血、水肿，可知表邪未解。

（二）诊疗过程

首诊：刘教授查房时查体见患者咽喉充血、水肿，咽喉壁可见散在疱疹，双侧扁桃体Ⅱ度肿大，故初诊中药汤剂以益气养阴、健脾化湿、解表祛邪为主，用方以荆防败毒散加减。3 剂，日 1 剂，水煎服。

二诊：查体见患者咽部无充血、水肿，疱疹消失，故调整中药汤剂以益气扶正、温补肾阳、健脾化湿为主，方用补中益气汤合真武汤加减，用药有金樱子、覆盆子、桑螵蛸、巴戟天、炮附子等温补肾阳，灵芝、白芍、熟地黄柔肝养血。4 剂，日 1 剂，水煎服。并予以血糖监测。

三诊：查房时，患者诉血糖监测数值较前降低，口干、多饮症状较前缓解，上方加以茯苓、猪苓、泽泻、杜仲、菟丝子、胡芦巴等。3 剂，日 1 剂，水煎服。

四诊：住院期间予以中药汤剂，住院第三阶段复查肿瘤标志物，结果提示糖类抗原 CA72-4，总前列腺特异性抗原恢复正常值，癌胚抗原较正常值偏高 0.08，并且住院期间，患者停掉了晚皮下注射德谷门冬双胰岛素注射。

（三）医案解析

1. 文献学习

《黄帝内经》比较早地记载了此病，并有"五脏皆柔弱者，善病消瘅"之论，其中《素问·奇病论》中提到："此人必数食甘美而多肥也，肥者令人内热，甘者令人中满，故其气上溢，转为消渴。"汉代张仲景的《金匮要略》对此有专篇讨论，记载有肾气丸、白虎加人参汤等。

2. 诊疗分析

中医认为糖尿病的常见病因病机包括气阴两虚、脾肾阳虚、阴虚燥热、肝肾阴虚等，常由阳气不足、脾胃功能失调、肝肾功能失调、气血循环不畅等诸多因素引起体内生湿。其病位主要在脾、肾、肝、肺等。核心病机为本虚标实，以气阴两虚为本；湿浊痰饮内阻、阳虚不化为标。

3. 效果见验

真武汤是治水之名方，出自《伤寒论》，由茯苓、芍药、生姜、白术、炮附子组成，具有温阳利水的功效。清代王子接于《绛雪园古方选注》中记载"真武汤，治沉着之水""真武汤，入少阴治阴水，功专下渗""真武汤，主治少阴水气"等论述。方中炮附子是辛温大热之品，药性峻烈，可壮肾之元阳而化水气；白术苦燥，能温中焦健脾，而使水有所制；茯苓淡渗，佐白术燠土，二药合用有散水、渗利水湿之意，且白术、茯苓、生姜为治疗中焦脾胃疾病常用药，可起到健运脾胃、运化水湿的作用；白芍酸苦微寒，《伤寒贯珠集》载"芍药之酸，则入阴敛液，使汜滥之水，尽归大壑而已耳"，刘教授认为白芍既可固护阴液，又可制约附子刚燥之性。方中诸药合用，共同起到温阳利水之功效。

补中益气汤合真武汤组方有益气、滋阴、化浊、温阳、通络的功效。其中，黄芪为君药，有益气固表、利水消肿的功效，有研究表明黄芪中的槲皮素、甲酮素等有效成分参与糖尿病炎症反应、血管生成和免疫调节等过程，可作用于胰腺，降低血糖的效果显著；生地黄、黄精养阴、生津、润肺，与黄芪配伍益气生津、润肺益肾；与附子、茯苓配伍，温补肾阳、化湿泄浊。诸药合用，共奏益气养阴、泄浊通络、温补肾阳之功。

4. 临床体会

此患者住院期间效果相当显著，最重要的是，及时抑制了可能存在的肿瘤细胞的增长，且有效地控制并预防了长期高血糖状态下易引发肿瘤的形成。

十六、健脾温肾法治疗甲状腺功能减退症

（一）临床资料

1. 病例

[病史] 患者王某，女，47岁，2023年4月20日入院。主诉：乏力间作7个月，加重半个月。患者7个月前无明显诱因出现乏力、气短，伴汗多、全身浮肿、咽部异物感，未予重视，上述症状逐渐加重。患者于2023年3月6日就诊于某人民医院，行甲状腺及颈部淋巴结彩超检查，未见明显异常；甲功五项提示甲状腺功能减退症，给予口服左甲状腺素钠片（50微克/次，2次/日）、甲泼尼龙片（4毫克，2次/日）治疗，后全身浮肿消退。患者又于2023年3月23日就诊于某人民医院，行甲功五项检查，结果提示 TSH $30.380\mu IU/mL\uparrow$，三碘甲状腺原氨酸（TT_3）$065ng/mL\downarrow$，调整口服药物左甲状腺素钠片（100微克/次，1次/日）、甲泼尼龙片（4毫克，1次/日），仍气短、乏力，随后就诊于我院，为进一步治疗，门诊拟"甲状腺功能减退症"收住入院。入院症见：患者乏力，胸闷气短，畏寒、肢冷，心慌心悸，汗多，咽干咽痒，咳嗽、咳痰，痰白，易咳出，口干，腹部胀满，颜面、双手浮肿，无声音嘶哑，无呼吸困难，纳可，睡眠欠佳，入睡困难，梦多，大便稀，小便调，近期体重未见明显改变。舌淡胖，苔白厚，脉弱。

[辅助检查] 甲功五项：TSH $30.380\mu IU/mL\uparrow$，TT_3 $065ng/mL\downarrow$。

[体格检查] 体温 36.3℃，脉搏 70 次/分，呼吸 17 次/分，血压 123/91mmHg。神志清晰，发育正常，营养中等，表情自如，自主体位，步态正常，精神欠佳，查体合作，对答切题。咽喉充血、水肿，双侧扁桃体无肿

大，悬雍垂居中。颈部僵硬，颈静脉不充盈，气管居中，双侧甲状腺正常。两肺叩诊呈清音，呼吸音低，两肺可闻及痰鸣音。心尖冲动位于左侧第5肋间左锁骨中线内0.5cm，心尖部无震颤、无摩擦感，心脏浊音界无扩大，心率70次/分，心律齐，心音有力，各瓣膜听诊区未闻及病理性杂音。腹无膨隆，下腹部可见一长约3cm横行手术疤痕。双下肢无可凹陷性水肿。

2. 中医诊断

瘿病（脾肾两虚证）。

3. 中医诊断依据

患者甲状腺功能减退，辨病属中医学"瘿病"范畴。患者素体脾虚，脾虚失于运化，气血生化乏源，故乏力、气短；脾虚则痰阻，故腹部胀满；肾阳虚则肢体浮肿、腰部酸困。结合舌淡胖，苔白厚，脉弱，四诊合参，辨证为脾肾两虚。又咽喉充血、水肿，可知表邪未解。

（二）诊疗过程

首诊：刘教授查房时查体见患者咽喉充血、水肿，中药汤剂以解表祛邪、散寒除湿为主，用方以荆防败毒散加减，用药有荆芥、防风、羌活、独活、桂枝、麻黄、白芷、威灵仙等。3剂，日1剂，水煎服。

二诊：查体见患者咽部无充血、水肿，故调整中药汤剂以益气健脾、温补肾阳为主，用方以补中益气汤合右归丸加减，用药有黄芪、炙黄芪、人参、麸炒白术、升麻、仙鹤草、巴戟天、淫羊藿、麻黄、附子、鹿角等。7剂，日1剂，水煎服。

三诊：患者诉乏力、胸闷气短、畏寒、肢冷明显减轻，继续予中药汤剂以益气健脾、温补肾阳，用方以补中益气汤合右归丸加减。30剂，日1剂，水煎服。

四诊：1个月后复查甲功五项，结果提示未见明显异常，调整左甲状腺素钠片（50微克/次，1次/日）用量。继续予上方治疗，30剂，日1剂，水煎服。

五诊：药后复查甲功五项，指标均正常，患者无明显不适，停服左甲状腺素钠片。继续予上方治疗，30剂，日1剂，水煎服。1个月后复查甲功标均正常。

（三）医案解析

1. 文献学习

《素问·三部九候论》说："虚则补之。"脾胃为后天之本，为气血生化之源，脾胃健运，五脏六腑、四肢百骸方能得以滋养；肾为先天之本，寓元阴元阳，为生命的本元。重视补益脾肾，先后天之本不败，则能促进各脏虚损的恢复。

2. 诊疗分析

刘教授认为甲减是由于甲状腺激素合成及分泌减少，或其生理效应不足所致机体代谢降低的一种疾病。结合患者临床表现，中医辨证为脾肾两虚证。脾主运化，脾阳虚则运化失职，不能升清；肾阳为全身机能活动的原动力，肾阳虚弱，即出现人体机能活动低下。治疗以益气健脾、温补肾阳为主。

3. 效果见验

甲减可引起多系统的症状，病机以正气亏损为主。治疗以温补为主，同时兼化寒湿。对有阳虚表现的患者，以右归丸为主；寒湿偏盛者，以麻黄细辛附子汤为主。方药中多有附子、麻黄、细辛、黄芪、人参、白术、桂枝等温阳益气之品。往往效果颇著。

4. 临床体会

从西医的角度来说，甲减需要长期服药甚至终身服药。但是刘教授通过中药健脾益气、温补脾肾可以逐渐减少左甲状腺素钠片的用量，直至停药。甲状腺激素对人体的生长发育、新陈代谢、神经系统功能、心血管系统活动以及其他系统功能都有重要影响。因此，保持甲状腺激素水平的平衡对维护身体健康至关重要。甲状腺激素对人体的作用与中医先天之本和后天之本的作用极为相似，结合中医"虚则补之"的治疗原则，通过温补脾肾，可到达殊途同归的效果。

参考文献

[1] 尹雪健，徐海蛟. 中医药治疗甲状腺功能亢进症的研究进展 [J]. 实用中医内科杂志，2023，37 (05)：75 - 77.

[2] 陈红风. 中医外科学 [M]. 北京：中国中医药出版社，2021.

[3] 路娜，冉晓丹，李永伟，等. 甲状腺球蛋白及游离甲状腺素/游离三碘甲状腺原氨酸联合甲状腺激素抗体在亚急性甲状腺炎诊断中的应用价值研究 [J]. 中国全科医学，2019，22 (03)：361 - 365.

[4] 北京中西医结合学会甲状腺病专业委员会. 桥本氏甲状腺炎中西医结合质量控制指标体系北京专家共识 (2021 版) [J]. 中日友好医院学报，2021，35 (06)：323 - 327.

[5] 徐旻，沈伟. 姚乃中运用温肾益精法治疗慢性特发血小板减少性紫癜经验 [J]. 上海中医药杂志，2017，51 (04)：6 - 9.

［6］周萍，唐吉斌．免疫性血小板减少性紫癜的研究与进展［J］．安徽医药，2019，23（03）：430－433．

［7］张伯礼，吴勉华．中医内科学［M］．10版．北京：中国中医药出版社，2017．

［8］陈旭冯，许斌．瘿瘤的中医诊疗理论框架的沿革和浅析［J］．中华中医药学刊，2017，35（01）：115－119．

［9］柴莜彬，陈清光，邱艳，等．陆灏治疗痰瘀互结型甲状腺结节验案1则［J］．上海中医药杂志，2018，52（02）：31－34．

［10］胡楠，石岩，徐书，等．基于"厥阴为阖"理论谈《伤寒论》中当归四逆汤［J］．中华中医药学刊，2021，39（12）：55－58．

［11］詹惠娟，姜华．对《金匮要略》中消渴病的辨治思考［J］．世界中医药，2016，11（02）：348－350．

［12］董超锋，艾华．《金匮要略》消渴病探讨［J］．四川中医，2014，32（04）：28－29．

［13］张熙，郑俊威，潘雪莲，等．黄芪多糖通过抑制炎性因子改善糖尿病大鼠肾损伤［J］．湖北医药学院学报，2020，39（05）：438－442．

［14］沈自尹．肾虚与衰老的微观比较研究［J］．中医杂志，2002，43（08）：565－567．

［15］彭倩倩，洪寅，廖广辉．6种介类中药对大鼠甲状腺肿大模型影响的实验研究［J］．浙江中医药大学学报，2013，37（12）：1429－1432．

［16］李飞．方剂学［M］．北京：人民卫生出版社，2002．

［17］许履和，徐福松．许履和外科医案医话集［M］．南京：江苏科学技术出版社，1980．

［18］王吉耀．内科学［M］．北京：人民卫生出版社，2005．

［19］郑筱萸．中药新药临床研究指导原则［M］．北京：中国医药科技出版社，2002：226－230．

第八部分　肢体经络病医案

一、从甲状腺功能减退症论治关节痛

（一）临床资料

1. 病例

[**病史**] 患者王某，女，47岁，2023年3月15日入院。主诉：全身多关节疼痛间作1年余，加重5天。现病史：患者诉1年前无明显诱因出现全身多关节疼痛，以双侧肩关节、双侧踝关节疼痛为主，受凉后症状加重，活动略受限，偶有全身肌肉疼痛紧缩感，无关节僵硬、变形，就诊于银川市中医院，行相关检查后（具体不详）诊断为多关节炎，行针灸治疗后症状缓解。此后患者每因受凉后关节疼痛间断发作，多次就诊于银川市中医院及私人诊所，行中医理疗后症状均能减轻。5天前患者受凉后全身多关节疼痛加重，为求中医治疗，就诊于我院门诊，门诊以"多关节炎"收住入院。入院症见：患者双侧肩关节、双侧踝关节、左侧髋关节、左侧膝关节疼痛，受凉后症状加重，伴活动轻度受限，关节僵硬，乏力，易烦躁，偶有头痛，无头晕头昏，无恶心呕吐，双目干涩，咽干咽痒，咳嗽、咳痰，咳少量白稀痰，胸闷气短，心慌心悸，无明显心前区憋闷不适，出汗多，双手足心偏热，咽部异物感明显，纳食可，胃脘部反酸、烧心，无胃胀胃痛，夜寐欠佳，睡后易醒，小便调，大便质黏（每日1次），近期体重无明显增减。舌质淡，苔厚腻，脉浮紧。既往史：既往身体健康状况一般，有甲减病史2年，规律口服左甲状腺素钠片（50微克，1次/日）；有睡眠障碍病史1年余，未治疗；有脂肪肝病史2年余，未治疗；否认高血压、糖尿病、冠心病病史；否认精神疾病史；否认肝炎、结核等传染病病史；否认手术、外伤史及输血史；否认药物、食物过敏史。

[**辅助检查**] 甲功五项：TSH 10.49μIU/mL↑，余未见明显异常。

[**体格检查**] 体温36.1℃，脉搏64次/分，呼吸16次/分，血压107/71mmHg。唇暗红，咽喉充血、水肿，双侧扁桃体无肿大，悬雍垂居中，下垂1.0cm。颈软，颈静脉不充盈，气管居中，颈前视诊饱满，双侧甲状腺无肿大。两肺叩诊呈清音，呼吸音低，两肺可闻及少量痰鸣音。心尖搏动位于左侧第5肋间左锁骨中线内0.5cm，心尖部无震颤、无摩擦感，心脏浊音

界无扩大，心率64次/分，心律齐，心音有力，各瓣膜听诊区未闻及病理性杂音。脊柱及四肢无畸形，双侧肩关节、双侧踝关节、左侧髋关节、左侧膝关节压痛（＋），活动轻度受限，关节无红肿、畸形，双下肢无可凹陷性水肿。

2. 中医诊断

痹证（寒湿痹阻证）。

3. 中医诊断依据

患者主因"全身多关节疼痛间作1年余，加重5天"入院，辨病属中医学"痹证"范畴。患者平素喜食辛燥之品，久则化热，热邪过盛伤及阴分，炼液而成痰；瘀血痹阻中焦气机，与外感寒湿相合，则生痰湿。痰瘀互结，阻滞关节，致使气血运行不畅，不通则痛，故见多关节疼痛。结合舌象、脉象，四诊合参，辨证为寒湿痹阻证。

（二）诊疗过程

首诊：查体见患者咽喉充血、水肿，表邪未祛，故加疏散风寒之荆芥、防风、麻黄、羌活等；汗多，故加五味子、白芍以止汗；咳嗽、咳痰，故加射干、白前、紫菀、款冬花、百部等以化痰止咳；睡眠欠佳，故加炒酸枣仁、远志、龙眼肉以养心安神；胃脘部胀满、烧心，故加姜半夏、旋覆花以健脾和胃；乏力、气短，故加炙黄芪、黄芪、人参以补中益气。3剂，日1剂，水煎服。

二诊：查体见患者咽喉无充血、水肿，故调整用药。乏力、多汗，以补中益气汤加五味子、炒白芍、浮小麦以益气养阴止汗；结合患者全身多关节疼痛的症状，加威灵仙、独活、伸筋草、苍术、虎杖、秦艽以舒筋活络止痛。3剂，日1剂，水煎服。

三诊：结合患者甲减病史，在上方基础上加杜仲、菟丝子、补骨脂、鹿角霜、巴戟天等药物温肾助阳。4剂，日1剂，水煎服。

（三）医案解析

1. 文献学习

《素问·痹论》言："风寒湿三气杂至，合而为痹也。其风气胜者为行痹，寒气胜者为痛痹，湿气胜者为着痹也……所谓痹者，各以其时重感于风寒湿之气也。"《类证治裁·痹症》云："诸痹……良由营卫先虚，腠理不密，风寒湿乘虚内袭，正气为邪所阻，不能宣行，因而留滞，气血凝涩，久而成痹。"

2. 诊疗分析

甲状腺是成年人体内最大的内分泌腺，位于颈前部，为肝经所循行部位，《灵枢·经脉》言："肝足厥阴之脉……循喉咙之后，上入颃颡，连目系。"刘教授认为当体内甲状腺激素分泌降低时会引起黏多糖物质在体内聚集，导致关节腔积液、钙质沉积，从而出现关节疼痛。甲减的主要发病部位在脾与肾，脾肾阳虚、水湿内停被认为是甲减之根本病机。脾为后天之本，如果脾阳虚弱，则脾气失去健运，无力推动水的运行，使得水谷不化、寒湿停留；肾为先天之本，若肾阳亏虚，表现为四肢不温。西医认为甲减的病理特征即为黏多糖在组织中堆积，这与中医学所认为的甲减常见的阳虚的临床表现所对应。痹证总以正虚为本，邪实为标，肝脾肾亏虚为病之本，风寒湿热、痰瘀毒滞为病之标。所以当关节疼痛的患者合并甲减时，当先调理甲状腺功能。

3. 效果见验

刘教授在治疗关节疼痛患者合并甲减时，在散寒除湿的基础上，多以右归丸加减，常用熟地黄、鹿角霜、巴戟天、杜仲、山药、淫羊藿等药物温肾助阳。肾为先天之本，肾阳为元阳之本，对人体的作用与甲状腺激素相仿，因此肾阳虚会导致甲状腺激素生成不足或作用减弱，形成甲减。阳虚则内寒，寒盛则血液运行减慢，血液运行减慢后就会有相应的杂物沉淀在血管内，久而久之致瘀血内阻为患。《素问·痹论》认为"不痛不仁者，病久入深，荣卫之行涩，经络时疏，故不痛"，此即"久病入络"的道理。

4. 临床体会

临床上关节炎、类风湿关节炎的患者，在治疗时多以散寒除湿、通络止痛为主，大多忽视了甲状腺功能的重要性。而关节疼痛合并甲状腺功能异常者，在治疗时一定要注重调整甲状腺功能，这为我们今后的临床诊治工作拓展了思路。

二、补阳散寒法治强直性脊柱炎

（一）临床资料

1. 病例

[**病史**] 患者谢某，男，50岁。主诉：腰背部疼痛间作10年，加重伴前胸部疼痛1周。现病史：患者自诉于10年前受凉后出现腰背部僵硬疼痛，无其他部位的关节、肌肉疼痛，行走活动无受限，未予重视，未行检查及治疗。7年前患者腰背部僵硬疼痛再次发作，翻身困难，遂于当地医院完善相关检查后诊断为强直性脊柱炎，未予治疗。此后患者逐步出现腰背部、颈部僵硬疼痛加重，肩部疼痛，活动受限，多次就诊于当地医院口服中药

汤剂治疗，未见明显缓解，此后上述症状反复发作，每因饮食不节、受凉后加重。1周前患者受凉后腰背部、颈部僵硬疼痛再次加重，伴有肩部疼痛，活动轻度受限，休息及服药后未见缓解，今为求中医进一步治疗，遂就诊于我院门诊，门诊以"强直性脊柱炎"收住入院。入院症见：患者后腰背部、颈部僵硬疼痛，双侧肩关节、肘部疼痛，双膝关节疼痛，受凉及饮食不节后加重，偶有头晕头昏，头痛，双下肢无力，无恶心呕吐，无一过性黑蒙，无视物旋转，偶有胸闷气短，胸部疼痛，无胃脘部胀满，无手足心热，出汗多，动则尤甚，乏力，畏冷，恶风，无咽部异物感，无咽干咽痒，纳一般，眠差，易醒，小便正常，大便偏稀（每日1次），饮食不慎易腹泻，近期体重未见明显增减。舌苔薄白，脉弦紧。既往史：既往有颈椎病病史5年，间断行针刺、按摩治疗；睡眠障碍病史半年，未针对治疗；否认高血压、糖尿病、冠心病病史；17年前于当地医院行胆囊切除术；10年前于当地医院行结肠息肉切除术；否认结核等疾病及接触史。

[**体格检查**] 体温36.0℃，脉搏83次/分，呼吸23次/分，血压139/82mmHg。神志清晰，发育正常，营养中等，表情自如，自主体位，步态正常，精神不振，查体合作，对答切题。咽部充血、水肿，咽后壁可见散在大小不等滤泡，双侧扁桃体无肿大，悬雍垂居中。两肺叩诊呈清音，呼吸音偏低，两肺可闻及少量痰鸣音。心尖搏动位于左侧第5肋间左锁骨中线内0.5cm，心尖部无震颤、无摩擦感，心脏浊音界无扩大，心率83次/分，心律齐，心音有力，各瓣膜听诊区未闻及病理性杂音。脊柱前屈、后伸、侧弯和转动受限（颈椎前屈15°、后伸10°、左侧屈15°、右侧屈15°）。赫伯登征（−），4字试验（＋），枕墙试验（＋），骶髂关节压迫试验（＋）。

2. 中医诊断

痹证（寒湿痹阻证）。

3. 中医诊断依据

患者主因"腰背部疼痛间作10年，加重伴胸部疼痛1周"入院，辨病属中医学"痹证"范畴。患者感受风寒日久，寒湿之邪闭阻经脉，经脉不利，督脉为阳脉之海，总督一身之阳气，故腰背部关节疼痛；寒湿为阴邪，得阳始化，故受凉后疼痛加重。结合舌脉，可辨证为寒湿痹阻证。

（二）诊疗过程

首诊：刘教授以解表祛邪、散寒化湿为主，方以荆防败毒散加减，药有荆芥、防风、羌活、独活、麻黄、桂枝、苍术、砂仁等。

二诊：以麻黄细辛附子汤合藤类药为主，药有麻黄、细辛、附子、首乌藤、海风藤、络石藤、鸡血藤等。刘教授善用藤类药物治疗强直性脊柱炎，认为藤能入络，络能通脉，藤类药物能够通经达络，直达病所。

三诊：在二诊用方基础上，加顾护脾胃和活血之品，强直性脊柱炎大多病程日久，邪气必深入血络，在发病过程中均存在着不同程度的瘀血阻滞证候，刘教授多用三七、烫水蛭、当归等。三诊后患者自诉症状较前明显缓解。

（三）医案解析

1. 文献学习

根据其症状特点，归属于中医学的"痹证""腰痛""尻痛""胯痛""大偻""历节风""竹节风""龟背风"等范畴。其中"大偻"之名首见于《素问·生气通天论》，其言："阳气者，精则养神，柔则养筋，开阖不得，寒气从之，乃生大偻。"《素问·痹论》曰："肾痹者善胀，尻以代踵，脊以代头。"《素问·骨空论》载"腰痛不可以转摇""督脉为病，脊强反折"。《黄帝内经》中记载的腰脊僵硬、疼痛、畸形等与肾、督的联系最为紧密。《诸病源候论·背偻候》曰："肝主筋而藏血……若虚则受风，风寒搏于脊膂之筋，冷则挛急，故令背偻。"《诸病源候论·腰痛不得俯仰候》又曰："劳损于肾，动伤经络，又为风冷所侵，血气击搏，故腰痛也……阴阳俱受邪气者，故令腰痛而不能俯仰。"

2. 诊疗分析

刘教授认为强直性脊柱炎腰背僵痛、肢体不温与阳虚有关。督脉为阳脉之海，总督一身之阳气，《素问·生气通天论》曰："阳气者，精则养神，柔则养筋，开阖不得，寒气从之，乃生大偻。"张锡纯的《医学衷中参西录》云："凡人之腰疼，皆脊梁处作疼，此实督脉主之……肾虚者，其督脉必虚，是以腰疼。"此外，刘教授在治疗强直性脊柱炎时注重顾护脾胃的运化，刘教授认为脾胃为后天气血之化源，更是一身气机升降之枢纽，脾胃调和则气机升降得畅，可以促使药力充斥于全身。结合该患者饮食不慎易腹泻，故辨为脾肾阳虚证，在治疗上重视补肾强脊、顾护脾胃，配合蠲痹通络之品以治其标。

3. 效果见验

刘教授在治疗强直性脊柱炎时，常在辨证的基础上选择"引经达所"的药物以提高疗效。如颈椎疼痛或活动受限者，常用葛根、桑枝、威灵仙、透骨草、蔓荆子、伸筋草等以舒筋通络、祛风止痛；上肢疼痛者常用桂枝、羌活、桑枝以通经达络、祛风胜湿；下肢疼痛者常用独活、木瓜、蚕砂以引药下行；腰部僵硬疼痛、活动受限者，常用苍术、杜仲、续断、桑寄生补肾强腰、通络止痛。《素问·评热病论》指出："邪之所凑，其气必虚。"

刘教授认为强直性脊柱炎晚期关节功能活动不断受限，颈项强直，腰背疼痛，面色少华，主因邪自内生，脾胃运化失常，化生乏源，造成肝血不足，无以养筋，故不荣则痛，屈伸不利。此期正气不足而邪气亢盛，治疗以扶正祛邪为要，兼顾化痰祛瘀，多予黄芪桂枝五物汤加减。《金匮要略·血痹虚劳病脉证并治》云："血痹阴阳俱微，寸口关上微，尺中小紧，外证身体不仁，如风痹状，黄芪桂枝五物汤主之。"刘教授认为强直性脊柱炎的治疗，黄芪须重用，以益气扶正；桂枝温经通脉、助阳化气，与黄芪配伍，益气温阳扶正、养血合营通痹；白芍养血调肝、和血通痹；生姜辛温，助桂枝之力；大枣甘温，益气和血，以资黄芪、白芍之功。若患者以脊柱关节强直为主，常用桑枝、青风藤等通达四肢、通经活络，再加入鸡血藤补血活血、舒筋活络；"肝以血为本，以气为用"，气机充盛，血液运行则得以保证，使肝血有应，筋得濡养，肝脾相关，肝之疏泄与脾之运化相互协调，若患者脾胃虚弱，则加半夏、炒白术益气健脾、祛痰除湿。诸药合用，扶正祛邪、养血柔筋、化痰除湿之功相得益彰。此外，由于本病晚期各关节活动严重受限，因此，晚期功能锻炼极为重要。患者晨僵明显时，可在晨起后进行功能活动锻炼，这样既有利于减缓疾病的发展，又有利于保持关节功能，防止脊柱强直，降低致残率。

4. 临床体会

强直性脊柱炎大多病情复杂，病程缠绵难愈，中医治疗临床疗效显著。除了应用中药汤剂，还可选择针灸、针刀、药敷等外治疗法，在改善患者症状、提高生活质量等方面具有显著疗效，且无明显不良反应，值得进一步探索和研究。

三、温经散寒、养血通脉法治疗下肢静脉曲张血栓形成

（一）临床资料

1. 病例

[病史] 患者马某，女，44 岁，2023 年 8 月 12 日入院。主诉：右下肢静脉迂曲 20 年，加重伴疼痛 1 周。患者于 20 年前无明显诱因出现站立时右下肢静脉迂曲，平躺或抬高患肢后减轻，未予重视及就诊。此后患者右下肢静脉迂曲逐渐加重，均未重视及就诊。5 个月前患者感右下肢静脉迂曲加重，伴疼痛，遂就诊于当地医院行四肢血管多普勒超声检查，结果提示右下肢静脉瓣膜功能不全，右下肢大隐静脉曲张伴血栓形成，给予口服利伐

沙班片（20毫克，1次/日）及中药汤剂控制病情，病情较前缓解。1周前患者感右下肢静脉迂曲加重，且疼痛明显，为求中医治疗，今日就诊于我院门诊。入院症见：患者右下肢静脉迂曲、疼痛、酸胀、麻木，时有针刺感，伴头晕头昏，头痛，胸闷气短，乏力，心慌心悸，咽部异物感，口干口苦，腰部酸困、疼痛，双膝关节疼痛，汗多，手足心热，纳可，寐安，二便调。舌暗红，苔薄白，脉弦。

[辅助检查] 四肢血管多普勒超声：右下肢静脉瓣膜功能不全，右下肢大隐静脉曲张伴血栓形成。

[体格检查] 体温36.0℃，脉搏69次/分，呼吸16次/分，血压106/67mmHg。神志清晰，发育正常，营养中等，表情自如，自主体位，步态正常，精神欠佳，查体合作，对答切题。咽喉充血、水肿，扁桃体无肿大，悬雍垂居中。两肺叩诊呈清音，呼吸音清，两肺可闻及痰鸣音。心尖搏动位于左侧第5肋间左锁骨中线内0.5cm，心尖部无震颤、无摩擦感，心脏浊音界无扩大，心率69次/分，心律齐，心音有力，各瓣膜听诊区未闻及病理性杂音。脊柱及四肢无畸形，关节无红肿，双下肢无可凹陷性水肿，无杵状指（趾）。右下肢浅静脉局限性扩张、迂曲，无破溃出血，腿部皮温无升高，右胫前可见一大小约2cm×1.5cm褐色包块，右大隐静脉瓣膜功能试验（＋），右交通静脉瓣膜功能试验（＋）。

2. 中医诊断

筋瘤（寒凝血瘀证）。

3. 中医诊断依据

患者主因"右下肢静脉迂曲20年，加重伴疼痛1周"入院，辨病属中医学"筋瘤"范畴。本病多因久站久立损伤经脉，经脉气血不和，气血运行不畅，血壅于下，又受凉后加重，寒凝经脉，血行瘀滞，痹阻不通而导致络脉扩张充盈。结合患者舌暗红，苔薄白，脉弦，辨证为寒凝血瘀证。

（二）诊疗过程

首诊：刘教授查房时查体见患者咽喉充血、水肿，咽后壁可见散在大小不等滤泡，两肺呼吸音低，可闻及少量痰鸣音，故初诊中药汤剂以解表祛邪、散寒化湿为主，用方以荆防败毒散加减，用药有荆芥、防风、羌活、独活、桂枝、麻黄、白芷、苍术等。3剂，日1剂，水煎服。

二诊：查体见患者咽部无充血、水肿，咽后壁滤泡消失，故调整中药汤剂以温经散寒、养血通脉为主，方用芍药甘草汤加减，药用白芍、炙甘草、桂枝、当归、川芎、炮附子、牛膝、三七、烫水蛭等。4剂，日1剂，水煎服。

三诊：查房时患者诉双下肢酸胀沉重减轻，瘤体最大直径处缩小至皮下，色青紫，余小瘤体色泽变浅。在上方基础上加木瓜、人参、茯苓、白术等。3 剂，日 1 剂，水煎服。

（三）医案解析

1. 文献学习

《灵枢·刺节真邪》载："虚邪之入于身也深，寒与热相搏，久留而内著……有所疾前筋，筋屈不得伸，邪气居其间而不反，发为筋瘤。"虚邪侵入人体深处，寒邪与热邪相互搏结，长时间滞留于内。如果伤于筋使其屈缩不能伸展，加上邪气久居不去，日久则结为筋瘤。由此可见，中医学理论的奠基之作《黄帝内经》对筋瘤已有初步认识，指出筋瘤的病机是由于正气不足，邪气入侵，筋脉受损，筋挛血瘀，结块成瘤。虽然《黄帝内经》中关于筋瘤的理论提炼还不充分，尚未形成包含因、机、证、治的完整理论体系，但却为筋瘤的辨证论治打下了基础。

2. 诊疗分析

刘教授认为本病乃先天禀赋不足，筋脉薄弱，加之久行久立，过度劳累，导致正气内虚，气血运行不畅，瘀血阻滞于脉中，日久交错盘曲类似瘤体，病位在下肢，病机为气滞血瘀。寒湿之邪易袭阴位，在筋瘤初期，由于受风寒或涉水淋雨，寒湿侵袭下肢血脉，邪气稽留而不行，筋挛瘀，成块成瘤，可出现下肢青筋盘曲、轻度肿胀、形寒肢冷等表现，此时瘤体较小，可在早期发挥中医药的优势，尽量避免手术及其并发症。刘教授用中药治疗筋瘤，发现在筋瘤初期使用芍药甘草汤加味疗效甚好，不仅可以使瘤体缩小，还可以改善下肢酸胀、沉重、痉挛等症状。

3. 效果见验

刘教授认为筋瘤的产生多由于正气不足、调养失宜所致，嘱患者坚持用药的同时，注重平时的防护，平时卧床休息时宜抬高下肢，促进静脉回流，减轻下肢血液瘀滞，建议患者放松心情，舒缓情绪，合理饮食，适当运动。《素问·上古天真论》云："上古之人，其知道者，法于阴阳，和于术数，食饮有节，起居有常，不妄作劳，故能形与神俱，而尽终其天年，度百岁乃去。"此即是论述养生以提升正气的重要性，故刘教授在用药的同时既注重调达全身气血，又主张畅达情志、健康饮食、适时运动来调养气血，做到标本兼治，正所谓"正气存内，邪不可干"。

4. 临床体会

下肢静脉曲张是临床常见的周围血管疾病。西医治疗主要以手术为主，取得了满意的疗效，但术后存在一定比例的复发现象。随着近年来西医学和中医学的发展及融合，中医逐渐在下肢静脉曲张患者术前、术后及全过程治疗中发挥越来越多的作用。实践证明，中医治疗本病有利于下肢静脉曲张患者症状的好转和生存质量的提高，可"通脉道，祛瘀阻，利湿热，补气血"，充实了中医治疗的优势。

四、补益肝肾、化痰祛瘀通痹法治疗强直性脊柱炎

（一）临床资料

1. 病例

[病史] 患者马某，男，32 岁，2022 年 4 月 21 日入院。主诉：髋关节疼痛间作 14 年，腰部僵硬 12 年，加重 1 周。现病史：患者诉 14 年前无明显诱因出现右髋关节疼痛明显，双膝关节疼痛，无僵硬，无腰骶部疼痛，遂就诊于宁夏医科大学总医院，行人类白细胞抗原 B27 检查，结果为阳性，诊断为强直性脊柱炎，予口服中药汤剂治疗后右髋关节疼痛无缓解，逐渐出现右下肢活动受限，拄拐行走。2 年后左髋关节疼痛，腰部僵硬，无疼痛，弯腰受限，不能下蹲，随后患者于武警医院住院，予静滴抗炎镇痛药（具体用药及剂量不详）治疗，症状无改善。此后患者双髋关节疼痛，右侧明显，腰部僵硬反复，受凉后加重，自行口服双氯芬酸钠缓释胶囊，疼痛减轻。2015 年患者前往北京某医院就诊，予自血疗法、小针刀治疗，左髋关节疼痛减轻。2019 年患者于西安空军军医大学西京医院住院治疗，完善相关检查后行双侧髋关节置换术，嘱 10 天后搀扶行走，后患者可自行拄拐行走。2 年前仍感双髋关节疼痛，渐出现颈部僵硬、疼痛，双上肢活动受限，右侧明显，患者又前往河南郑州京科强直风湿研究所就诊，行小针刀治疗后上症缓解。患者间断口服来氟米特片、柳氮磺吡啶治疗，每年的 4 月、10 月于固原市第二人民医院注射阿达木单抗注射液，疼痛减轻，可正常行走。1 周前因天气转凉双髋关节疼痛较前加重，今患者为求进一步中医治疗，遂就诊于我院，门诊以"强直性脊柱炎"收住入院。入院症见：双髋关节疼痛，颈部僵硬、疼痛，右上肢抬举活动受限，腰部僵硬，弯腰受限，晨起及受凉后加重，双眼干涩，头晕头昏，头痛，呈抽掣样疼痛，以后枕部为著，偶有干咳，夜间口干，偶有咽部发痒，咽部异物感，心慌心悸，疲乏无力，出汗较多，双足偏凉，平时恶寒，纳食可，反酸、口苦，夜寐差，不易入睡，睡后易醒，多梦，二便正常。舌淡红，苔白腻，脉濡。既往史：既往有高脂血症病史 10 年，未治疗；有虹膜炎病史 4 年，未治疗；有睡眠障碍病史 2 个月，未治疗；2019 年因双髋关节股骨头坏死于西安空

军军医大学西京医院行双侧髋关节置换术，术中输血，具体不详；12 岁从双杠摔下致右髋关节疼痛，诉无骨折，具体不详。

[**辅助检查**] 血常规：中性粒细胞百分比 49.90%↓，淋巴细胞百分比 40.60%↑，红细胞计数 $5.67 \times 10^{12}/L$↑，血红蛋白浓度 176g/L↑，红细胞压积 55.4%↑，平均红细胞血红蛋白浓度 318g/L↓。血糖、血脂未见异常。肝功能：总胆红素 21.20μmol/L↑，直接胆红素 9.53μmol/L↑，碱性磷酸酶 140.10U/L↑。肾功能：肌酐 46.70μmol/L↓。心电图：正常窦性心律，正常心电图。腹部彩超：肝、门静脉、胆、胰、脾、双肾未见明显异常。甲状腺及颈部淋巴结彩超：双侧甲状腺未见异常，甲状腺上动脉血流参数未见异常。甲功五项未见异常。

[**体格检查**] 体温 36.1℃，脉搏 83 次/分，呼吸 21 次/分，血压 122/71mmHg。唇暗红，咽喉充血、水肿，双侧扁桃体无肿大。胸廓无畸形，呼吸运动两侧对称，双侧语颤正常，呼吸节律规整，两肺叩诊呈清音，呼吸音低，两肺可闻及痰鸣音。心尖搏动位于左侧第 5 肋间左锁骨中线内 0.5cm，心尖部无震颤、无摩擦感，心脏浊音界无扩大，心率 83 次/分，心律齐，心音有力，各瓣膜听诊区未闻及病理性杂音。腹壁柔软，无肌紧张，无压痛及反跳痛，肝脾肋下未触及，无液波震颤，未触及包块。肝脾区均无叩击痛，无移动性浊音，双肾区无叩击痛。脊柱无畸形，脊柱前屈、后伸、侧弯和转动受限（颈椎前屈 15°、后伸 10°、左侧屈 15°、右侧屈 20°），双上肢抬举活动受限，右侧明显。

2. 中医诊断

痹证（痰瘀互结、肝肾亏虚证）。

3. 中医诊断依据

痹证是由于风、寒、湿、热等邪气痹阻经络，导致肢体筋骨、关节、肌肉等处发生疼痛、重着、酸楚、麻木，或关节屈伸不利、僵硬、肿大、变形等症状的一种疾病。依据患者双髋关节疼痛，颈部僵硬、疼痛，腰部僵硬、弯腰受限等临床表现，故辨病为痹证。痹证日久有 3 个方面的病机演变：一是风寒湿痹或风湿热痹日久不愈，气血运行不畅，出现痰瘀互结证；二是痹证日久耗伤气血，伤及肝肾，出现肝肾两虚证；三是痹证日久不愈，复感于邪，病邪由经络入脏腑，出现脏痹，以心痹多见。痹证一定是先有邪气痹阻，不管是先天禀赋异常，还是后天的外伤，总之在受损后正气亏虚。肾主骨，与脊柱有关，肝主筋，与脊柱两边的肌腱、筋膜有关，可知患者肝肾亏虚。该患者病史长，湿邪久留必凝为痰，如出现肺损伤也说明有痰邪存在；患者红细胞聚集、血红蛋白浓度高，影响到血液的流通，血行不畅为瘀血，故痰瘀互结。结合舌脉，总结辨证为痰瘀互结、肝肾亏虚。

（二）诊疗过程

首诊：中医认为正气为本，邪气为标。邪气中长期的邪气、里面的邪气，都为本邪；短期的邪气、表面的邪气，都为标邪。患者咽喉充血、水肿，入院时感受风寒湿邪为表邪，早期治疗以祛除表邪为主，治以疏风散寒、化湿通络，用药有荆芥、防风、独活、当归、细辛、小通草、路路通、葛根、桑枝、威灵仙、蔓荆子、伸筋草、麸炒苍术、桂枝等。3 剂，日 1 剂，水煎服。

二诊：查体见患者咽喉无充血、水肿，表邪已解，则以祛除里邪为主，治以健脾化痰、祛瘀通痹，用药有黄芪、炙黄芪、人参、白术、仙鹤草、升麻、金樱子、紫菀、白前、款冬花、百部、麸炒苍术、伸筋草、虎杖、海风藤、络石藤、首乌藤等。4 剂，日 1 剂，水煎服。

三诊：患者诉双髋关节疼痛较前好转，颈部僵硬、疼痛较前减轻，右上肢抬举活动受限较前稍减轻，腰部僵硬改善。治疗由母及子，由肾及肝，以补益肝肾、强壮筋骨治其本，用药有杜仲、桑寄生、独活、补骨脂、牛膝、炒白芍、山茱萸等。7 剂，日 1 剂，水煎服。

（三）医案解析

1. 文献学习

根据强直性脊柱炎的临床表现，当属中医学"肾痹""骨痹""腰痛""竹节风""龟背风""大偻"等范畴。其中"大偻"之名首见于《黄帝内经》，《素问·生气通天论》曰："阳气者，精则养神，柔则养筋，开阖不得，寒气从之，乃生大偻。"《素问·痹论》中指出"风寒湿三气杂至，合而为痹也。其风气胜者为行痹，寒气胜者为痛痹，湿气胜者为着痹也"，表明风、寒、湿外邪是强直性脊柱炎的主要致病因素。《素问·骨空论》载"腰痛不可以转摇""督脉为病，脊强反折"。《诸病源候论·背偻候》曰："肝主筋而藏血……若虚则受风，风寒搏于脊膂之筋，冷则挛急，故令背偻。"巢元方认为，虚损与邪实（风寒冷邪）交击并行为腰痛的致病关键，病位在肝、肾。《仁斋直指方论·腰痛方论》曰："盖诸经皆贯于肾而络于腰脊，肾气一虚，凡中风受湿，伤冷蓄热，血伤气滞……腰安得而不为痛乎。"

2. 诊疗分析

刘教授认为强直性脊柱炎主要累及脊柱部位，肾主骨，与脊柱有关，肝主筋，与脊柱两边的肌腱、筋膜有关，故按脏腑辨证其病位在肝和肾。肝肾亏虚为该病之本，痰浊、瘀血互结为标，治疗应以补益肝肾、化痰祛瘀通痹法为主。正气存内则邪不可干，邪之所凑其气必虚，督脉空虚则病邪外感侵袭脊柱。后背有足少阴肾经、足太阳膀胱经、督脉，足少阴肾经寒从足生，足太阳膀胱经寒从头生，督脉主一身之阳气。天气转凉时患者症状加重，说明有外感风、寒、湿邪，邪气贯穿在督脉，阳气无法温养脊柱关节，脊柱会失去正常功能，故症状加重，且该患者病程长，迁延不愈，久痹入络，瘀血痰浊，痹阻经络。因此，肝肾亏虚为发病基础，风、寒、湿等邪气以及瘀血、痰浊等病理产物为重要的致病条件。对于该类患者治疗应以扶正为主，兼以祛邪。表邪易祛，治疗先以祛除表邪为主，治以疏风散寒、化湿通络；再祛除里邪，治以健脾化痰、祛瘀通痹为主；最后扶正固本，治以补益肝肾、强壮筋骨，肝肾之气充足，则筋脉及骨骼强健，运动正常。

3. 效果见验

刘教授强调治疗疾病要守住底线，防治并发症。该病有 5 大并发症：①炎症易损伤心脏瓣膜及心脏功能，建议查心脏彩超以明确病情；②易患肺间质纤维化和肺部反复的感染；③长期服药损伤肝肾功能；④血液系统的损伤，白细胞降低；⑤眼的病变，虹膜炎或葡萄膜炎。治疗常用炙甘草汤加减保护心脏；用紫菀、白前、款冬花、芥子等化痰止咳；用杜仲、炒白芍、山茱萸等保护肝肾；重用黄芪提高机体免疫力；用木贼、密蒙花、谷精草等养肝明目。

中医认为内伤脾胃，百病由生，抗风湿药物的使用易损伤脾胃。刘教授在治疗中强调固护脾胃，加麸炒白术、旋覆花、姜半夏等。

4. 临床体会

强直性脊柱炎是一种以中轴关节受累为主的慢性自身炎症性疾病，致残率较高，严重影响患者生活质量。治疗本病，目前没有最快、最好、最合适的治疗方法，西医对症治疗可减轻症状，延缓进展，但手法单一，整体疗效存在局限性。中医通过辨证论治，可为患者提供最优的个体化治疗方案，标本兼治、扶正祛邪，不仅能有效缓解患者症状，还可改善骨质的功能，稳定锥体肌肉和软组织的功能，稳定供血的状态，提高患者生存质量。

五、从"肺脾肾"三脏论治痛风性关节炎并发痛风石

（一）临床资料

1. 病例

[病史] 患者田某，男，47 岁。主诉：多关节疼痛间作 20 年，加重 1

周。患者于 20 年前无明显诱因出现右侧第 1 足趾关节疼痛、肿胀、活动受限，确诊为痛风性关节炎、高尿酸血症。其间，患者多于进食肉类上述症状反复，平均每月发作 1 次，每次发作时关节肿胀、活动欠佳，自行口服碳酸氢钠片、秋水仙碱片、双氯芬酸钠肠溶片等药物后，病情可缓解。1 个月前，患者因受凉后出现双膝关节、双踝关节、双手指关节疼痛、肿胀，右侧第 1 足趾关节、右手第 3 至第 5 指关节呈梭形改变，双膝关节变形、肿胀、活动不利，左膝关节痛风石形成，口服非布司他片（20 毫克/次，1 次/日），上述症状略改善。1 周前，觉上述症状加重，于 2023 年 10 月 5 日以"痛风性关节炎"由门诊收入我院中医内科。入院症见：患者双膝关节、双踝关节、双手指关节疼痛、肿胀，右侧第 1 足趾关节、右手第 3 至第 5 指关节呈梭形改变，双膝关节变形、肿胀、活动不利，左膝关节可见约 1cm×1cm 痛风石形成，偶有右下肢抽痛，休息后疼痛不能缓解，颈肩部僵硬、疼痛，偶有头晕头昏，口干，偶有汗出，偶有烧心、呃逆，无反酸、胃痛，偶有腹胀，纳可，睡眠一般，入睡困难，易醒，二便可，近 3 个月体重下降 4kg。舌质暗，苔白腻，脉弦紧。

[**辅助检查**] 尿酸：521μmol/L↑。血常规、血糖、肝功能、尿常规、便常规未见明显异常。心电图：心率 63 次/分，正常窦性心律，正常心电图。腹部彩超：肝、胆、胰、脾、双肾未见明显病变。

[**体格检查**] 体温 36.3℃，脉搏 89 次/分，呼吸 22 次/分，血压 132/77mmHg。神志清晰，发育正常，营养中等，表情自如，自主体位，步态正常，精神欠佳，查体合作，对答切题。咽喉充血、水肿，咽后壁散在滤泡，双侧扁桃体无肿大，悬雍垂居中。颈部僵硬，颈静脉不充盈，气管居中，颈前视诊饱满，双侧甲状腺触诊光滑。两肺叩诊呈清音，呼吸音低，两肺可闻及少量痰鸣音。心尖搏动位于左侧第 5 肋间左锁骨中线内 0.5cm，心尖部无震颤、无摩擦感，心脏浊音界无扩大，心率 89 次/分，心律齐，心音有力，各瓣膜听诊区未闻及病理性杂音。脊柱及四肢无畸形，活动自如，右侧第 1 足趾关节、右手第 3 至第 5 指关节呈梭形改变，双膝关节变形、肿胀、活动不利，余关节无红肿，双下肢无可凹陷性水肿。

2. 中医诊断

痹证（痰瘀互结证）。

3. 中医诊断依据

依据患者多关节疼痛、肿胀，右侧第 1 足趾关节、右手第 3 至第 5 指关节呈梭形改变，双膝关节变形、肿胀、活动不利，左膝关节可见约 1cm×1cm 痛风石形成，多于进食肉类或受凉后上述症状反复，故诊断为痛风性关节炎。现患者多关节疼痛、肿胀，左膝关节痛风石形成，其皮色苍白，感受风寒之邪病情加重，患者病久，湿浊积聚，炼液成痰，痰浊日久，痰湿痹阻，瘀血必生，痰瘀互结，滞留经络筋骨，气血运行不畅，发为本病。结合患者舌质暗，苔白腻，脉弦紧，故为痰瘀互结之证。

（二）诊疗过程

首诊：患者入院前查咽部充血、水肿，多关节疼痛、肿胀，关节皮肤温度升高，考虑其炎症活动期，予以荆防败毒散合防风汤合三子养亲汤以祛邪、通络、止痛，4剂后，患者自觉关节肿痛缓解、皮肤温度稍高。

二诊：患者舌质暗，苔白腻，其辨证为痰瘀互结证，多因受凉后发病，风为百病之长，所以以风寒湿三者合而致病，久而化瘀，予以补中益气汤合独活寄生汤以益气、温阳、散寒，4剂后，患者关节疼痛不明显，1cm×1cm痛风石明显消退。

三诊：肾主骨生髓，予以补中益气汤合五苓散。7剂，日1剂，水煎服。嘱患者服药后复查尿酸。

（三）医案解析

1. 文献学习

《格致余论》曰："痛风者，大率因血受热已自沸腾，其后或涉冷水，或立湿地，或扇取冷，或卧当风，寒凉外搏，热血得寒，污浊凝涩，所以作痛。"《类证治裁》曰："掣者为寒，肿者为湿，汗者为风，三气入于经络，营卫不行，正邪交战，故痛不止。"

2. 诊疗分析

刘教授认为痛风性关节炎的病因病机以先天禀赋不足，脾肾亏虚为本，湿、火、痰、瘀痹阻为标。标与本两者之间又可以相互影响，互为因果，共同影响疾病的发展及预后。但其外邪多为发病之诱因，伤于表者，致肺卫失和；入于里者，致脏腑失调；痰瘀互结则是内外因综合的结果。故临床上治疗本病以补肺、健脾、益肾以固护先后天之本，化痰降浊、活血化瘀以祛邪实。

3. 效果见验

《类证治裁·痹症论治》云久痹不愈"必有湿痰败血瘀滞经络"，痰瘀的产生，是人体内外因交织的结果。刘教授治疗本病重视内外因同治，外邪侵犯时，予以祛风散寒、培补肺卫之气以防止外邪致病；治病求本，护中焦脾胃防止湿邪内生，固下焦之肝肾防止久病入络。临床上刘教授首以祛邪为主，同时重视调畅三焦气机，肺脾肾功能失调，则水液代谢失常，为痛风发病之根本，调畅三焦气机，不仅能防止痛风的发生，对已形成的痛风石也可消解，临床效果显著。

4. 临床体会

痛风在临床上以痰瘀互结较为常见，多以高嘌呤饮食而诱发，大多更重视补肾健脾。刘教授临床补益肺气，重用黄芪、人参、党参、太子参等补气之品，肺卫之气充足，外邪不得侵入，痰湿瘀血不得停聚，降低痛风发生率。

六、麻黄细辛附子汤治疗类风湿关节炎

（一）临床资料

1. 病例

[病史] 患者马某，女，32岁，2023年5月20日入院。主诉：多关节疼痛3年余，加重伴活动不利半个月。患者于3年余前因受凉后出现双肩关节疼痛，呈持续性钝痛，受凉后疼痛加重，得温痛减，当时无明显晨僵、无关节肿胀。2020年3月患者无明显诱因出现双侧肩关节、双侧肘关节、双侧腕关节及双侧手指小指关节疼痛、僵硬，程度较前加重，呈游走性疼痛，伴晨僵，晨僵感持续数小时，不能缓解，后就诊于宁夏某人民医院，经检查后确诊为类风湿关节炎、结缔组织病，给予抗炎、免疫调节、补充钙剂等治疗后病情好转。出院后患者服用泼尼松片，后因妊娠期暂停服药。2年前，患者因受凉后上述症状再发加重，予以中药汤剂、普通针刺、中药硬膏热贴敷对症治疗，病情好转。2022年7月患者无明显诱因感上述症状加重，双侧手指关节、双膝关节疼痛、肿胀，多关节活动不利，晨僵，后于河南某风湿病专科医院住院，给予中医可视针刀镜下关节手术、双手超微创关节治疗，上述症状好转出院，出院后间断口服塞来昔布、甲氨蝶呤、枸橼酸托法替布片、叶酸等药物治疗，上述症状好转，半年前自行停服甲氨蝶呤。半个月前，患者无明显诱因再次出现双手指关节、双侧腕关节、双膝关节疼痛，双足第1和第5趾关节疼痛、活动不利，双侧足跟疼痛，左侧尤甚，自行口服布洛芬缓释胶囊、阿莫西林胶囊，上述症状未见明显改善。现患者为求进一步治疗，再次就诊于我院门诊，门诊以"类风湿关节炎"收住入院。入院症见：患者双手指关节、双侧腕关节、双膝关节、双侧足趾关节疼痛、僵硬、活动不利，颈部僵硬、疼痛，全身怕冷，汗出较多，头晕头昏，头痛偶作，头痛以颠顶部为主，少许咳痰，咳白色黏痰，不易咳出，无胸闷气短，无心慌心悸，纳可，眠可，大便偏干，排便量少，有排不净感，小便调，近期体重未见明

显异常。舌淡，苔白腻，脉细弱。

[辅助检查] 风湿四项：类风湿 166.1IU/mL。

[体格检查] 体温 36.0℃，脉搏 83 次/分，呼吸 20 次/分，血压 97/60mmHg。神志清晰，发育正常，营养中等，表情自如，自主体位，步态缓慢，精神可，查体合作，对答切题。唇淡红，咽部充血，双侧扁桃体无肿大，悬雍垂居中。颈部僵硬，颈静脉不充盈，气管居中，双侧甲状腺饱满。两肺叩诊呈清音，呼吸音清，两肺闻及少许痰鸣音。心尖搏动位于左侧第 5 肋间左锁骨中线内 0.5cm，心尖部无震颤、无摩擦感，心脏浊音界无扩大，心率 83 次/分，心律齐，心音有力，各瓣膜听诊区未闻及病理性杂音。下腹部见一长约 10cm 手术疤痕，局部愈合可，无破溃。脊柱无畸形，活动自如，双侧腕关节、双手指关节轻度活动受限，双膝关节轻度活动受限，关节无红肿，双下肢无可凹陷性水肿。

2. 中医诊断

痹证（寒湿痹阻，兼有外感风寒证）。

3. 中医诊断依据

患者主因"多关节疼痛 3 年余，加重伴活动不利半个月"入院，辨病属中医学"痹证"范畴。痹证以肌肉、筋骨、关节疼痛为主要症状表现。患者反复感受风寒湿邪，寒湿附着于肌肉筋骨，寒主收引，湿性重浊，故多见关节疼痛、僵硬；又正虚卫外不固，新感风寒，肺先受之，故咳嗽、咳痰，见咽喉充血、水肿。结合舌淡，苔白腻，脉细弱，辨证为寒湿痹阻，兼有外感风寒证。

（二）诊疗过程

首诊：刘教授认为寒邪为本病的主要致病邪气，寒邪又易夹湿夹风，治疗以荆防败毒散合麻黄细辛附子汤散寒止痛，药用荆芥、防风、羌活、独活等疏散风寒之邪，麻黄、附子温经散寒、宣痹止痛。3 剂，日 1 剂，水煎服。

二诊：刘教授认为本病是因正气不足，又感受外在邪气而致病。正气不足是痹病的内在因素和病变的基础。体虚腠理空疏，营卫不固，为感邪创造了条件，故《诸病源候论·风湿痹候》说："由血气虚，则受风湿。"《济生方·诸痹门》也说："皆因体虚腠理空疏，受风寒湿气而成痹也。"正气不足，无力祛邪外出，病邪稽留而病势缠绵。故在首诊给予疏散风寒治疗后，调整为扶正祛邪，方药以补中益气汤合麻黄细辛附子汤加减，方中重用黄芪 90g、炙黄芪 30g、人参 9g 以扶正，麻黄 6g、附子 9g（先煎）、细辛 3g 以温经散寒、宣痹止痛，当归 10g、炒白芍 10g、炙甘草 9g 以养血、缓急止痛。4 剂，日 1 剂，水煎服。

三诊：患者多关节疼痛明显缓解，继服上方 7 剂以巩固治疗。

（三）医案解析

1. 文献学习

痹病在文献上有许多名称，或以病因、或以症状、或以病因与症状结合命名，如风痹、寒痹、风湿、行痹、痛痹、着痹、历节、白虎历节、痛风等。《黄帝内经》最早提出了痹病名，并专辟"痹论"篇，对其病因、发病、证候分类及演变均有记载，为后世认识痹病奠定了基础，如论病因载"所谓痹者，各以其时，重感于风寒湿之气也"，论证候分类载"其风气胜者为行痹，寒气胜者为痛痹，湿气胜者为着痹也"。仲景在《伤寒论》里对太阳风湿，在《金匮要略》里对湿痹、历节风进行了辨证论治，所创立的桂枝附子汤、桂枝芍药知母汤、乌头汤等至今仍为治痹的常用效方。《诸病源候论》不仅对痹病的多种临床表现进行了描述，而且在病因学上提出了"由血气虚，则受风湿，而成此病"。《备急千金要方》已认识到有些痹病后期可引起骨节变形，收集了许多治痹方剂，而且有药酒、膏摩等治法。金元时期，《儒门事亲》对相似的风、痹、痿、厥、脚气等病证进行了鉴别。《丹溪心法》提出了"风湿与痰饮流注经络而痛"的观点，丰富了痹病的病机理论。明清时期，痹病的理论有较大发展和日臻完善。《医门法律》对痹病日久，主张治疗应先养血气。

2. 诊疗分析

刘教授认为体虚、正气不足是痹病发生的基础，感受外邪是发病的诱因。患者发病时地处西北，西北以寒冷天气居多，有感受风寒邪气的病史，寒又多夹湿，以致风寒湿之邪乘虚侵袭人体。正如《素问·痹论》说："风寒湿三气杂至，合而为痹也。"治疗过程中要分主次，第一阶段以祛邪为主，第二阶段以补虚与祛邪并重，后期应补虚固本。

3. 效果见验

刘教授临床治疗类风湿关节炎在常用温经散寒、宣痹止痛药之外，重用黄芪、人参之品以益气健脾。患者来寻求中医治疗前多经过手术、免疫抑制剂等治疗，伤及人体正气，本病又是体虚后感邪发病，治疗又伤本，故后期重用黄芪、人参之品以益气健脾。

4. 临床体会

临床治疗类风湿关节炎的药物，无论西药或中药，多数伤及脾胃，治疗中应顾护脾胃。刘教授运用中药治疗此病体现了祛邪不伤正、标本兼顾的治疗原则。

七、温阳散寒、化痰活血法治疗类风湿关节炎伴甲状腺功能减退症

（一）临床资料

1. 病例

[**病史**] 患者李某，女，51 岁。主诉：双手指、双腕、双肩关节疼痛间作 30 年余，加重 1 个月。患者诉 30 年前因产后受凉出现全身关节疼痛、僵硬、肿胀，主要以双手指关节、双腕、双肩关节、双肘关节为主，活动受限，遂就诊于当地医院，行相关检查明确为类风湿关节炎，给予风湿康、青霉素以对症治疗（具体不详）后全身症状好转。此后患者诉受凉及遇阴雨后上述症状反复且逐渐加重，因经济原因未进一步治疗。患者诉 10 年前受凉后双手指关节、双腕、双肩关节肿胀疼痛明显，就诊于当地私人诊所口服中药汤剂治疗，症状稍见好转。此后上述症状反复，患者均未进一步治疗。1 个月前患者自诉受凉及劳累后双手指、双腕、双肘关节、双肩关节、双膝关节肿胀疼痛明显，遂就诊于宁夏医科大学总医院查风湿四项，结果显示类风湿因子 46.5IU/mL↑，余未见异常，建议进一步完善相关检查，患者拒绝。今为求中医治疗，门诊拟"类风湿关节炎"收住入院。入院症见：双手指远端关节、双侧肘关节、双肩关节、双膝关节疼痛晨僵，以左侧疼痛为甚，双下肢麻木、冰凉，气短、乏力明显，胸闷，左侧头痛，偶有头晕头昏，心慌心悸时作，烘热汗出，烦躁易怒，浑身冰凉，恶风，咽部干痒，咽痛，咽部异物感，口苦，胃脘部怕凉，受凉后疼痛，偶有烧心，纳食可，睡眠欠佳，梦多易醒，大便正常，小便调，近期体重无明显增减。舌淡红，苔薄白，脉弦紧。

[**辅助检查**] 类风湿因子：46.50IU/mL↑，补体 C3：0.76g/L↓。心电图：正常窦性心律，P-R 缩短，T 波改变，接近正常窦性心律。血常规、血糖、肾功能、尿常规未见异常。便常规未回报。肝功能：总胆红素 22.44μmol/L↑，直接胆红素 7.29μmol/L↑。腹部彩超：脂肪肝（轻度），门静脉、胆、胰、脾、双肾未见明显异常。甲功五项：TSH 5.04μIU/mL↑。

[**体格检查**] 体温 36.4℃，脉搏 79 次/分，呼吸 20 次/分，血压 108/71mmHg。唇暗红，咽喉充血、水肿，扁桃体无肿大，悬雍垂居中。颈软，颈静脉不充盈，气管居中，双侧甲状腺触诊光滑。两肺叩诊呈清音，呼吸音低弱，两肺闻及痰鸣音。心尖搏动位于左侧第 5 肋间左锁骨中线内 0.5cm，心尖部无震颤、无摩擦感，心脏浊音界无扩大，心率 79 次/分，

心律齐，心音有力，各瓣膜听诊区未闻及病理性杂音。脊柱无畸形，双手指关节畸形，活动欠自如，关节无红肿，双下肢无可凹陷性水肿，无杵状指（趾）。

2. 中医诊断

痹证（风寒湿痹阻证）。

3. 中医诊断依据

患者以双手指、双腕、双肩关节疼痛为主，受凉后加重，辨病属中医学"痹证"范畴。患者平素饮食不节，内生痰湿，加之外感寒邪，寒湿凝聚阻滞关节，致使气血运行不畅，不通则痛，加之中年肝肾渐亏，肝主筋，肾主骨，肝肾亏虚则筋骨失养，故见多关节疼痛。结合舌淡红，苔薄白，脉弦紧，四诊合参，辨证为风寒湿痹阻证。

（二）诊疗过程

首诊：刘教授查体后见患者咽喉充血、水肿，舌淡红，苔薄白，脉弦紧，为外感风寒之邪，故给予中药汤剂以散寒祛湿、通络止痛为主，选方以荆防败毒散加减，方中荆芥、防风、羌活、独活、蜜麻黄疏散肌肤腠理之邪气，予麸炒苍术、细辛、葛根、桑枝、威灵仙、伸筋草、干姜等舒筋通络止痛，炙黄芪、人参补气。3 剂，日 1 剂，水煎服。

二诊：查体见患者咽喉无充血、水肿，双手关节疼痛，冰凉，全身恶寒，选方以补中益气汤合麻黄细辛附子汤为主。方中再加麸炒苍术、葛根、桑枝、小通草、路路通、白芷、威灵仙、独活、海风藤等通络止痛；结合其眠差，故予远志、柏子仁、酸枣仁以安神助眠；结合恶寒、怕冷、乏力、眠差，又因甲状腺功能减退会导致关节黏蛋白增多，引起关节病变，故查甲功五项。3 剂，日 1 剂，水煎服。

三诊：查房后结合患者甲功五项提示 TSH 5.04μIU/mL↑，明确有甲减，于上方中药基础上加鹿角霜、巴戟天、淫羊藿、烫狗脊、杜仲以温补肾阳强筋壮骨，继续服用 3 剂，日 1 剂，水煎服。

四诊：患者出院前双手关节疼痛及肿胀明显好转，关节冰凉明显减轻。嘱患者 1 个月后复查甲功五项，少食寒凉食物，注意关节保暖。

（三）医案解析

1. 文献学习

类风湿关节炎这一病名，根据其临床症状，当属于"痹证"范畴，与骨痹、历节病、白虎历节、鹤膝风、顽痹等相似。骨痹病名最早见于《素问·逆调论》，对其症状、证候特征有详细描述。秦汉时期《神农本草经》最早提出"历节"，从药物功效推断，历节是风、寒、湿等外邪侵袭而引起骨关节疼痛的一类疾病。张仲景在《金匮要略·中风历节病脉证并治》中提出"历节"病名，详细描述其临床症状，并确立了相应的治法及方药，其中桂枝芍药知母汤一直沿用至今，具有临床指导意义。

2. 诊疗分析

刘教授认为，本病的发生，究其机理为机体正气不足、卫外不固；或病后或产后气血不足、腠理空疏；或久居湿地外邪侵袭；或汗出受风、或冒雨涉水、或热毒浸淫、或久居炎热潮湿之地，风、寒、湿、热等邪气侵及肌肉、筋骨、关节之间，袭于肌腠，经络壅阻，痹阻经脉而发。如《济生方·五痹论治》所云："皆因体虚，腠理空疏，受风寒湿气而成痹也。"痹证无论风寒痹阻还是寒湿、湿热痹阻，风邪贯穿于疾病的始终，初期均要以疏散风邪为主。其次，痰浊、瘀血、水湿在疾病的发生发展过程中起着重要的作用。故初诊以荆芥、防风、羌活、独活、麻黄以宣散风寒，配以舒经通络之桑枝、葛根、伸筋草等。二诊时患者疼痛明显，以冷痛为主，故加麻黄、炮附子、细辛以温阳散寒止痛，佐少许疏风之品。如《医宗必读·痹》："治外者散邪为亟，治脏者养正为先。治行痹者散风为主，御寒利湿，仍不可废，大抵参以补血之剂，盖治风先治血，血行风自灭也。治痛痹者，散寒为主，疏风燥湿，仍不可缺，大抵参以补火之剂，非大辛大温，不能释其凝寒之害也。"三诊，结合患者有甲减病史，判断其基本病机为脾肾阳虚，故在治疗时加菟丝子补肾益精，胡芦巴、淫羊藿温补肾阳，肉苁蓉补肾阳、益精血，杜仲补肝肾。

3. 效果见验

刘教授临床上治疗关节病，在散寒通络止痛的基础上，提出祛痰化瘀之法。关节之病久，极易损伤人体正气，正气虚弱，全身诸气俱虚。气为血之帅，若正气不足以推动血液、津液运行，运血无力则血行不畅，日久成瘀，津液日久生痰，痰瘀互结，故治疗时加化痰的姜半夏、苍术、紫菀等，加鸡血藤、三七以化瘀通络。气血运行通畅，津液输布正常则肿胀消退；气血运行通畅，气血津液濡养经脉关节则关节僵直得以改善。故一定要守好气血，逐渐散邪。

4. 临床体会

痹证病程有长有短，病程较长者可损伤气血，伴有正气亏损，损及肝肾，虚实相兼；痹证日久，由经络累及脏腑，出现相应的脏腑病变。其中以心痹较为多见，如《素问·痹论》："心痹者，脉不通，烦则心下鼓，暴上气而喘。"临床治疗时一定要主病与兼病并治，防患于未然。因风、寒、湿三气各有所偏胜，故用药也要根据三气偏胜的不同而选择不同方药，往往效果显著。

八、祛风除湿通络法治疗类风湿关节炎

（一）临床资料

1. 病例

[病史] 患者李某，女，58岁，2022年10月20日入院。主诉：双手指关节疼痛、冰凉4年余，加重2周。患者自诉4年前因受凉后出现双手指关节疼痛、冰凉，伴有晨僵、活动略受限，遂就诊于当地医院，完善相关检查后确诊为类风湿关节炎，遵医嘱给予口服药物治疗（具体不详），病情较前改善。此后上述症状时轻时重，于当地医院间断口服中药汤剂及针灸治疗控制病情。2周前患者受凉后双下肢、腰骶部、腕关节、双肘关节疼痛、冰凉明显，伴有全身乏力、酸软，关节活动无明显受限，有晨僵感，为寻求中医进一步治疗，遂就诊于我院。入院症见：患者双手指关节疼痛，指关节无明显肿胀，各关节无明显变形，乏力不舒，胸闷气短，偶有心慌心悸，心前区憋闷，无心前区及肩背部放射性疼痛，偶有头痛，头晕头昏，咳嗽、咳痰，咳少量白色黏痰，不易咳出，咽干咽痒，无明显咽部异物感，口干口苦，晨起尤甚，易烦躁，汗多，头部尤甚，手足心热，夜间明显，纳差，偶有胃脘部胀满不适，偶有反酸、烧心，恶心呕吐，大便偏干（2～3日1次），小便可，睡眠可，近期体重未见明显变化。舌质淡，苔白厚腻，脉弦紧。

[辅助检查] 风湿四项：类风湿因子呈弱阳性。

[体格检查] 体温36.2℃，脉搏66次/分，呼吸16次/分，血压124/77mmHg。神志清晰，发育正常，营养中等，表情自如，自主体位，步态正常，精神欠佳，查体合作，对答切题。全身浅表淋巴结未扪及肿大。咽喉充血、水肿，双侧扁桃体无肿大，悬雍垂居中。颈软，颈静脉不充盈，气管居中，双侧甲状腺无肿大。两肺叩诊呈清音，呼吸音低，两肺可闻及少量痰鸣音。心尖搏动位于左侧第5肋间左锁骨中线内0.5cm，心尖部无震颤、无摩擦感，心脏浊音界无扩大，心率66次/分，心律齐，心音低钝，各瓣膜听诊区未闻及病理性杂音。脊柱及四肢无畸形，活动灵活，关节无红肿，双下肢无可凹陷性水肿，无杵状指（趾）。生理反射存在，病理反射未引出。

2. 中医诊断

痹证（风寒湿痹阻证）。

3. 中医诊断依据

中医辨病属中医学"痹证"范畴。患者平素饮食不节，内生痰湿，加之外感寒邪，寒湿凝聚阻滞关节，致使气血运行不畅，不通则痛，加之中年肝肾渐亏，肝主筋，肾主骨，肝肾亏虚则筋骨失养，故见多关节疼痛。结合舌脉，四诊合参，辨证为风寒湿痹阻证。

（二）诊疗过程

首诊：刘教授查房时查体见患者咽喉充血、水肿，咽后壁可见散在大小不等滤泡，双侧两肺呼吸音低，可闻及少量痰鸣音，故初诊中药汤剂以解表祛邪、散寒除湿为主，用方以荆防败毒散加减，用药有荆芥、防风、羌活、独活、桂枝、麻黄、白芷、干姜、苍术等。3剂，日1剂，水煎服。

二诊：查体见患者咽部无充血、水肿，咽后壁滤泡消失，故调整中药汤剂以祛风除湿通络为主，用方以独活寄生汤加减，用药有独活、细辛、防风、炙甘草、麸炒苍术、干姜、威灵仙、小通草、路路通等。4剂，日1剂，水煎服。

三诊：查房时患者自诉双手指关节疼痛较前明显缓解，于上方加黄芪、人参、巴戟天、鹿角霜以温阳益气，继续服用3剂，日1剂，水煎服。

四诊：患者出院时关节均无明显疼痛。嘱患者院外忌酒避风寒，不适就诊于门诊。

（三）医案解析

1. 文献学习

类风湿关节炎属于中医领域"痹证"范畴，中医认为类风湿关节炎是由于寒毒、湿热、热毒、七情失调、劳伤、产后失养等所致，以上致病因素引起气血闭阻、外邪入侵、筋骨失养、邪气留滞关节、正气不足、痰瘀互结。西医认为，类风湿关节炎是一种以关节滑膜炎为主要表现的全身性自身免疫性疾病，其病程长，病情迁延不愈。类风湿关节炎早期临床表现复杂多变，常不具备典型性，且类风湿因子缺乏特异性，故临床上易出现漏诊、误诊。

2. 诊疗分析

孙思邈的《备急千金要方》首次详细记载独活寄生汤，其曰："夫腰背痛者，皆由肾气虚弱，卧冷湿地当风所得也，不时速治，喜流入脚膝，为偏枯冷痹缓弱疼重，或腰痛挛脚重痹，宜急服此方，独活三两，寄生、杜仲、牛膝、细辛、秦艽、茯苓、桂心、防风、芎䓖、人参、甘草、当归、芍药、干地黄各二两，上十五味，㕮咀，以水一斗，煮取三升，分三服，温身勿冷也，喜虚下利者，除干地黄，服汤，蒴藋叶火燎，厚安席上，及热眠上，冷复燎之，冬月取根，春取茎熬，卧之佳，其余薄熨，不及蒴藋蒸也。"刘教授认为，独活寄生汤中的独活是君药，具有通痹止痛、祛风除湿作用；人参具有补脾益肺、安神益智作用；桑寄生具有强筋骨、补肝肾作用；细辛具有解表散寒、祛风止痛功效；甘草调和诸药。诸药配伍，可发挥健脾益气、活血通脉、强壮筋骨作用。

3. 效果见验

刘教授认为，阴阳为辨治总纲，阳化气不足而阴成形太过贯穿类风湿关节炎发生发展的全程。类风湿关节炎的发病多因风寒湿邪伤卫阳、痰湿伤脾阳、先天肾阳禀赋不足以及后天肾阳亏耗，导致"阳化气"不足为根本，进而出现痰湿、瘀血阻滞经脉骨节"阴成形"过盛的标症，随着病程推进标本互及，渐成顽疾。审识病机，治疗时若阳化气不足，应以温阳为首，在温补之剂中佐以温通之品；若阴成形过盛，当以通络为先，注重在方药中加入通草、路路通之属以通经活络、蠲邪除痹。

4. 临床体会

温阳通络贯穿于类风湿关节炎的治疗全程，温阳以补阳之不足，通络以助阳气通行肢节，寓通于补，阴阳并举，执简驭繁，以期骨节通利，力起沉疴。"阳化气、阴成形"为临床类风湿关节炎的形成及治疗提供了新的理论指导，应用温阳通络类方剂治疗类风湿关节炎有望进一步提高临床疗效。

九、疏经通络、散寒止痛——针灸治疗腰椎间盘突出症

（一）临床资料

1. 病例

[**病史**] 患者刘某，男，57 岁，2022 年 9 月 15 日入院。主诉：腰痛间作 3 年余，加重伴右下肢放射痛 1 周。患者 3 年前无明显诱因出现腰部疼痛，以酸痛为主，久站久坐、受凉及劳累后加重，未予以重视亦未治疗。1 周前患者因夜间受凉后出现腰酸腰痛加重，伴右下肢放射痛，为求中医进一步治疗，遂前往我院就诊。入院症见：腰酸腰痛，右下肢放射痛，口干口苦，乏力不适，关节冰凉，纳差，大便秘结。舌苔白腻，脉弦紧。

[**辅助检查**] 腰椎正侧位片：腰椎 3 ~ 5 节突出。

[**体格检查**] 体温 36.3℃，脉搏 77 次/分，呼吸 19 次/分，血压 134/86mmHg。神志清晰，发育正常，营养中等，表情自如，自主体位，步态正

常，精神欠佳，查体合作，对答切题。全身浅表淋巴结未扪及肿大。咽喉充血、水肿，咽后壁可见散在大小不等滤泡，双侧扁桃体无明显肿大，悬雍垂居中。两肺叩诊呈清音，呼吸音低，两肺可闻及少量痰鸣音。心尖搏动位于左侧第 5 肋间左锁骨中线内 0.5cm，心尖部无震颤、无摩擦感，心脏浊音界无扩大，心率 77 次/分，心律齐，心音有力，各瓣膜听诊区未闻及病理性杂音。腰椎有压痛（＋），直腿抬高试验（＋）。

2. 中医诊断

腰痛（风寒湿痹证）。

3. 中医诊断依据

依据患者腰酸腰痛，右下肢放射痛，关节冰凉，舌苔白腻，脉弦紧，结合腰椎正侧位片提示腰椎 3～5 节突出，根据体格检查提示腰椎有压痛（＋），直腿抬高试验（＋），辨病为腰痛，辨证为风寒湿痹证。

（二）诊疗过程

针灸的穴位有横骨（双侧）、气穴（双侧）、肓俞（双侧）、气海俞（双侧）、肾俞（双侧）、秩边（患侧）、夹脊穴（L3～L4、L4～L5）（患侧）、长强。操作方法：患者取侧卧位，常规消毒。针具选取华佗牌无菌针灸针（苏州医疗用品厂有限公司），秩边采用 30mm×100mm 毫针，长强采用 30mm×75mm 毫针，其余穴位采用 30mm×40mm 毫针。横骨、气穴、肓俞针尖向上 70°斜刺，肾俞、气海俞针尖向下 70°斜刺，夹脊穴针尖向上 10°～15°斜刺，秩边直刺 3～4 寸，长强针尖向上与骶骨平行刺入 1.5～2.5 寸，其余操作以教科书为准，施以小幅度提插捻转得气后留针 30 分钟。治疗 1 天后，腰酸腰痛稍缓解，右下肢放射痛如前；治疗 2 天后，腰酸腰痛明显缓解，右下肢放射痛减轻；治疗 3 天后，腰酸腰痛明显缓解，右下肢放射痛缓解，乏力不适、关节冰凉、大便秘结较前缓解。

（三）医案解析

1. 文献学习

腰椎间盘突出症是较为常见的疾病，多表现为腰部活动受限及疼痛、一侧或双侧下肢麻木、下肢放射性疼痛。主要为腰椎间盘的髓核、纤维环及软骨板受到退行性病变、职业因素、腹压增加、腰姿不正、妊娠及受寒受湿等原因导致椎间盘突出，属中医"腰痛""痹证""腰腿痛"范畴。主要病因为感受外邪、劳伤肾气、七情内伤、闪挫坠堕。腰为肾候，兼证丛杂，久病腰痛，肾虚为发病之本。运用针灸治疗腰椎间盘突出症效果突出。

2. 诊疗分析

中医认为通则不痛，痛则不通。针灸的穴位有横骨（双侧）、气穴（双侧)、肓俞(双侧)、气海俞(双侧)、肾俞(双侧)、秩边(患侧)、夹脊穴(L3~L4、L4~L5)(患侧)、长强。操作方法:患者取侧卧位,常规消毒。针具选取华佗牌无菌针灸针(苏州医疗用品厂有限公司),秩边采用30mm×100mm毫针,长强采用30mm×75mm毫针,其余穴位采用30mm×40mm毫针。横骨、气穴、肓俞针尖向上70°斜刺,肾俞、气海俞针尖向下70°斜刺,夹脊穴针尖向上10°~15°斜刺,秩边直刺3~4寸,长强针尖向上与骶骨平行刺入1.5~2.5寸,其余操作以教科书为准,施以小幅度提插捻转得气后留针30分钟。长强作为督脉的起始穴,督脉为阳脉之海,可以促进阳气生发;同时长强作为络脉,针刺长强可以将督脉和膀胱经经气沟通起来;肾俞、气海俞、秩边3穴为膀胱经穴,根据"腧穴所在,主治所及",能够疏通局部经气、通络止痛;肾俞作为肾气输送于背腰部的地方,能够补肾强腰治疗腰痛;气海俞穴名义为将腰腹部的温热水气外输膀胱经,故可通调膀胱经阳气,用于治疗腰痛;秩边具有疏经通络、活血止痛的功效;横骨、气穴、肓俞3穴属肾经,在腹前,在补肾同时可上升经气。从穴位主治来讲,《席弘赋》有言:"气滞腰痛不能立,横骨大都宜救急。"这里的气滞指肾气亏虚导致的足少阴经的经气瘀滞,可以针刺横骨;气血在肾冲交汇处,故肾冲二脉的气血由此散输、传送各部;位于脐周的肓俞可以沟通人体上下气机,而肾经的循行联系了腰腹部,因此针刺其能疏通腰腹气机。

3. 效果见验

根据腰椎间盘突出症的病因病机,可知其主要是由背部3条经脉瘀滞所导致,即循行于背部的督脉和膀胱经,加上肾经。腰部气血通畅主要靠3条经脉气血的正常运行,3条经脉互相联系,共同维持腰部正常的生理平衡。如果久坐或其他原因造成腰骶部长期持重受压,气血瘀滞于腰骶部,就会破坏这一平衡。因此治疗主要以恢复气血运行的升降平衡为主,使经脉循行气血通畅。而此时为了改变腰部气血瘀滞状态,继续采取以往的"腰背委中求"的直接降膀胱经,则不如先升,"升督脉,升肾经,降膀胱经",即"欲降先升"。综上所述,该研究采用针刺肾经、冲脉,加上背部夹脊穴、长强,前后配合加强督脉和腰脊气机的上升,然后再降膀胱经,最终恢复腰背部经脉气血的平衡。

4. 临床体会

据腰椎间盘突出症的症状表现,可将其归属于中医"腰痛""痹证"范畴。古今医家将其发病的外因概括为跌扑损伤、风寒湿邪、劳损等,内因主要责之于肾气亏虚。内外因相互作用和影响,致使气血瘀滞于局部,加之筋骨疏于濡养,则发为腰痛。尤其是现在发病人群大多为伏案久坐之人,久坐致使经络气血壅滞于腰骶部，不通则痛。另外，久坐会引起人体整体气机失调，气滞则血瘀，进一步加重疼痛。其病机主要为伤、痹、瘀、虚，以虚为本，伤、痹为标，瘀血贯穿病程的始终。《素问·脉要精微论》云："腰者，肾之府，转摇不能，肾将惫矣。"其最早论述了肾与腰部疾病有关。《医学衷中参西录》记载："凡人之腰疼，皆脊梁处作疼，此实督脉主之……肾虚者，其督脉必虚，是以腰疼。"《诸病源候论·腰背病诸候》曰："肾经虚损，风冷乘之。"其又曰："劳损于肾，动伤经络，又为风冷所侵，血气击搏，故腰痛也。"二者均阐述了肾精亏虚是引起腰痛的重要内在因素。《素问·痹论》曰："风寒湿三气杂至，合而为痹也。"其明确指出风寒湿邪是导致痹证的外在因素。素体虚，易受外邪入侵，造成经络阻滞，经脉失养，脏腑经气不通，气血凝滞，不通则痛，不荣则痛，最终形成本虚标实的基本病机。

参考文献

[1] 庞国明，武楠，倪青. 成人原发性甲状腺功能减退症病证结合诊疗指南 [J]. 世界中医药，2023，18（16）：2265-2272.

[2] 郜旭亮，张晓昀. 张晓昀教授治疗甲状腺功能减退症经验 [J]. 黑龙江中医药，2018，47（02）：58-59.

[3] 李霄，金鑫瑶，吕玲，等. 张伯礼"湿浊痰饮类病证治"学术思想撮要 [J]. 中医杂志，2022，63（17）：1620-1624.

[4] 焦树德. "大偻"刍议 [J]. 中国中医药信息杂志，2000（06）：1-3.

[5] 王楠，谢林.《伤寒论》痹证治疗用药规律探索 [J]. 中华中医药杂志，2020，35（04）：1760-1763.

第九部分　癌（瘤）类病医案

一、宫颈癌：解表散邪以治标，温补脾肾以治本

（一）临床资料

1. 病例

[**病史**] 患者崔某，女，61岁。主诉：确诊宫颈癌3年余，双下肢水肿1个月，加重1周。患者3年前确诊宫颈癌后先后行多次放化疗，其间间断口服中药汤剂治疗，近1个月出现下腹部及双下肢水肿，1周前症状较前加重，左下肢水肿明显，伴乏力，心慌心悸时作，略感咽痒，咳嗽、咳痰，痰黏不易咳出，口干口苦，烦躁，汗多，手足心偏热，纳食尚可，睡眠安，大便偏干，小便正常，夜尿3~4次。舌质淡，苔白腻，脉细无力。

[**辅助检查**] 双侧腹股沟淋巴结彩超：双侧腹股沟部分淋巴结异常肿大。阴式彩超：宫颈回声不均，子宫内膜显示不清。双下肢静脉彩超：双下肢深静脉未见血栓。入院查腹部彩超：双肾集合系统分离，肝、门静脉、胆、胰、脾未见明显异常。心电图：T波改变，心率72次/分。血糖、肝功能、肾功能、尿常规未见明显异常。红细胞沉降率110mm/h↑。血常规：白细胞计数3.11×10^9/L↓，血红蛋白浓度83g/L↓，红细胞压积28.3%↓。甲功五项未见明显异常。

[**体格检查**] 体温36.4℃，脉搏79次/分，呼吸20次/分，血压108/70mmHg。神志清晰，发育正常，营养中等，表情自如，自主体位，步态正常，精神良好，查体合作，对答切题。双侧腹股沟淋巴结未扪及肿大。唇淡红，咽喉略充血，双侧扁桃体无肿大，悬雍垂居中。两肺叩诊呈清音，呼吸音低弱，两肺可闻及痰鸣音。心尖搏动位于左侧第5肋间左锁骨中线内0.5cm，心尖部无震颤、无摩擦感，心脏浊音界无扩大，心率79次/分，心律齐，心音有力，各瓣膜听诊区未闻及病理性杂音。下腹部轻压痛，下腹部正中可见一长约15cm竖行手术疤痕。脊柱及四肢无畸形，活动自如，关节无红肿，双下肢粗细不一致，左下肢明显增粗，呈可凹陷性水肿。

2. 中医诊断

癌病（宫颈癌-气血两虚，兼有痰湿证）。

3. 中医诊断依据

患者 3 年前体检发现宫颈恶性肿瘤，因发现时癌症已扩散，故未行手术治疗。其间患者连续口服中药汤剂治疗，病情得到控制。本次发病因双下肢水肿就诊，查体可见双侧腹股沟淋巴结肿大，患者因未行放化疗，故病情发展速度快于中药治疗速度，中医诊断为"癌病"。根据患者症状及舌苔、脉象，辨证为气血两虚，兼有痰湿证。

（二）诊疗过程

首诊：根据患者舌脉及既往病史过程，辨证为气血两虚，兼有痰湿证，故给予中药汤剂治以益气养血、化湿降浊为主。刘教授在查房时见患者咽喉充血、水肿明显，眼睑色红，考虑外感风寒所致，故中药处方兼以疏散表邪，处方以补中益气汤合荆防败毒散，加小通草、路路通、威灵仙以消肿通络。3 剂，日 1 剂，水煎服。服药 3 天后患者下腹部肿胀明显消退。

二诊：转变治疗侧重点，以益气健脾、温阳散结、养心安神为主，方以补中益气汤为主，加荔枝核、小通草、鹿角、醋龟甲、威灵仙、猫爪草、炒酸枣仁、柏子仁、郁李仁、远志，同时给予中药硬膏热贴敷治疗以散结通络，部位以双侧腹股沟为主。4 剂，日 1 剂，水煎服。

三诊：患者下腹部无明显肿胀，右下肢无水肿，左下肢水肿明显消退，可正常行走。继续给予上方巩固治疗。

（三）医案解析

1. 文献学习

宫颈癌是全球第四大最常被诊断的癌症，也是女性癌症死亡的第四大原因。据 2020 年全球癌症统计：宫颈癌在女性 2020 年前十大最常见癌症的病例和死亡分布中，发病率为 6.5%，死亡率为 7.7%。宫颈癌在目前临床上最常见的治疗方法是手术治疗和放射治疗，下肢淋巴水肿是治疗宫颈癌过程中常见且棘手的一种并发症。根据国外一项研究表明，癌症患者中下肢淋巴水肿的患病率：宫颈癌为 1.2% ~47%。下肢淋巴水肿在临床上俗称为大象腿，其表现的症状为肿胀感、沉重感、麻木、刺痛，患肢增粗、变硬、表皮过度角化粗糙，长期发展可导致关节功能障碍，行动不便，甚至引发丹毒和蜂窝织炎。近年来，关于中医防治宫颈癌术后和（或）放疗后下肢淋巴水肿方面的报道越来越多，且报道中对中医防治本病的疗效给予了一定的肯定，认为中医防治本病具有安全、绿色、无不良反应等优势。

淋巴水肿属于中医学的"尰病"等范畴，宫颈癌根治术后和（或）

放疗后继发性下肢水肿属中医学"脉痹""水肿""痰瘀"等范畴。从中医学的角度来看，讲腰部以下水液代谢失常为肾所主，胞宫所系。宫颈癌患者要进行手术清扫淋巴结，而手术金刀直接损伤肾气、正气及胞络，导致气虚，水之输布，血之运行，皆需要气之推动；反之，津液停聚，血液瘀滞也会阻碍气的运行。正如《灵枢·百病始生》中言："凝血蕴里而不散，津液涩渗，著而不去，而积皆成矣。"《医林改错》中言："元气既虚，必不能达于血管，血管无气，必停留而瘀。"因此，机体血液运行不畅，逐渐滞留，产生瘀血，形成"脉痹"；血瘀日久，阻碍气机，气行不畅，津液停聚，形成"水肿"；水停、瘀血积聚在下肢形成"痰瘀"。所以此处的"脉痹""水肿""痰瘀"也就相当于现代医学中所说的宫颈癌根治术后和（或）放疗后下肢淋巴水肿。综上所述，气虚或阳虚水停、气虚血瘀、痰瘀互结，是中医防治宫颈癌术后和（或）放疗后下肢淋巴水肿的理论依据。

2. 诊疗分析

刘教授认为，患者有癌症病史3年，属于长期慢性消耗性疾病，症状除下肢水肿外，伴有明显乏力、心慌心悸症状，考虑气血耗伤明显，故从整体考虑属气血两虚证，治疗总则以益气养血为法。就现阶段来说，双下肢水肿明显，患者步行困难，呈跛行状态，严重影响生活质量，故从局部考虑，是淋巴循环障碍，中医认为属气虚或阳虚水停，故治疗应以温肾健脾、化湿通络为主。

3. 效果见验

刘教授从整体角度考虑，以补中益气汤为主方，以益气养血、扶助正气；从局部考虑，以温阳化浊、通络散结为主。在上方的基础上加荔枝核、小通草、鹿角霜、巴戟天、胡芦巴、醋鳖甲、威灵仙、猫爪草等药物。另外，患者双侧腹股沟可触及肿大包块，局部给予外敷，选用具有散结消肿功效的药物，如皂角刺、橘核、荔枝核、醋鳖甲、杜仲、威灵仙、薏苡仁等，通过内外同治达到疗效最大化，通过1周的治疗，下肢水肿明显消退，活动自如。

4. 临床体会

对于癌症患者，总的治疗原则应以扶正气、祛邪气为主，根据病变部位的不同，辨证又各有不同。宫颈及盆腔的肿瘤，其部位居于下焦，与脾肾关系密切，邻近腹股沟淋巴结，故盆腔肿瘤一旦发现，要警惕腹股沟淋巴结转移、堵塞引起下肢水肿，平时要加强对患者的宣传教育，一旦发现异常，应及时就诊。中医治疗方面，局部以温补肾阳、消肿散结为主。

二、化痰散结、解毒化湿法治疗甲状腺囊肿

(一) 临床资料

1. 病例

[**病史**] 患者李某,男,50岁,2023年11月9日入院。主诉:发现甲状腺囊肿2年,咽部异物感1周。患者诉2年半前体检时行甲状腺彩超检查,结果提示右侧甲状腺结节2mm(未见报告单),无咽部异物感,无颈前疼痛,无声音嘶哑,无进食哽噎不顺,建议定期复查。患者于汉方中医口服中药治疗2年。1年前患者复查时行甲状腺彩超检查,提示右侧甲状腺结节3cm,无咽部异物感,无颈前疼痛,无声音嘶哑,无进食哽噎不顺。2023年11月患者就诊于我院,有咽部异物感,查甲状腺及颈部淋巴结彩超,提示右侧甲状腺囊实性占位,大小约5.12cm×2.89cm,边界清,形态规则,内回声不均质。今患者为求进一步中医治疗,遂再次就诊于我院门诊,门诊以"甲状腺囊肿"收住入院。入院症见:咽部异物感,无颈前胀痛不适,偶有咳嗽、咳痰,痰黏,不易咳出,无明显胸闷气短,有时心慌心悸,出汗可,双手足心无偏热,易烦躁,眼睛干涩、视物模糊,颈椎僵硬,纳食正常,口中黏腻,睡眠可,二便正常。舌苔白腻,脉濡滑、沉取力弱。

[**辅助检查**] 血常规:嗜酸性粒细胞百分比6.10%↑,平均红细胞血红蛋白浓度310g/L↓。肝功能:总胆红素20.20μmol/L↑。肾功能、红细胞沉降率、尿常规、便常规、甲功五项未见明显异常。心电图:心率70次/分,正常窦性心律,起搏心律。腹部彩超:肝囊肿,门静脉、胰、脾、双肾未见明显异常。

[**体格检查**] 体温36.3℃,脉搏77次/分,呼吸19次/分,血压134/86mmHg。神志清晰,发育正常,营养中等,表情自如,自主体位,步态正常,精神欠佳,查体合作,对答切题。全身浅表淋巴结未扪及肿大。唇暗红,口腔黏膜无溃疡,咽喉充血、水肿,咽后壁可见散在大小不等滤泡,双侧扁桃体无明显肿大,悬雍垂居中。两肺叩诊呈清音,呼吸音低,两肺可闻及少量痰鸣音。心尖搏动位于左侧第5肋间左锁骨中线内0.5cm,心尖部无震颤、无摩擦感,心脏浊音界无扩大,心率77次/分,心律齐,心音有力,各瓣膜听诊区未闻及病理性杂音。腹壁柔软,无肌紧张,压痛(+)。

2. 中医诊断

瘿病(气虚痰结证)。

3. 中医诊断依据

患者主诉"发现甲状腺囊肿 2 年，咽部异物感 1 周"，结合现代影像学检查，辨病属中医学"瘿病"范畴。患者平素饮食不节、情志不畅，损伤肝脾，肝郁则气滞，气滞则津聚，聚久则生痰；脾伤则气结，脾虚则酿生痰湿。痰气交阻，久则血行不畅，终致气、血、痰壅而成瘿病，痰气搏结于颈前，久则形成结节。结合舌苔白腻，脉濡滑、沉取力弱，四诊合参，辨证为气虚痰结证。

（二）诊疗过程

首诊：刘教授查房时查体见患者咽喉充血、水肿，咽后壁可见散在大小不等滤泡，右侧甲状腺肿大，双侧两肺呼吸音低，可闻及少量痰鸣音，故初诊中药汤剂以解表祛邪、散寒除湿为主，用方以荆防败毒散加减，用药有荆芥、防风、羌活、独活、桂枝、麻黄、白芷、橘核、苍术等。3 剂，日 1 剂，水煎服。

二诊：查体见患者咽部无充血、水肿，咽后壁滤泡消失，故调整中药汤剂以化痰散结、解毒化湿为主，用药有白前、款冬花、紫菀、前胡、茯苓、泽泻、桃仁、姜半夏、苍术、黄芪、人参、白术等。4 剂，日 1 剂，水煎服。

三诊：查房时患者自诉咽部异物感较前明显缓解，查体见右侧甲状腺肿大较前减轻，上方加鹿角霜、杜仲、菟丝子，继续服用 3 剂，日 1 剂，水煎服。

四诊：患者出院前咽部异物感消失，右侧甲状腺肿大减小。嘱患者院外高营养饮食，避风寒。

（三）医案解析

1. 文献学习

甲状腺囊肿，中医学对其没有明确的记载，属于"瘿病""瘿瘤"的范畴。刘教授认为其发病与情志因素、饮食水土、体质因素有关。长期忧郁，气机郁滞，肝木失于调达，津液不行，凝聚成痰；或长期居住于高山地区，水土失宜；或湿阻脾胃，脾胃运化不得，湿邪内生，痰凝颈前。痰凝日久，血行不畅，故可形成气滞、痰凝、血瘀等病理产物，壅结于颈前。甲状腺囊肿的中医病机应分虚实，实证以气滞痰凝、痰凝血瘀、水瘀互结为主，虚证以脾虚湿盛、阳虚痰凝为主。该患者以气虚痰结为主。

2. 诊疗分析

刘教授认为甲状腺囊肿发病为情志失调、饮食水土、先天禀赋等因素导致人体气机失调，气滞、痰凝、血瘀等病理产物结于颈前。长期忧思郁怒，情志不畅，肝气乘犯脾胃，或过食肥甘伤脾生湿，皆可生痰，气滞痰凝、血行阻滞日久成瘀。治疗过程分两步走：首先解决表证，其次解决里证。需要辨别气血状况，辨气滞、痰饮、瘀血。患者咽部异物感，偶有咳嗽、咳痰，痰黏，不易咳出，口中黏腻，睡眠可，脉濡滑、沉取力弱，舌苔白腻，可知患者以气虚痰结为主，所以治疗应以补气化痰为主。此外，甲状腺肿大，考虑有湿毒瘀滞，故同时予以解毒化湿。

3. 效果见验

刘教授临床治疗甲状腺囊肿在补中益气的基础上，提出化痰散结之法。痰湿为人体代谢障碍所形成的病理产物，寒湿之痰阻于甲状腺，而使咽部食管、气管受压，出现咽部异物感。所以刘教授在治疗上根据不同的临床表现，选用温化寒痰和解毒化湿法具有较好的效果。

此外，由于治疗甲状腺囊肿所用散结化湿药物较多，易损伤正气，故刘教授在治疗过程中为防止宣散耗气，在表证解除后于方药中多加黄芪、金樱子、人参等补中益气的药，以补益肺脾之气。脾胃为后天之本，气血生化之源，留得一分胃气，便有一分生机，用药过程中常加姜半夏、旋覆花、苍术散寒除湿、温胃降逆，以顾护胃气。

4. 临床体会

甲状腺囊肿病程有长有短，如果患者病程较长，多伴有瘀血。刘教授认为看病要实事求是，对表现为舌质紫暗、悬雍垂偏暗、脉弦者，方药中多加三七、海风藤、络石藤、首乌藤、水蛭等活血化瘀之品，往往效果颇著。

三、乳腺癌术后淋巴回流不畅，通络化湿是关键

（一）临床资料

1. 病例

[**病史**] 患者赵某，女，51岁。主诉：左侧乳腺癌术后5年余，乏力伴左上肢肿胀10天。患者诉2018年于固原市妇幼保健院查乳腺钼靶后考虑乳腺占位待排，进一步就诊于宁夏医科大学总医院，行穿刺活检后确诊为左侧乳腺恶性肿瘤，遂住院完善相关检查，行左侧乳腺改良根治术加再造术，术后化疗8次，放疗25次。放化疗后定期行乳腺彩超、肿瘤标志物、胸部CT及骨扫描等检查，未见明显异常。其间患者自觉乏力气短、心悸时作，于2021—2023年间断就诊于我院进行住院治疗。近10天患者自诉气短乏力较前加重，时有心悸，双上肢及双手麻木，左上肢肿胀明显。今日为求进

一步中医治疗，再次就诊于我院，以"恶性肿瘤中医治疗"收住入院。入院症见：患者气短乏力明显，自觉双上肢及双手麻木，左上肢肿胀明显，偶有头昏，头痛，左耳耳鸣，双眼视物模糊，时有咳嗽、咳痰，痰少质黏，不易咳出，咽干咽痒，咽部有异物感，口干口苦，胃脘部胀满不适，进甜食后易反酸，汗可，手足心偏热，无潮热，左侧颈肩部畏风明显，纳食可，睡眠欠佳，入睡困难，睡后梦多，易醒，大便偏干（每日 1 次），小便正常。舌质暗，苔薄白略腻，舌根可见数枚小息肉，脉细无力。

[**辅助检查**]腹部彩超：脂肪肝（轻度），肝囊肿，左肾错构瘤，门静脉、胆、胰、双肾未见明显异常。甲状腺及颈部淋巴结彩超：右侧甲状腺囊性结节伴钙化。心电图：心率 73 次/分，窦性心律，QTc 延长。肝功能：丙氨酸氨基转移酶 32.3U/L↑。肾功能：肌酐 43.2μmol/L↓。血常规、血糖、甲功五项、尿常规、便常规未见明显异常。

[**体格检查**]体温 36.0℃，脉搏 82 次/分，呼吸 20 次/分，血压 91/65mmHg。神志清晰，发育正常，营养中等，表情自如，自主体位，步态正常，精神良好，查体合作，对答切题。全身皮肤黏膜无黄染，未见皮疹及出血点，无肝掌和蜘蛛痣。全身浅表淋巴结未扪及肿大。唇淡红，咽喉略充血，双侧扁桃体Ⅰ度肿大，悬雍垂居中。乳房两侧对称，左乳 2 点方向至左侧腋下可见一长约 15cm 斜行手术疤痕，左侧背部约第 8 胸椎水平近腋后线处可见一长约 20cm 横行手术疤痕，两肺叩诊呈清音，呼吸音低，两肺未闻及干、湿啰音。心尖搏动位于左侧第 5 肋间左锁骨中线内 0.5cm，心尖部无震颤、无摩擦感，心脏浊音界无扩大，心率 82 次/分，心律齐，心音低钝，各瓣膜听诊区未闻及病理性杂音。

2. 中医诊断

乳癌（气血两虚证）。

3. 中医诊断依据

患者主要临床症状为左乳术后气短乏力明显，右手麻木无力，左侧腋下胀满不适，偶有头晕，双眼视物模糊，无明显干涩、发痒，心慌心悸时作，舌质暗，苔薄白略腻，脉细无力，中医辨病属"乳癌"范畴。患者气虚则胸闷气短、头晕乏力，血虚则心悸心慌，四诊合参，辨证为气血两虚证。

（二）诊疗过程

首诊：患者入院时左上肢肿胀明显，考虑手术后淋巴回流障碍，且咽喉充血、水肿。第一阶段给予中药桂枝、当归、小通草、路路通、细辛、炒苍术、葛根、桑枝、威灵仙等通络化湿，佐以黄芪、人参补中益气。3

剂，日 1 剂，水煎服。

二诊：治疗 3 天后患者左上肢仍感肿胀，乏力气短明显，考虑术后正气虚弱，气血运化无力，水湿停聚而成。第二阶段给予黄芪、人参、白术、柴胡、仙鹤草、升麻等药物补中益气，臣以当归、细辛、小通草、路路通、桑枝、威灵仙、独活、葛根、橘络等药物利水通络，配合针刺治疗。3 剂，日 1 剂，水煎服。

三诊：患者左上肢肿胀明显消退。第三阶段在上方的基础上加入鳖甲、猫爪草、橘核、浙贝母等化痰散结药物，继续配合针刺治疗。5 剂，日 1 剂，水煎服。

四诊：患者左上肢肿胀明显消退，乏力气短明显缓解，予上方巩固治疗。

（三）医案解析

1. 文献学习

乳腺癌是多发于人体乳腺上皮或导管的恶性肿瘤，多见于女性，而针对乳腺癌治疗多以手术为主，可有效切除患者肿瘤病灶，但术后易并发上肢淋巴水肿，预后不良。针对术后上肢淋巴水肿，西医常采用保守治疗、手术治疗和药物治疗，药物也多存在毒副作用，保守治疗和手术治疗只能短期内解决问题，且临床尚无持久效果。近年来，随着中医学发展，中医治疗在临床多种疾病中取得了显著效果。乳腺癌术后上肢淋巴水肿属于中医学中的"水肿""脉痹"等范畴，其发病主要与患者身体虚、瘀、湿等因素有关。受手术治疗影响，患者脉络损伤、气血运行不畅，导致水液停聚，诱发水肿。因此，中医学认为，应根据患者具体情况辨证采取适当的治疗措施。武权生教授从妇科恶性肿瘤根治术后淋巴水肿的不同的病因病机（气、血、湿、热错杂）入手，治疗上以气血辨治、病证结合、期型合参、标本兼顾为主，急性期治以清热利湿、理气化瘀，恢复期则以益气养血、通阳活络为主，祛邪而不忘扶正，使气血调和、湿热俱祛则肿消，攻补兼施，取得十分显著的效果。

2. 诊疗分析

刘教授认为手术后淋巴水肿患者，气血耗伤，络脉失养。气血充盈可使络脉输布气血有源，络脉发挥功能离不开气血的濡养。若气血耗伤，络脉空虚，再加之濡养不足，推动温煦功能减退，则络脉输布气血津液之力不足，血液与津液局部运行失畅，气机阻滞，津血成积，水液停聚，故见上肢水肿；且肢体失于络脉本应所布散的气血濡润，故见麻木、僵硬之症。究其气血耗伤之因，乳腺癌病因之中必有正虚，正如"正气存内，邪不可干""邪之所凑，其气必虚"之意。临床在治疗此类疾病时，如病情发展较快者，考虑短期内炎症存在，故先解决炎症，予以疏散表邪的药物缓解外邪；后根据患者气血两虚，湿浊阻络的病机特点，给予益气养血、通络化湿。处方以人参、黄芪之类补气生血；配以地黄、白芍、当归、川芎增强行气活血之力；配合鳖甲、鹿角霜、龟甲等血肉有情之品可补益精血，以填空虚之络脉；同时合用细辛、小通草、路路通、桑枝、威灵仙、独活、葛根、橘络以通络化湿。诸药合用既可补气养血，又可化湿通络，正所谓扶正与祛邪兼顾。

3. 效果见验

患者肿瘤术后 5 年，手术耗伤正气，本就气血亏损，加之反复多次放化疗后，导致正气耗伤、气血衰败。"气为血之帅，血为气之母"，气行则血行，气虚推动无力，则血液运行不畅，凝结成瘀，瘀堵日久则呈水肿。故治疗以扶正固本、益气养血为本，化湿通络为标。刘教授选用四君子汤合四物汤加减以养血益气，其中重用黄芪、人参以大补元气，配合熟地黄、白芍以养血，加山慈菇、炒白术、薏苡仁、橘络、络石藤、海风藤等药以通络。综合治疗，使气血充足，则津液运行输布正常，水肿得以消除。另外，患者气血亏虚明显，不能濡养肢体脏腑，则感疲乏无力，通过治疗使气血充足，则患者精神焕发。

4. 临床体会

乳腺癌术后，立足气血进行辨证，治以益气生血为本，再结合患者标证，水湿停聚者兼以化湿通络，瘀血明显者兼以活血通络。基于整体和局部治疗，还可选择中药外治，整体以内服中药补气血、通经络为主，兼外用中药硬膏热贴敷，以通络活血、消肿行瘀为主，内外同治，效果显著。

四、肺癌术后益气养阴法缓解靶向治疗副作用

（一）临床资料

1. 病例

[**病史**] 患者刘某，女，59 岁。主诉：肺腺癌术后 3 个月，气短乏力半个月。以"恶性肿瘤中医治疗"由门诊收入我科。患者术后规律口服奥西替尼靶向治疗。入院症见：患者胸闷气短明显，心慌心悸时作，乏力，咽部干痒，偶有咳嗽，少量咳痰，无头晕头昏，烦躁，偶有面部烘热感，汗可，鼻腔、口腔干燥，双眼分泌物多，皮肤干燥，食欲欠佳，舌体麻木，睡眠差，入睡困难，需口服安眠药促进睡眠，大便不成形，进食不当则腹

泻，小便正常。舌红，少苔，脉结代。

[辅助检查] 胸部CT：①纵隔6区见包裹样低密度影，范围较前增大，约4.5cm×10.7cm，增强未见强化，周围肺组织内可见少许斑片影，考虑纵隔积液，请结合临床随诊；纵隔（2R、3A、4R/L、7区）见多发淋巴结，部分较前略缩小，大者短径约0.9cm。②双肺多发小结节，大者位于右肺中叶，大小约0.4cm×0.4cm。③左侧胸腔少量积液较前减少，右侧胸腔及心包未见积液，未见腹水。心电图：心率99次/分，正常窦性心律，室性早搏（二联律），QTc延长，电轴显著左偏。血常规：平均红细胞血红蛋白浓度316g/L↓。尿常规和便常规未见异常。

[体格检查] 体温36.1℃，脉搏47次/分，呼吸16次/分，血压128/68mmHg。唇暗红、咽喉充血、水肿，扁桃体无肿大，悬雍垂居中。胸廓无畸形，左侧腋下可见3个1～2cm手术疤痕，愈合可，无渗血、红肿。乳房两侧对称，呼吸运动两侧对称，双侧语颤减弱，呼吸节律规整，双肺叩诊呈清音，呼吸音弱，双肺可闻及痰鸣音。心尖搏动位于左侧第5肋间左锁骨中线内0.5cm，心尖部无震颤、无摩擦感，心脏浊音界无扩大，心率46次/分，心律不齐，心音低钝，各瓣膜听诊区未闻及病理性杂音。

2. 中医诊断

肺癌（气阴两虚，兼有痰湿证）。

3. 中医诊断依据

患者于3个月前因腰扭伤于某医院查胸部CT时发现肺部占位（考虑恶性），遂进一步行手术治疗，术后病检显示为肺腺癌，故肺癌诊断明确。患者术后元气虚损，未得到充分休息，加之口服靶向药物副作用，故入院时表现为乏力、气短、烦躁、口干舌燥、心悸不宁，结合舌苔脉象，故辨证为气阴两虚证。患者术后时有咳嗽，有痰，不易咳出，复查胸部CT提示纵隔少量积液，考虑痰湿之邪阻遏于肺，因气虚咳痰无力，因此咳痰不易出。

（二）诊疗过程

首诊：入院给予静滴5%葡萄糖注射液250mL、参麦注射液20mL，一日一次以益气养阴。并给予中药汤剂治以益气养阴、化痰散结为主，兼以宣散表邪，方药以补中益气汤为基础方。患者术后口服靶向药物出现口干、鼻干、双眼干涩，上方加北沙参、干石斛以养阴生津；胸腔有少量积液，加葶苈子、干姜以温化水饮；有室性早搏（二联律），入院时心慌心悸明显，合炙甘草汤以稳心复脉；查体见咽部略充血，结膜充血，考虑表邪未完全消除，加荆芥、防风、羌活、独活、麻黄以宣肺解表。3剂，日1剂，水煎服。

二诊：患者口鼻干燥较前好转，双眼分泌物较前减少，自觉痰黏不易咳出，心慌心悸较前好转，气短稍好转，仍感乏力，调整中药汤剂以补中益气汤加大黄芪、人参用量，加紫菀、白前、款冬花、川贝母以化痰止咳；加酸枣仁、柏子仁、郁李仁、龙眼肉等养心安神；大便不成形，次数较多，加砂仁以健脾化湿。4剂，日1剂，水煎服。

三诊：患者精神明显好转，气短、乏力明显改善，无明显心慌心悸症状，睡眠较前好转，继续给予上方巩固治疗。

（三）医案解析

1. 文献学习

古代医籍对"癌病"的论述颇多，在《黄帝内经》中有"昔瘤""膈塞"等类似癌症的症状描述。《难经》有"五积"之名，其中"肺之积，名曰息贲"，与现今的腹腔肿瘤和肺癌有相同点。对"癌"的记载，首见于宋代《仁斋直指附遗方论》，该书指出："癌者上高下深，岩石之状……毒根深藏。"

有关癌症的病因病机，《黄帝内经》认为主要是情志失调、寒气内客。《素问·通评虚实论》指出："隔塞闭绝，上下不通，则暴忧之病也。"《中藏经·论痈疽疮肿》认为"五脏六腑蓄毒之不流"是导致癌症发生的重要原因。

肺癌是一种常见的恶性疾病，其症状包括胸痛和咳嗽等，对患者的生命健康和生活质量构成严重威胁。手术是主要的治疗方法，可以有效控制病情并改善患者的症状。然而，手术容易对身体造成创伤，因此术后需要采取措施来促进肺功能和身体机能的恢复。虽然常规干预方法可以改善临床症状和肺功能，但对于控制术后并发症的效果并不理想，因此其应用受到限制。中医认为肺癌属于"肺积"范畴，术后干预应以化瘀活血、调节情志、疏肝解郁等为主。中医康复干预在肺癌的治疗中可以发挥重要作用，中医康复干预是一种综合性的中医干预方法，根据患者的具体情况进行选择适当的方法并结合辨证实现个体化干预，可以弥补常规干预的不足，更好地促进患者术后恢复。

2. 诊疗分析

刘教授认为，肺癌患者虽然通过手术治疗解决了局部病灶，但多数患者体内仍然存在癌细胞，如不积极治疗，极有可能复发。刘教授在治疗癌症患者时有两个需要注意的方面：①不使用活血化瘀的药物。活血化瘀药物可促进血管内皮生长因子的高表达，对于缺血的组织来说，可促进周围新生血管的生成，增加血流，从而导致肿瘤生长加快。②不用清热解毒药。有研究表明，酸性环境容易长结节，而健康的身体应该是微碱性的。刘教授认为清热解毒类的药物使身体的内环境处于酸性状态，有利于结节类、囊肿类以及肿瘤类病邪的生长，而温热的环境属于碱性，不利于肿瘤、结节等病邪的生长。因此，在治疗中用温热的药物更利于结节的消散。

3. 效果见验

刘教授在临床中治疗肺癌的患者，一不用活血化瘀药，二不用清热解毒药。根据中医辨证，分清虚实，正虚者以益气扶正为主，在补中益气汤的基础上进行加减，针对痰湿体质者，兼以化痰散结，用药如紫菀、白前、款冬花、射干、仙鹤草、猫爪草、橘核等。本例患者术后口服靶向药物奥西替尼以控制病情，因药物具有诸多副作用，故患者服药后出现口鼻干燥、眼干、眼角分泌物增多。结合舌红少苔，脉结代，辨证为气阴两虚证。在治疗中则以补肺气（补中益气汤）、养肺阴（沙参麦冬汤）、润肺燥（川贝母、石斛）为主，静脉给予静滴参麦注射液以恢复气血津液的平衡，最终取得了显著效果。

4. 临床体会

对于肿瘤类疾病的治疗，遵循一个总原则"未病先防，既病防变"。随着人们生活水平的提高，健康意识的增加，很多肿瘤在体检过程中被发现。如现在很多人通过胸部 CT 的检查，可以发现肺部占位性病变，对于小的结节，在癌变之前，通过中医药治疗，可以阻断其进一步发展，从而避免发展为肿瘤。对于不安全的结节，要及早地手术干预，再通过中药治疗，使机体重新达到平衡状态。另外，对于容易长结节的患者，通过中医药治疗，可以改变体质，阻断结节的增大和发展。

五、益气健脾、补肾祛湿法治疗膀胱癌患者小腹痛

（一）临床资料

1. 病例

［**病史**］患者王某，男，69 岁，2022 年 11 月 17 日入院。主诉：膀胱癌术后 1 年余，乏力、腹股沟区胀痛半年，加重 1 个月。现病史：患者诉 2022 年 7 月因腰痛于宁夏医科大学总医院检查，泌尿系彩超检查提示膀胱肿物，当时患者无尿频、尿急、尿痛等不适，建议行手术治疗。2022 年 7 月 25 日患者于银川市第三人民医院住院完善相关检查后，于 2022 年 7 月 27 日在麻醉下行经尿道膀胱病损电切术，病检提示膀胱恶性肿瘤，术后予抗

感染、消肿止痛、补液等对症治疗。术后每周膀胱灌注 1 次，连续 8 周，后每月灌注 1 次，持续灌注 1 年。半年前无明显诱因出现疲乏无力，双侧腹股沟区憋胀、疼痛，患者就诊于银川市第三人民医院，行男科泌尿系彩超、尿常规检查后，给予口服布洛芬胶囊以止痛，予口服坦索罗辛胶囊、非那雄胺片以利尿，间断口服上述药物，症状稍缓解。1 个月前患者感疲乏无力，双侧腹股沟区胀痛较前加重，伴有小便时烧灼感，排尿时刺痛，无尿频、尿急、尿不尽，无肉眼血尿，无腰部酸困、疼痛，就诊于银川市第二人民医院行膀胱镜检查，结果提示未见明显占位病变，未予药物治疗。今为求进一步中医治疗，遂就诊于我院，门诊以"恶性肿瘤中医治疗（膀胱）"收住入院。入院症见：患者疲乏无力，双侧腹股沟区憋胀、疼痛，小便时烧灼感，排尿时刺痛，无尿频，偶有咳嗽、咳痰，痰黏、色白、量少，易咳出，稍有胸闷气短，口干，咽部发痒，咽部无明显异物感，颠顶及前额部刺痛，双眼干涩，视物模糊，心慌心悸，汗出明显，双手足心偏热，颈椎僵硬、疼痛，偶有双肩部疼痛，劳累后加重，纳食可，胃脘胀满、疼痛，反酸、烧心，口苦，呃逆，睡眠差，入睡困难，睡后不易再次入睡，多梦，大便正常，近 1 年体重增加约 5kg。舌暗红，苔白厚腻，脉弦细。既往史：患者 1 个月前因肾结石、输尿管结石于银川市第二人民医院行碎石治疗。

[辅助检查] 血常规：血红蛋白浓度 161g/L↑，平均红细胞血红蛋白浓度 315g/L↓，红细胞沉降率 5mm/h。肝功能：总胆红素 19.36μmol/L↑，直接胆红素 7.61μmol/L↑。肾功能：肌酐 62.40μmol/L↓。尿常规、便常规、血糖、甲功五项未见异常。腹部彩超：肝、门静脉、胆、胰、脾、双肾未见明显异常。心电图：正常窦性心律，T 波改变，电轴显著左偏，可能是异常心电图。甲状腺及颈部淋巴结彩超：右侧甲状腺切除术后，左侧甲状腺多发结节，大者为低回声约 0.75cm×0.73cm，边界清、形态规则。心脏彩超：静息状态下，左心室舒张功能减退，三尖瓣、肺动脉瓣微量反流。胸部 CT：①左肺下叶前内基底段实性小结节，恶性结节待排，大小约 0.80cm×0.60cm，边界尚清，见浅分叶、段毛刺，其内似见小血管穿行；②右肺上叶磨玻璃微小结节，右肺上、下叶实性微小结节，右肺下叶胸膜下实性结节；③双肺多发片絮影及索条影，考虑少许慢性炎症；④双肺间质增生性改变。

[体格检查] 体温 36.0℃，脉搏 70 次/分，呼吸 17 次/分，血压 144/78mmHg。神志清晰，发育正常，营养中等，表情自如，自主体位，步态正常，精神欠佳，查体合作，对答切题。咽喉充血、水肿，双侧扁桃体无肿

大，悬雍垂居中。颈软，颈静脉不充盈，气管居中，颈前可见一长约6cm的弧形手术疤痕，局部愈合可，左侧甲状腺未触及肿大。两肺叩诊呈清音，两肺呼吸音低，可闻及少量痰鸣音。心尖搏动位于左侧第5肋间左锁骨中线内0.5cm，心尖部无震颤、无摩擦感，心脏浊音界无扩大，心率70次/分，心律齐，心音有力，各瓣膜听诊区未闻及病理性杂音。右下腹可见一长约9cm的斜行手术疤痕，局部愈合可，腹壁柔软，无肌紧张，左下腹及小腹部压痛（+），余无压痛及反跳痛。

2. 中医诊断

癌病（气虚湿阻证）。

3. 中医诊断依据

患者疲乏无力，大便不成形，故有气虚的存在。患者双侧腹股沟区憋胀、疼痛，说明长期存在的邪气为湿邪，湿邪最大化的器官是脾，最大排的器官在膀胱和肾，最大贮藏的器官在肺，若不及时排尿，湿浊不化则蓄积在膀胱。结合舌体胖大，舌苔白厚腻，舌边齿痕，故应辨证为气虚湿阻证。脾气亏虚则乏力；中焦升降失常，清浊不分，则口苦、呃逆、大便不成形；脾虚运化无权，则胃脘胀满；脾虚湿浊内生，气机阻滞，故双侧腹股沟区憋胀、疼痛；久则湿郁化热则小便时有烧灼感；湿阻血瘀则排尿时刺痛；脾虚不能化津，津不上承则口干；津聚成痰，痰阻于肺，肺气不能宣降，则咳嗽、咳痰。

（二）诊疗过程

首诊：刘教授查房时查体见患者咽喉充血、水肿，双侧两肺呼吸音低，可闻及少量痰鸣音，故初诊中药汤剂以疏风散寒、宣肺化痰为主，兼以益气化湿，用方以荆防败毒散加减，用药有荆芥、防风、羌活、桂枝、麻黄、紫菀、白前、麸炒苍术、黄芪、小通草、路路通、广藿香、薏苡仁等。3剂，日1剂，水煎服。

二诊：查体见患者咽部无充血、水肿，故调整中药汤剂以益气健脾、化湿通络为主，用方以补中益气汤合二妙丸合香附旋覆花汤加减，用药有黄芪、炙黄芪、人参片、白术、升麻、金樱子肉、覆盆子、麸炒苍术、细辛、薏苡仁、蜜百部、荔枝核、醋香附、蜜旋覆花、茜草炭、炒白芍。5剂，日1剂，水煎服。

三诊：患者诉双侧腹股沟区憋胀、疼痛缓解，排尿时刺痛减轻，小便时仍有烧灼感，上方加肉桂以散寒止痛，加乌药以行气止痛、温肾散寒；双侧腹股沟区仍有疼痛，属肝经循行部位，加醋延胡索以活血行气止痛；双侧腹股沟区憋胀，加金钱草、土茯苓。7剂，日1剂，水煎服。

（三）医案解析

1. 文献学习

中医学将本病归类到"血尿""癃闭""溺血""癌病"等范畴。杨士瀛《仁斋直指附遗方论》记载："癌者上高下深，岩石之状……毒根深藏。"《医学入门》言："肺与膀胱相通，肺病宜清利膀胱水，后用分清利浊；膀胱病宜清肺气为主，兼用吐法。"可见肺与膀胱的生理病理具有相关性，可通过清肃肺气治疗膀胱病变。《灵枢·口问》中云："中气不足，溲便为之变。"补益中气可治疗膀胱病变，亦为我们提供了治疗本病的思路。

2. 诊疗分析

《素问·经脉别论》曰："饮入于胃，游溢精气，上输于脾；脾气散精，上归于肺；通调水道，下输膀胱。水精四布，五经并行，合于四时五脏阴阳，《揆度》以为常也。"其指出水液代谢与脾、肺、膀胱有关。刘教授认为脾失健运，肺失宣肃，即肺、脾功能失调，膀胱功能亦受累，影响水液代谢，气虚湿阻导致本病发生。初诊患者咽喉充血、水肿，两肺可闻及少量痰鸣音，可知有外感风、寒、湿邪及内在的痰邪，影响到了肺的宣发功能，故治疗以荆防败毒散加化痰药祛邪以恢复肺的宣发功能。二诊患者咽部无充血、水肿，表邪已解，治疗以辅助正气为主。肺主气司呼吸，肾主纳气，肺为气之本，肾为气之根。患者行膀胱手术，肾气亏虚，肾为子，金为母，子盗母气，导致肺气亏虚，治疗以补中益气汤加减以培土生金，恢复肺气肃降功能，将水液输送至下焦膀胱，由膀胱储藏；气虚容易使湿邪阻滞，用麸炒苍术、薏苡仁化湿；不通则痛，用香附旋覆花汤行气止痛。三诊时患者双侧腹股沟区憋胀、疼痛缓解，排尿时刺痛减轻，小便时仍有烧灼感。《素问·灵兰秘典论》言："膀胱者，州都之官，津液藏焉，气化则能出矣。"其认为膀胱气化功能正常才能使水液中的糟粕通过尿液排出。而膀胱气化有度有赖于肾阳的温化，故加肉桂、乌药以温肾散寒。经治疗患者双侧腹股沟区仍憋胀，加金钱草、土茯苓以增强利尿通淋、解毒、除湿的效果，其中金钱草归经于肾、膀胱经。

3. 效果见验

初诊时患者咽部充血，有外邪侵袭，虽然长期大便不成形，初期可用砂仁化湿、温脾止泻，但不可过用止泻药，以防闭门留寇。

患者虽已切除肿瘤，但肿瘤容易复发，故治疗中强调加用具有抗肿瘤作用的中药，针对膀胱癌可用仙鹤草、白花蛇舌草、金钱草、金丝草、爵床草、鸭跖草。

患者1个月前因肾结石、输尿管结石行碎石治疗，现结石虽已消，但气

237

虚湿阻，容易再次形成结石，治疗中要预防结石对膀胱再次造成损伤，可用四金排石汤，方中金钱草、海金沙、鸡内金、石韦，排石易伤气，故加乌药补肾气，利水伤阴则加白芍以养阴。

4. 临床体会

整体观念、辨证论治是中医学最基本、最重要的两大特点。膀胱癌患者症状多、病机复杂，治疗疾病时切勿只关注已病变之膀胱，还要明确水液代谢与各脏腑之间的关系。四诊合参、准确辨证、审证求因，治疗时分清标本缓急，兼顾脏腑，才能取得较好的治疗效果。

六、益气健脾、温肾助阳法降低肿瘤标记物

(一) 临床资料

1. 病例

[病史] 患者尚某，女，54 岁，2023 年 4 月 4 日入院。主诉：子宫内膜癌术后 1 年，乏力 5 个月，加重 1 周。患者 2018 年体检时查妇科彩超，结果提示子宫腔内回声不均匀，子宫囊肿，未予重视，平素白带量多，有异味，外阴瘙痒，无阴道异常出血。1 年半前患者自觉腰痛明显，多于活动后加重，白带量少，2022 年 3 月 12 日于宁夏颐阳医院行阴式彩超检查，结果提示宫腔内实性低回声区（2.6cm×1.5cm），子宫肌瘤，宫颈囊肿。后患者就诊于宁夏医科大学总医院，行宫腔镜检查，结果提示宫腔内可见 2 枚赘生物，较大 1 枚表面不均，质地糟脆，可见白色坏死灶及异形血管，大小约 3.0cm×2.5cm，来源于后壁，后壁可见较粗大可疑异形血管，行分段诊刮并送病检示子宫内膜诊断：（宫腔）破碎的肿瘤组织，瘤细胞卵圆形，呈团巢状分布。患者于 2022 年 3 月 29 日在全麻下行经腹腔镜下子宫内膜癌分期手术（腹腔镜经腹子宫扩大切除术＋腹腔镜下双侧附件切除术＋腹腔镜盆腔淋巴结清扫术＋腹腔镜腹主动脉旁淋巴结切除术＋腹腔置管引流术），术中冰冻：（宫腔）子宫内膜样癌，癌组织侵及子宫浅肌层，未见宫颈管侵犯。术后病理诊断：①（宫腔）Ⅰ型低分化子宫内膜样腺癌侵及子宫浅肌层（<1/2 层）；②宫颈黏膜组织慢性炎症并纳氏囊肿形成；③子宫腺肌症并平滑肌瘤；④双侧输卵管未见癌；⑤左侧卵巢未见异常，右侧卵巢包含囊肿形成；⑥双侧宫旁未见癌。术程顺利，术后行后续治疗共 3 次，建议患者3～6个月复查。患者于宁夏医科大学附属回医中医医院间断口服中药汤剂治疗，并定期复查。2022 年 11 月无明显诱因自觉乏力明显，患者于银川易德中医医院经口服中药汤剂等治疗后病情改善，院外于银川易德中医医院

门诊间断口服中药汤剂治疗，病情控制可。1 周前因劳累后乏力较前加重，为求进一步中医治疗，遂再次就诊于我院门诊，门诊以"恶性肿瘤中医治疗"收住入院。入院症见：乏力明显，腰部酸痛不适，偶有下腹部疼痛，有时心慌心悸，出汗较多，以颈后部明显，双手足偏凉，平时恶寒，头晕头昏，无头痛，活动后气短，夜间咳嗽、咳痰，痰黏，不易咳出，无口干咽干，颈前憋胀不适，双膝关节偶感疼痛，上下楼梯时明显，纳食可，胃脘部嘈杂不适，无胃胀，睡眠差，不易入睡，梦多，易醒，二便正常，近期体重未见明显变化。舌质红，舌体胖大，苔白略腻，脉细弱。

[辅助检查] 2022 年 9 月 26 日查甲功五项：TSH 5.77μIU/mL（0.35 ~ 4.75）。2022 年 12 月 17 日查肿瘤标志物：NSE 28.88ng/mL（＜16.30）。2023 年 4 月 5 日查血糖、血常规、肾功能、肝功能未见异常；血脂：高密度脂蛋白胆固醇 0.98mmol/L↓。

[体格检查] 体温 36.1℃，脉搏 63 次/分，呼吸 15 次/分，血压 118/63mmHg。神志清晰，发育正常，营养中等，表情自如，自主体位，步态正常，精神欠佳，查体合作，对答切题。全身浅表淋巴结未扪及肿大。咽喉充血、水肿，扁桃体无肿大，悬雍垂居中。两肺叩诊呈清音，呼吸音弱，两肺可闻及痰鸣音。心尖搏动位于左侧第 5 肋间左锁骨中线内 0.5cm，心尖部无震颤、无摩擦感，心脏浊音界无扩大，心率 63 次/分，心律齐，心音有力，各瓣膜听诊区未闻及病理性杂音。脐上 1cm 可见约 1cm 手术瘢痕增生，愈合可；脐左右约 6cm 可见约 1cm 瘢痕增生，愈合可；左下腹腹股沟可见约 1cm 十字交叉瘢痕，愈合可。腹部膨隆，未见腹壁静脉曲张及蠕动波。腹壁柔软，无肌紧张，无压痛及反跳痛，肝脾肋下未触及，无液波震颤，未触及包块。肝脾区均无叩击痛，无移动性浊音，双肾区无叩击痛。肠鸣音 5 次/分，未闻及血管杂音。

2. 中医诊断

癌病（脾肾两虚证）。

3. 中医诊断依据

癌病是多种恶性肿瘤的总称，临床表现主要为身体肿块逐渐增大，表面高低不平，质地坚硬，疼痛；发热，伴有纳差、乏力、身体消瘦等全身症状。患者主因"子宫内膜癌术后 1 年，乏力 5 个月，加重 1 周"入院，中医辨病属"癌病"范畴。患者目前表现有乏力明显，腰部酸痛不适，偶有下腹部疼痛，有时心慌心悸，出汗较多，以颈后部明显，双手足偏凉，恶寒，头晕头昏，无头痛，活动后气短，夜间咳嗽、咳痰，痰黏，不易咳出，颈前憋胀不适，纳食可，胃脘部嘈杂不适，睡眠差，二便正常。舌质红，舌体胖大，苔白略腻，脉细弱。结合舌脉，可辨证为脾肾两虚证。患者脾虚，气血生化无源则乏力；血不养心则心慌心悸、眠差；气不固摄则出汗较多；脾主升清，脾不升清则头晕头昏；脾虚寒湿内阻，可见胃脘部嘈杂不适；不通则痛，故偶有下腹部疼痛；腰为肾之府，肾虚故见腰痛；肾为元阳之本，肾阳虚则双手足偏凉，平时恶寒。

（二）诊疗过程

首诊：治以温阳化湿为主，用药有姜半夏、炒芥子、威灵仙、旋覆花、广藿香、麸炒苍术、砂仁等。3 剂，日 1 剂，水煎服。

二诊：治以益气健脾、温肾助阳为主，用药有黄芪、炙黄芪、人参片、白术、仙鹤草、升麻、金樱子肉、覆盆子、桑螵蛸、鹿角霜、巴戟天。6 剂，日 1 剂，水煎服。2023 年 4 月 10 日复查甲功五项，结果提示 TSH 3.99μIU/mL。

三诊：在二诊基础上加软坚散结药物，如炒芥子、浙贝母、荔枝核、橘核、威灵仙、醋鳖甲、煅瓦楞子、猫爪草。2023 年 4 月 12 日复查肿瘤标志物：NSE 16.5ng/mL（＜16.3）。通过中医药治疗降低了患者的肿瘤标记物指标，甲功指标趋于正常。继续予中药 7 剂，日 1 剂，水煎服。

（三）医案解析

1. 文献学习

《说文解字》有"瘤，肿也，从病，留声"，《圣济总录》载"瘤之为义，留滞而不去也"。中医古籍中多是根据各种癌病的临床特点及部位来命名，如肝癌称为"肝积"，甲状腺癌称之为"石瘿"等。子宫内膜癌和其他妇科肿瘤在中医古典医籍中并无明显区别，皆属于"石瘕""崩漏""五色带下"等范畴。肿瘤也可归属于中医学"积病"范畴，《诸病源候论·积聚候》曰："积聚者，由阴阳不和，脏腑虚弱，受于风邪，搏于脏腑之气所为也。"《医宗必读·积聚》曰："积之成也，正气不足，而后邪气踞之。"说明癌病的发生过程中以正气亏虚为本，痰、瘀、毒相互搏结为标。

2. 诊疗分析

《黄帝内经》言"正气存内，邪不可干"，《素问》中提到"邪气盛则实"，正气不足外邪侵犯可产生各种病证。金元时期李东垣强调"养正积自消"及"人以胃气为本"的观点，对于指导肿瘤的治疗具有重大意义。中医扶正疗法可增强机体免疫力，故治疗中用补中益气汤加减益气健脾、固护脾胃。现代药理研究证明黄芪具有抗癌的作用，方中重用黄芪、人参为君药。《黄帝内经》言"阳化气，阴成形"，故在治疗中要禁用清热解毒药物。结合患者既往有甲减，治疗以温肾助阳为主，用药如覆盆子、鹿角霜、巴戟天等。患者咳嗽、咳痰，腰部酸痛不适，偶有下腹部疼痛，可知兼有痰湿阻滞。刘教授认为应当紧扣本虚标实的病机，扶正兼以祛邪的思想贯穿治疗的始终，遵循《黄帝内经》"坚者消之、结者散之"的原则，用紫菀、白前、炒芥子、浙贝母、荔枝核、橘核、煅瓦楞子、猫爪草以化痰软坚散结。

3. 效果见验

刘教授强调在辨证论治的基础上，配伍具有抗肿瘤作用的中药可防止疾病复发，如白花蛇舌草、半夏、百部、贝母、蛤壳、山慈菇等。

在治疗中亦强调饮食的重要性。常吃碱性食物以防止酸性代谢产物的累积，因为酸化的体液环境是正常细胞癌病的肥沃土壤，调整体液酸碱平衡，是预防子宫内膜癌的有效途径。遵循以上治疗原则，患者升高的神经元特异性烯醇化酶可降到正常范围。

4. 临床体会

西医主要通过手术、放疗、化疗、生物靶向的方法治疗癌症，针对不同的个体选择不同的方法，可在早期控制疾病的进展，但损伤了人体的正气。中医治疗癌症的优势在于扶正，运用中医理论进行辨证论治，并在癌症的不同阶段，选择中西医结合的方法，可提高患者免疫力，增强疗效，缓解症状，对于提高患者生存质量和延长生存期均具有一定的效果。

七、化痰降浊法治疗颅内囊肿

（一）临床资料

1. 病例

［**病史**］患者纳某，男，53 岁。主诉：发现颅内囊肿 1 个月，伴乏力 1 周。现病史：2017 年患者自觉右侧面部麻木，右侧鼻腔堵塞感，无头晕头昏，无恶心呕吐，未予重视。2019 年 9 月，患者自觉上述症状加重，遂就诊于心脑血管医院发现颅内囊肿，立即行手术治疗（具体不详）。2022 年 4 月 15 日于宁夏医科大学总医院复查颅脑核磁共振，结果提示：①四叠体池右侧表皮样囊肿；②双侧下鼻甲肥大，鼻中隔偏曲，双侧上颌窦炎、筛窦炎。建议患者行手术治疗，患者拒绝，今为求进一步中医治疗，遂就诊于我院门诊，门诊拟"颅内囊肿"收住入院。入院症见：患者乏力明显，右侧面部麻木，粗测右侧听力下降，右侧鼻腔堵塞感，偶有咳嗽，咳少量白色黏痰，易咳出，无咽部异物感，无胸闷气短，无心慌心悸，无心前区及肩背部放射性疼痛，无头晕头昏，偶有头痛，无一过性黑蒙，无昏仆感，

无视物旋转，口苦口干偶作，双目干涩明显，视物模糊，手足心稍热，汗出较多，纳食可，无胃脘部不适，大便正常（每日 1～2 次），无夜尿，偶有尿不尽，无明显尿痛，夜眠一般，入睡困难，易醒，夜梦多，近期体重无明显增减。舌色淡红，苔白腻，脉弦紧。

[**辅助检查**] 颅脑核磁共振：①四叠体池右侧表皮样囊肿；②双侧下鼻甲肥大，鼻中隔偏曲，双侧上颌窦炎、筛窦炎。血脂：低密度脂蛋白胆固醇 4.12mmol/L↑，总胆固醇 6.37mmol/L↑。血常规、血糖、肝功能、肾功能、便常规、尿常规未见异常。腹部彩超：脂肪肝（轻度），胆囊结石（多发），门静脉、胰、脾、双肾声像图未见异常，请结合临床，建议复查。心电图：心率 71 次/分，正常窦性心律，正常心电图。

[**体格检查**] 体温 36.2℃，脉搏 90 次/分，呼吸 23 次/分，血压 110/78mmHg。神志清晰，发育正常，营养中等，表情自如，自主体位，步态正常，精神一般，查体合作，对答切题。全身皮肤黏膜无黄染，未见皮疹及出血点，无肝掌和蜘蛛痣。全身浅表淋巴结未扪及肿大，头颅无畸形，两侧瞳孔同圆等大，对光反应正常，眼球运动正常。鼻通畅，鼻唇沟对称，鼻中隔无偏曲，鼻翼无扇动，鼻窦区无压痛，无流涕和出血。右侧耳后可见 2 条约 4cm 手术瘢痕，两耳廓正常，外耳道无脓性分泌物，乳突区无压痛，右耳听力粗测减退。唇暗红，缺齿，咽喉充血、水肿，扁桃体无肿大，悬雍垂居中。颈软，颈静脉不充盈，气管居中，双侧甲状腺无肿大。胸廓无畸形，乳房两侧对称，呼吸运动两侧对称，双侧语颤正常，呼吸节律规整，两肺叩诊呈清音，呼吸音弱，两肺可闻及痰鸣音，两肺未闻及湿啰音。心尖搏动位于左侧第 5 肋间左锁骨中线内 0.5cm，心尖部无震颤、无摩擦感，心脏浊音界无扩大，心率 90 次/分，心律齐，心音有力，各瓣膜听诊区未闻及病理性杂音。腹无膨隆，未见腹壁静脉曲张及蠕动波。腹壁柔软，无肌紧张，无压痛及反跳痛，肝脾肋下未触及，无液波震颤，未触及包块。肝脾区均无叩击痛，无移动性浊音，双肾区无叩击痛。肠鸣音正常，5 次/分，未闻及血管杂音。肛门及外生殖器未查。脊柱侧弯，四肢无畸形，活动自如，关节无红肿，双下肢无可凹陷性水肿，无杵状指（趾）。生理反射存在，病理反射未引出。

2. 中医诊断

痰饮（痰浊上扰证）。

3. 中医诊断依据

痰饮，指体内水液不得输化，停留或渗注于体内某一部位而发生的病证。颅内囊肿本质上属于囊性水泡，属于中医有形之痰饮病范畴，病位在脑髓。痰的产生多由外感六淫、饮食所伤及内伤七情等，引起肺、脾、肾各脏气化功能失常所致。痰留于体内，随气升降，无处不到，痰饮为有形之阴邪，故痰饮形成以后，具有湿浊黏滞特性，既可阻滞气机，影响经脉气血运行，又可表现为病证的缠绵难愈。脑失填充，则脑髓有隙，肾虚气化失司，痰饮内停于隙，则生囊肿。结合患者舌色淡红，苔白腻，脉弦紧，辨证为痰浊上扰证。

（二）诊疗过程

首诊：患者咽喉充血、水肿，两肺叩诊呈清音，呼吸音弱，两肺可闻及痰鸣音，头为诸阳之会，易感受风寒之邪，急则治其标，故初诊中药汤剂以解表祛邪、散寒除湿为主，用方以荆防败毒散加减。3剂，日1剂，水煎服。

二诊：患者舌苔白腻，头痛，偶有咳嗽，咳少量白色黏痰，易咳出，脾为生痰之源，肺为储痰之器，予以补中益气汤合止嗽散加减，既健运中焦使痰湿化生无源，又防止痰浊上犯、壅滞脑窍，加重本病。4剂，日1剂，水煎服。

三诊：痰湿之邪，得温则化，予补中益气汤合五苓散加减以化痰降浊。7剂，日1剂，水煎服。

四诊：患者苔薄白，无头晕、头痛，右侧面部麻木明显改善，右侧听力略恢复，右侧鼻腔堵塞感不明显。

（三）医案解析

1. 文献学习

《赤水玄珠》："津液者，血之余，行乎脉外，流通一身，如天之清露。若血浊气滞，则凝聚为痰。痰乃津液之变，遍身上下，无处不到。"说明痰饮的病位不固定，可侵犯颅脑。《儒门事亲·饮当去水温补转剧论》："此论饮之所得，其来有五，有愤郁而得之者，有困乏而得之者，有思虑而得之者，有痛饮而得之者，有热时伤冷而得之者。饮证虽多，无出于此。"

2. 诊疗分析

《金匮要略·痰饮咳嗽病脉证并治》云："病痰饮者，当以温药和之。"饮为阴邪，遇寒而凝，得温而行，痰饮之作，虽有外邪，但亦有元气亏损，阴盛阳衰而起，以致津液凝滞不能输布，留于体中。刘教授认为头为诸阳之会，风邪裹挟水饮上犯清窍，予以化痰、祛风、除湿之品，使痰湿之邪消解，囊肿非短期内形成，病程必久，加活血利水之物。

3. 效果见验

刘教授运用五苓散治疗本病，多有水饮之邪犯于上、逆于中、动于下的表现，故以本方利水。泽泻、猪苓、茯苓甘淡渗泄于外，同时用阳药桂枝以化解，效果良好。盖水饮为阴邪，极易伤人阳气，脾为湿土，赖阳气以健运，饮邪侵脾，脾失健运，故重视健运中州、布化阳气，予补中益气汤以益气、健脾、化湿。若果真元气充足，胃强脾健，则饮食亦不失其度，运行亦不停其机，自然就不生痰饮病矣。

4. 临床体会

颅内囊肿之痰饮不同于胸水、腹水、鞘膜积水等，其流动性小，由纤维结缔组织包裹，病位在脑髓，肾主骨生髓，故在临床治疗后期，辅以补肾之品，疗效更佳。

八、补气化痰散结法治疗甲状腺结节

（一）临床资料

1. 病例

[**病史**] 患者孙某，女，58 岁，2023 年 6 月 7 日入院。主诉：发现甲状腺结节 3 年，咽部异物感 1 个月。患者诉 2020 年 8 月于银川市第一人民医院体检时发现甲状腺左侧叶结节，TI-RADS 3 类，大小约 8.1mm×4.8mm，建议定期复查。患者为求中医治疗，遂就诊于我院门诊，间断口服中药汤剂治疗。2022 年 4 月 25 日患者体检行甲状腺彩超检查，结果提示甲状腺左侧叶结节，TI-RADS 3 类，大小约 7.9mm×3.8mm，且有乏力、多汗、心慌，继续于我院间断口服中药汤剂治疗。1 个月前咽部异物感明显，咽干咽痒，全身汗出较多，为求进一步中医治疗，遂前往我院就诊。入院症见：咽部异物感，乏力，时有进食哽噎不顺，全身汗出较多，双手足心偏热，时有心慌心悸，无双手抖动，无烦躁易怒，头晕头昏，时有双目干涩，口干，咽干咽痒，时有胸闷气短，咳嗽、咳痰，咳少量白色黏痰，纳食可，胃脘胀满不适，无反酸、烧心，夜寐差，入睡困难，睡后易醒，多梦，小便调，夜尿 1 次，大便正常（每日 1 次）。舌暗红，苔白，脉弦细。

[**辅助检查**] 甲状腺彩超：甲状腺左侧叶结节，超声 TI-RADS 评估分类为 3 类，大小约 7.9mm×3.8mm。

[**体格检查**] 体温 36.3℃，脉搏 80 次/分，呼吸 20 次/分，血压 114/73mmHg。神志清晰，发育正常，营养中等，表情自如，自主体位，步态正常，精神欠佳，查体合作，对答切题。全身浅表淋巴结未扪及肿大。咽喉充血、水肿，双侧扁桃体无肿大，悬雍垂居中。气管居中，颈前视诊饱满，左侧甲状腺可触及一蚕豆大小包块，质地柔软，表面光滑，活动度良好。

两肺叩诊呈清音，呼吸音低，两肺可闻及少量痰鸣音。心尖搏动位于左侧第5肋间左锁骨中线内0.5cm，心尖部无震颤、无摩擦感，心脏浊音界无扩大，心率80次/分，心律齐，心音有力，各瓣膜听诊区未闻及病理性杂音。

2. 中医诊断

瘿病（气滞痰凝证）。

3. 中医诊断依据

结合患者现代影像学检查，故诊断为"瘿病"。患者现症见咽部异物感，乏力，时有进食哽噎不顺，全身汗出较多，双手足心偏热，时有心慌心悸，胃脘胀满不适，夜寐差，二便正常，舌暗红，苔白，脉弦细等，此乃气虚痰结证。因患者平素饮食不节、情志不畅，损伤肝脾，肝郁则气滞，气滞则津聚，聚久则生痰；脾伤则气结，脾虚则酿生痰湿，痰气交阻，经久则血行不畅，终致气、血、痰壅而成瘿病。痰气搏结于颈前，故有咽部异物感、时有进食哽噎不顺；久病由实致虚，故乏力、汗出较多；瘿病日久，气郁化火，火郁伤阴，故双手足心偏热；病久及心，心阴亏虚，而致心神失养，可见心慌心悸、夜寐差。结合舌暗红，苔白，脉弦细，辨证为气虚痰结证。

（二）诊疗过程

首诊：刘教授查房时查体见患者咽喉充血、水肿，两肺呼吸音低，可闻及少量痰鸣音，故初诊中药汤剂以解表祛邪、化痰养心为主，用方以荆防败毒散加减，用药有荆芥、防风、羌活、独活、桂枝、麻黄、白芷、僵蚕、紫菀、白前、前胡、百部、酸枣仁、远志、龙眼肉等。2剂，日1剂，水煎服。

二诊：查体见患者咽部无明显充血、水肿，故调整中药汤剂以益气化痰散结为主，用方以海藻玉壶汤加减，用药有黄芪、人参、白术、金樱子肉、升麻、海藻、昆布、橘核、鳖甲、瓦楞子、浙贝母、半夏、猫爪草、芥子等。3剂，日1剂，水煎服。

三诊：查房时患者自诉全身汗出较前减少，咽部异物感、乏力较前改善，查甲状腺及颈部淋巴结彩超，结果提示左侧甲状腺低回声结节，大小约3.0mm×2.5mm。结节较前明显缩小，上方加酸枣仁、远志、龙眼肉、柏子仁等，继续服用3剂，日1剂，水煎服。

四诊：患者出院前时有咽部异物感，全身汗出明显减少，乏力改善。嘱患者院外保持心情舒畅，饮食清淡。

（三）医案解析

1. 文献学习

公元前3世纪我国已有关于瘿病的记载，战国时期的《庄子·德充符》

即有"瘿"的病名。《儒门事亲·瘿》:"夫瘿囊肿闷,稽叔夜《养生论》云,颈如险而瘿,水土之使然也。可用人参化瘿丹,服之则消也。又以海带、海藻、昆布三味,皆海中之物,但得三味,投之于水瓮中,常食亦可消矣。"《明医指掌·瘿瘤证》:"瘿但生于颈项之间;瘤则遍身体头面、手足,上下不拘其处,随气凝结于皮肤之间,日久结聚不散,积累而成。若人之元气循环周流,脉络清顺流通,焉有瘿瘤之患也,必因气滞痰凝,隧道中有所留止故也。"《古今医统大全·瘿瘤候》:"五瘿者,一曰肉瘿,其肉色不变,软硬中和;二曰筋瘿,其筋脉露呈;三曰血瘿,其赤脉交结,如缠红丝;四曰气瘿,忧愁肿甚,喜乐渐消,随气消长;五曰石瘿,其中坚硬如石,不能转移是也。"

2. 诊疗分析

刘教授认为瘿病早期,以气、痰、瘀壅结颈前为主,一般属实证,病久由实转虚,可出现心肝阴虚,或虚实夹杂,但不管是实证还是虚证,或者虚实夹杂,始终有痰邪贯穿于瘿病的始终,治疗以补气化痰散结为基本原则,正气存内,邪不可干。

3. 效果见验

患者最明显的表现为左侧甲状腺结节从 7.9mm 缩小到 3.0mm,但在治疗的过程中未使用活血化瘀药物,因为刘教授认为活血化瘀药物可给结节提供丰富的血运,故在治疗甲状腺结节的过程中,不使用活血化瘀药物,而是使用补气化痰散结等中药治疗,疗效显著。用药以黄芪、人参、白术、金樱子肉、升麻、海藻、昆布、橘核、鳖甲、瓦楞子、浙贝母、芥子、半夏、猫爪草等基本的补气散结药物为主。有阴虚火旺表现者,体现于甲状腺功能亢进者,可加入夏枯草、玄参、山慈菇等清热散结药物;有寒湿表现者,体现于甲状腺功能减退者,加入威灵仙、独活、苍术、巴戟天、鹿角霜等散寒祛湿药物。针对不同的证候,选用适当的方药,往往效果显著。对本病的预防应保持精神愉悦并注意饮食调摄。

4. 临床体会

瘿病病程有长有短,如果患者病程较长,多伴有正气亏损。治疗甲状腺结节的中药大多耗伤津血,刘教授认为"有是证用是药",故用方中可加入白芍、北沙参、山茱萸、麦冬等养阴之品,以防散结伤阴。瘿病的预后大多较好,瘿肿小、质软、病程短、治疗及时者,多可治愈。但瘿肿较大者不容易完全消散。若肿块坚硬、移动性差,而增长又迅速者,结节高低不平,则可能恶变,预后不佳,可行手术治疗。肝火旺盛及心肝阴虚的轻中症患者,疗效较好;重症患者阴虚火旺的各种症状常随病程的延长而加重和增多。

九、益气健脾、化痰散结法治疗乳房结节

（一）临床资料

1. 病例

[病史] 患者汪某，女，54 岁，2022 年 11 月 11 日入院。主诉：双侧乳房胀痛间作 2 年，加重 1 周。患者诉 2 年前因生气后出现双侧乳房胀痛，表面皮肤无红肿、破溃，乳头无凹陷、无异常分泌物，未予重视及治疗。此后每因情绪波动后双侧乳房胀痛，遂就诊于当地医院行乳腺彩超检查，提示双侧乳腺结节（报告单未见），嘱患者定期复查。1 周前患者无明显诱因感双侧乳房胀痛较前加重，无触痛，为求进一步中医系统治疗，今来我院就诊。入院症见：患者双侧乳房胀痛，情绪波动时加重，表面皮肤无红肿、破溃，乳头无凹陷、无异常分泌物，胸闷气短，时有心慌心悸，无心前区疼痛，稍有咳嗽、咳痰，痰白质黏，不易咳出，汗可，纳食可，寐安，小便调，大便偏干（每日 1 次）。舌红，苔白腻，脉弦滑。

[辅助检查] 乳腺彩超：右乳低回声结节（BI－RADS 4a 类），大小约 0.7cm×0.6cm 低回声结节，边界尚清，有直立感，内回声欠均匀；左乳低回声结节（BI－RADS 3 类），大小约 0.5cm×0.5cm。

[体格检查] 体温 36.0℃，脉搏 65 次/分，呼吸 16 次/分，血压 113/74mmHg。神志清晰，发育正常，营养中等，表情自如，自主体位，步态正常，精神尚可，查体合作，对答切题。全身浅表淋巴结未扪及肿大。唇红，牙龈无肿胀，无溢脓及色素沉着，口腔黏膜无溃疡，咽喉充血、水肿，双侧扁桃体无肿大，色红，悬雍垂居中。颈部僵硬，颈静脉不充盈，气管居中，颈前视诊饱满，双侧甲状腺无肿大。胸廓无畸形，乳房两侧对称，右侧乳房 10 点位、左侧乳房 11 点位均可触及一蚕豆大小包块，表面光滑，质地柔软，活动度良好。两肺叩诊呈清音，呼吸音低，两肺可闻及痰鸣音。心尖搏动位于左侧第 5 肋间左锁骨中线内 0.5cm，心尖部无震颤、无摩擦感，心脏浊音界无扩大，心率 65 次/分，心律齐，心音有力，各瓣膜听诊区未闻及病理性杂音。脊柱及四肢无畸形，腰部压痛（＋）。

2. 中医诊断

乳核（气虚痰结证）。

3. 中医诊断依据

患者主因"双侧乳房胀痛间作 2 年，加重 1 周"入院，辨病属中医学

的"乳核"范畴。患者平素体虚，气虚则推动无力，温煦功能失常，痰浊阻滞，蕴结于乳房络脉，日久可形成乳房肿块。结合舌红，苔白腻，脉弦滑，可辨证为气虚痰结证。

（二）诊疗过程

首诊：刘教授查房时查体见患者咽喉充血、水肿，咽后壁可见散在大小不等滤泡，两肺呼吸音低，可闻及少量痰鸣音，故初诊中药汤剂以解表祛邪、散寒化湿为主，用方以荆防败毒散加减，用药有荆芥、防风、羌活、独活、桂枝、麻黄、白芷、苍术等。3剂，日1剂，水煎服。

二诊：查体见患者咽部无充血、水肿，咽后壁滤泡消失，故调整中药汤剂以益气健脾、化痰散结为主，方用为补中益气汤加减以益气健脾，用药有芥子、瓦楞子、醋鳖甲、蛤壳、浙贝母、橘核、荔枝核、紫菀、款冬花等化痰散结。4剂，日1剂，水煎服。

三诊：查房时患者诉双侧乳房胀痛减轻，上方加柴胡、人参、半夏等，继续服用3剂，日1剂，水煎服。

四诊：患者出院后继续口服上述中药汤剂巩固治疗，治疗3个月后复查乳腺彩超结节较前明显减小。

（三）医案解析

1. 文献学习

诸多先贤对乳核的病因病机进行了详细记载。隋代巢元方《诸病源候论·卷四十》载"足阳明之经脉，有从缺盆下于乳者，其经虚，风冷乘之，冷折于血，则结肿"，指出乳核病在足阳明胃经，经虚受风冷，与血分结于经脉，经络痞涩成核。《圣济总录》载"妇人以冲任为本，若失于调理，冲任不和，或风邪所客，则气壅不散，结聚乳间，或硬或肿，疼痛有核"，指出冲任不和、气壅聚乳为乳核发病重要的因素。陈实功《外科正宗》载"忧郁伤肝，思虑伤脾，积想在心，所愿不得，致经络痞涩，聚结成核"，指出肝脾受损，气机不畅，水湿运化失常，痰浊内生，痰瘀互结，经络痞涩，结于乳房，是乳核的机制。中医外科高秉钧《疡科心得集》载"有乳中结核，形如丸卵，不疼痛，不发寒热，皮色不变，其核随喜怒消长，此名乳癖"，详细地指出了乳中结核的临床征象，且随情绪变化之。

2. 诊疗分析

刘教授认为乳核的发生、发展病位在肝胃心脾。《医宗金鉴·外科心法要诀》曰："乳中结核梅李形，按之不移色不红，时时隐痛劳岩渐，证由肝脾郁结成。"《类证治裁·乳症》曰："乳症多主肝胃心脾，以乳头属肝经，乳房属胃经，而心脾郁结，多见乳核、乳岩诸症……乳岩结核色白，属阴，类由凝痰。"乳核的病因病机与郁结有关，主要为肝脾郁结、心脾郁结，久郁则气血亏损，多兼厥气挟痰，故在临床治疗过程中尤其重视益气健脾。

3. 效果见验

刘教授认为当今人们受到多重压力，心理调节能力较弱，表现出喜食甜食、失眠、喜太息、焦虑、抑郁等不同程度的倾向，且抑郁人数逐年增多，"百病气为先"，故治疗过程中强调疏肝的重要性。怒郁、思郁、忧郁引起气机的郁结不畅，治疗方面要重视疏肝解郁、行气止痛、软坚散结、祛湿化痰等方药的应用，比如浙贝母、橘核、荔枝核、柴胡；同时也要重视健脾益气中药的应用，比如黄芪、人参、白术等。

4. 临床体会

"乳核"是临床常见病、多发病，中医治疗具有明显的优势。系统地挖掘、整理历代各医家医籍中关于乳核的论述，对指导现代医家治疗乳腺结节有很好的临床借鉴和指导意义，可以为临床提供更好的治疗思路和用药指导。

十、健脾益肺、化痰散结法治疗肺部结节病

（一）临床资料

1. 病例

[病史] 患者李某，男，47岁。主诉：咳嗽、咳痰间作2年余，加重伴胸闷气短1周。患者于2年前受凉后出现咳嗽、咳痰，咳白色黏痰，不易咳出，胸闷气短，无呼吸困难，经休息后上述症状可缓解，未予以重视及治疗，此后上述症状间断发作，每遇劳累及受凉后症状加重，遂于2023年3月22日就诊于宁夏影和医学影像诊断中心，行胸部CT检查，结果提示左肺及右肺下叶散在实性结节（大小约0.7cm×0.5cm），于我院口服中药汤剂治疗，症状改善。2023年6月患者因受凉后感咳嗽、咳痰较前加重，经休息后症状未见明显缓解，遂再次就诊于宁夏影和影像诊断中心，行胸部CT检查，结果提示双肺多发磨玻璃结节，左肺上叶实性结节（大小约0.7cm×0.5cm），结节较前均未见明显变化，建议继续定期复查。1周前患者因受凉后咳嗽、咳痰较前加重，伴胸闷气短，活动后加重，经休息后症状未见明显缓解。今患者为求中医治疗遂就诊于我院门诊，门诊以"肺结节病"收住入院。入院症见：患者咳嗽、咳痰，晨起明显，咳白色黏痰，不易咳出，胸闷气短，心慌心悸，无痰中带血，无呼吸困难，无明显心前区疼痛，双目干痒、视物模糊，口干口苦，咽干咽痛，咽部异物感明显，

头晕头昏，晨起尤甚，无头痛，出汗偏多，手足心偏热，纳可，胃脘部胀满、怕凉，偶有反酸，颈部僵硬不适，腰部酸困，活动及劳累后加重，睡眠欠佳，入睡困难，睡后易醒，醒后难以入睡，梦多，大便时干时稀，小便正常，近期体重未见明显增减，平素身体素质一般。舌暗红，苔白腻，脉弦滑。既往史：既往有甲减病史 4 年余，间断口服左甲状腺素钠片（50 微克，1 片，1 次/日）治疗；有甲状腺结节病史半年余，未针对治疗；有睡眠障碍病史 20 年，现口服氯硝西泮、曲唑酮等药物治疗；发现脂肪肝病史 10 年余，未治疗；否认糖尿病、高血压、冠心病、慢性肾病等慢性疾病。

[辅助检查] 胸部 CT：双肺多发磨玻璃结节，左肺上叶实性结节（大小约 0.7cm×0.5cm），结节较前均未见明显变化，建议继续定期复查。

[体格检查] 体温 36.2℃，脉搏 89 次/分，呼吸 22 次/分，血压 109/76mmHg。神志清晰，发育正常，营养中等，表情自如，自主体位，步态正常，精神欠佳，查体合作，对答切题。全身浅表淋巴结未扪及肿大。咽喉充血、水肿，咽后壁可见散在大小不等滤泡，右侧扁桃体Ⅰ度肿大，悬雍垂居中。颈软，颈静脉不充盈，气管居中，颈前视诊饱满，双侧甲状腺无肿大。两肺叩诊呈清音，呼吸音低，两肺可闻及少量痰鸣音。心尖搏动位于左侧第 5 肋间左锁骨中线内 0.5cm，心尖部无震颤、无摩擦感，心脏浊音界无扩大，心率 89 次/分，心律齐，心音有力，各瓣膜听诊区未闻及病理性杂音。腹无膨隆，右侧腹部上下、肚脐上均可见一长约 2cm 横向手术瘢痕，未见腹壁静脉曲张及蠕动波。

2. 中医诊断

肺积（痰湿阻肺证）。

3. 中医诊断依据

患者主因"咳嗽、咳痰间作 2 年余，加重伴胸闷气短 1 周"入院，结合现代影像学检查，辨病当属中医学"肺积"范畴。肺为娇脏，故肺易受邪气侵袭，气易上逆，痰易伏留，虚实易成，寒热易见。肺之结节既可因外邪或肺部宿疾而成，也可因饮食、情志、劳倦伤肺而致。患者体虚，肺气亏虚，故见胸闷气短；气不化津成痰，故咳嗽、咳痰；肺气亏虚，气无力帅血运行成瘀，虚火亢旺灼津成痰，灼血成瘀，痰瘀互结而成结节。四诊合参，故辨证为痰湿阻肺证。

（二）诊疗过程

首诊：治以疏风散邪、宣肺化痰为主，兼以养心安神。处方：荆芥10g、防风6g、麻黄3g、羌活6g、独活6g、桂枝6g、仙鹤草12g、白芷10g、皂角刺10g、芥子9g、紫苏子9g、姜半夏3g、炒苍术3g、广藿香10g、佩兰

10g、炒白芍 10g、黄芪 30g、炙黄芪 15g、人参 3g。3 剂，日 1 剂，水煎服。嘱患者注意保暖，勿劳累。

二诊：服药后无咽干咽痒，咽部异物感较前明显缓解，大便正常，余症状同前，咽部无充血、水肿，表证已解。处方：黄芪 90g、炙黄芪 30g、人参片 9g、升麻 6g、柴胡 6g、白术 10g、仙鹤草 12g、金樱子 10g、桂枝 6g、麦冬 9g、炙甘草 9g、前胡 10g、白前 10g、紫菀 10g、款冬花 10g、芥子 9g、紫苏子 9g、细辛、姜半夏 6g、浙贝母 10g、酸枣仁 10g、远志 9g、姜厚朴 3g。7 剂，日 1 剂，水煎服。

三诊：咳嗽、咳痰较前明显好转，偶有胸闷气短，余无不适，查体见咽部无充血、水肿，咽后壁未见滤泡，双侧扁桃体肿大，双肺呼吸音增强，右上肺可闻及少量痰鸣音。上方加猫爪草 20g、山茱萸 10g、黄精 10g、白芍 10g，7 剂。随访：坚持服药 5 个月后患者复查胸部 CT，结果提示见异常，右肺下叶内基底段未见明显结节影（提示前述结节消失）。患者无任何不适。

按：该患者初起有咽干咽痒，伴有咽部异物感，查体见咽部充血、水肿，咽后壁可见散在大小不等滤泡，扁桃体有肿大，可知此时表邪未解，故予荆防败毒散加宣肺化痰药以解表散邪，稳定机体内环境。二诊时则以补益脾肺、化痰散结为治则，以化痰散结方加减治疗，方中生黄芪、炙黄芪同用，且重用生黄芪。三诊时加猫爪草以增强散结之力，佐以黄精、白芍以养阴生津。

（三）医案解析

1. 文献学习

中医古籍无肺结节病病名的相关记载，患者多因咳嗽、咳痰、胸闷气短等症状就诊，或因体检时发现结节而无明显症状。结合肺结节病的临床表现及病理性质，可将其归于"咳嗽""积聚""肺积""肺痹"等范畴。对于该病病因病机，《黄帝内经》指出"阴成形，阳化气"，即有形之邪的形成与阳气推动、温煦功能减退有关。《医林绳墨·积聚》记载："积者，阴也。五脏之气积蓄于内以成病也……其症之所因，皆由痰而起，由气而结……积者，痰血积也。"

2. 诊疗分析

刘教授基于中医基本理论，认为肺气亏虚是肺部结节形成的根本原因；痰湿凝聚成结是贯穿本病的核心病机；环境污染、感受外邪、饮食失宜、劳逸失常是诱发和加重本病的常见因素。临床辨证"四分论治"：分阶段、分邪正、分脏腑、分兼证。主要从四个方面论治：宣肺解表散邪；补肺化痰散结；肃肺涤痰消结；兼治五脏防变。选方用药初步形成体系：有外感之邪时当以解表散邪为主，方用荆防败毒散合射干麻黄汤化裁；表解之后重在益气化痰散结，方选补中益气汤合三子养亲汤化裁；宿痰痼结者以涤痰汤合苏子降气汤化裁。临床治疗发现，清热解毒、活血化瘀类药物不可久用、重用。

3. 效果见验

刘教授在中医理论的基础上根据多年临床经验，认为肺气亏虚、痰湿凝结是肺结节病的主要病因，素体亏虚或初期感受外邪，损伤正气，正气之中以肺气亏虚为主，肺虚尤以肺脾气虚为主，肺虚在本病中起着重要作用。肺为娇脏，位置最高，故寒热燥湿诸邪外侵，首先被犯；风寒燥湿外袭，皮毛受邪，亦内合于肺。故肺为诸邪易侵之脏。肺脏虚弱，子盗母气，脾失健运生痰，痰湿不能运化形成"痰核"，为本病的基本病因病机。基本治疗原则为：①祛表邪，兼以扶正。首先观察患者咽喉如有充血和疱疹，或见扁桃体肿大，则有外感之邪，以荆防败毒散合射干麻黄汤为基本方，治以解表祛邪、散寒除湿，配合参苏饮以扶正气。常用中药有羌活、独活、桂枝、麻黄、荆芥、防风、白芷、皂角刺等。②补益脾肺、化痰散结。刘教授自拟化痰散结方，方以补中益气汤、射干麻黄汤、三子养亲汤加减而成。基本组方为生黄芪、炙黄芪、人参、炒白术、升麻、柴胡、桔梗、仙鹤草、金樱子、射干、紫菀、白前、前胡、桑白皮、百部、款冬花、芥子、紫苏子、浙贝母、醋鳖甲、姜半夏、旋覆花、煅瓦楞子、芥子、紫苏子、酸枣仁、远志、姜厚朴。③刘教授治疗肺部结节的原则为活血化瘀、清热解毒类药物不可久用、重用。因为活血化瘀药能促进结节周围血管内皮生长因子的高表达，给结节提供更加丰富的血流，不利于散结，反而会促进结节增大；清热解毒药会使寒性凝结，不利于肺的宣发功能和痰液的排出。刘教授认为百般怪病，皆生于痰，在排痰的过程中，小的结节就会脱落排出。化痰散结方方中重用黄芪，如患者否认既往糖尿病、高血压病史，则生黄芪、炙黄芪同用，取黄芪益气生肌的作用，可以增强肺泡的弹性和表面张力，使痰易排出，结节则易脱落，从而随痰而出。

4. 临床体会

西医学对肺结节的处理原则是为期半年或1年的定期随访CT复查，早期干预手段有限。糖皮质激素是西医治疗的一线用药，可短期改善患者症状、肺功能以及影像学表现，但容易引发骨质疏松、消化性溃疡等；甲氨蝶呤是二线用药，通过抑制叶酸还原酶来发挥作用，但是会有骨髓抑制、肝毒性、感染等不良反应。而中医药治疗肺结节病具有良好的临床疗效，中医传统辨证论治讲究四诊合参的整体观及治未病的防治理念，尤其对于此类起病隐匿、进展缓慢、病程较长的慢性疾病，相较于西医，在治疗效果及预后转归上都有着显著的优势。对于中低危类结节通过调节脏腑气血阴阳，发于机先，起到治其未生、未成的目的；高危结节可在积极诊治的基础上调理机体平衡，协助治疗。刘教授治疗肺部结节以扶正祛邪、攻补兼施为治则，主张活血化瘀、清热解毒类药物不可久用、重用，自拟化痰散结方，临床疗效显著。中医药治疗肺结节病具有广泛的应用前景，具有非常重要的研究意义。

十一、消痈散结法治疗卵巢癌术后肿块再发

（一）临床资料

1. 病例

［病史］患者郭某，女，44岁，2023年2月16日入院。主诉：右侧卵巢癌术后3年余，腹痛8天。现病史：2020年4月28日患者无明显诱因出现右侧下腹部隐痛、胀满，小腹部怕凉，无恶心呕吐，无阴道不规则流血，遂就诊于吴忠市新区医院行妇科彩超检查，结果提示右侧卵巢囊肿，大小约8.5cm，遂住院治疗，嘱患者1个月后复查。后期患者右侧下腹部隐痛、胀满逐渐加重，2020年5月6日复诊于吴忠市新区医院，行妇科彩超检查，结果提示右侧卵巢囊肿，大小约9.5cm，较前明显增大。2天后患者就诊于宁夏医科大学总医院心脑血管医院，完善相关检查后诊断为右侧卵巢癌。2020年5月10日患者于宁夏医科大学总医院行子宫及双侧附件摘除术，术中发现盆腔恶性肿瘤，术后于宁夏医科大学总医院心脑血管医院行化疗，化疗过程中出现乏力、恶心呕吐，同时予以止吐、补液治疗，给予皮下注射聚乙二醇化重组人粒细胞刺激因子治疗，术后间断于当地中医诊所口服中药汤剂调理。8天前患者无明显诱因出现下腹部疼痛，偶感针刺样疼痛，左下腹可明显触及包块，质坚，边界不清，伴气短、乏力明显，遂就诊于宁夏医科大学总医院心脑血管医院行阴超检查，结果提示：①卵巢恶性肿瘤治疗后复查，子宫和双侧附件呈术后改变，阴道残缺未见复发，盆腔未见淋巴结转移；②左下腹腹壁局部异常，考虑炎症改变，合并少量脓肿形成；③盆腔少许积液。今日患者为求进一步中医治疗，遂就诊于我院，门诊拟"恶性肿瘤中医治疗（卵巢）"收住入院。入院症见：患者腹痛间作，偶感针刺样疼痛，下腹部憋胀，无恶心呕吐，胸闷气短明显，咳嗽、咳痰，咳少量白色泡沫样痰，乏力，头晕头昏时作，心慌心悸，偶有心前区疼痛，咽干咽痒，无咽痛，咽部异物感，汗可，手足心微热，纳差，不欲饮食，

胃脘嘈杂不适，大便偏干（2~4日1次），小便正常，近半年未监测体重变化。舌质暗红，苔厚腻，脉细数。

[辅助检查] 阴超：①临床提示卵巢恶性肿瘤治疗后复查，子宫和双侧附件呈术后改变，阴道残缺未见复发，盆腔未见淋巴结转移；②左下腹腹壁局部异常，考虑炎症改变，合并少量脓肿形成；③盆腔少许积液。

[体格检查] 体温36.1℃，脉搏71次/分，呼吸18次/分，血压122/69mmHg。神志清晰，发育正常，营养不良，形体消瘦，表情自如，自主体位，步态正常，精神差。双侧腹股沟淋巴结未扪及肿大，双侧腘窝淋巴结未触及。唇红，咽喉充血、水肿，双侧扁桃体Ⅱ度肿大，悬雍垂居中。两肺叩诊呈清音，呼吸音低，两肺可闻及痰鸣音。心尖搏动位于左侧第5肋间左锁骨中线内0.5cm，心尖部无震颤、无摩擦感，心脏浊音界无扩大，心率71次/分，心律齐，心音有力，各瓣膜听诊区未闻及病理性杂音。腹部膨隆，未见腹壁静脉曲张及蠕动波，左下腹可明显触及包块，质坚，边界不清，可见3个点状疤痕。

2. 中医诊断

癌病（气虚痰结证）。

3. 中医诊断依据

中医认为卵巢癌的病因病机主要是由寒温失节、饮食不调、内伤七情、脏腑功能失调、气血不和所致。气滞血瘀、七情太过或不及能引起体内气血运行失常，脏腑功能失调，从而导致疾病发生。明代医学家李梴在《医学入门》中提出"肉瘤"为郁结伤脾、肌肉消薄所致，重视癌症发病的情志所伤和痰气互结病机。肉瘤与癥瘕、积聚同病异名。癥与积，有形可征，坚硬不移，痛有定处。瘕与聚，聚散无常，推之可移，痛无定处。结合患者舌质暗红，苔厚腻，脉细数，可辨为气虚痰结证。

（二）诊疗过程

首诊：刘教授查房时查体见患者咽喉充血、水肿，双侧扁桃体Ⅱ度肿大，两肺叩诊呈清音，呼吸音低，两肺可闻及痰鸣音。故初诊中药汤剂以解表祛邪、散寒除湿、消痈散结为主，用方以荆防败毒散加减，外用薏苡仁、麸炒苍术治以化湿排脓。3剂，日1剂，水煎服。并予以腹部中药硬膏热贴敷外用辅助治疗。

二诊：患者表证已解，故调整中药汤剂以益气扶正、消痈排脓、化痰散结为主，用药有白芷、薏苡仁、炒冬瓜仁、醋鳖甲、煅瓦楞子、猫爪草、橘核、乌药等。4剂，日1剂，水煎服。

三诊：查房时患者自诉腹痛，偶感针刺样疼痛，下腹部憋胀较前缓解，查体腹部按压肿块较前减少，上方加炒白芍、灵芝、茜草炭、醋香附等，继续服用 3 剂，日 1 剂，水煎服。

四诊：于 7 月 3 日随访，复查阴超，结果提示盆腔未见明显占位及液性暗区，左侧腹壁切口旁低回声结节，肿瘤标志物 CA125 21.66U/mL（5 月 16 日）。患者自诉腹部疼痛明显改善。

（三）医案解析

1. 文献学习

最早在《黄帝内经》中有对肠蕈病证的描述，曰："寒气客于肠外，与卫气相抟，气不得荣，因有所系，癖而内著，恶气乃起，息肉乃生。"本书又论石瘕病因是"寒气客于子门，子门闭塞，气不得通，恶血当泻不泻"，说明了外感六淫可引发癌。《难经·五十五难》认为"积者，五脏所生；聚者，六腑之成也"，明确指出癥瘕积聚是脏腑功能失调所致。《诸病源候论》云："疝瘕之病，由饮食不节，寒温不调，气血劳伤，脏腑虚弱，受于风冷，令入腹内，与血气相结所生。"《三因极一病证方论》认为，妇科肿瘤的发生，"多因经脉失于将理，产蓐不善调护，内作七情，外感六淫，阴阳劳逸，饮食生冷，遂致荣卫不输，新陈干忤，随经败浊，淋露凝滞，为癥为瘕"。《黄帝内经》认为"风雨寒热不得虚，邪不能独伤人"，说明虽然有六淫之邪，但若正气强壮，亦未必患病。中医还认识到，妇科肿瘤往往非单一因素所致，而是与诸多因素有关，但最终都是正虚为本、邪实为标而致气血失调。

2. 诊疗分析

刘教授认为卵巢癌是妇科常见肿瘤之一，其发病率近年来有上升的趋势，属中医"癥瘕""肠蕈""腹痛"等范畴。中医对卵巢癌的认识可以追溯到《黄帝内经》，其中云："寒气客于肠外，与卫气相抟，气不得荣……息肉乃生。其始生也，大如鸡卵……此其候也。"中医治疗原则为"坚者削之……结者散之，留者攻之"，以攻邪为主，但卵巢肿瘤的发生发展是一个正虚邪实的过程，实际治疗中则以攻补兼施为法。

3. 效果见验

卵巢癌运用中医药治疗具有两方面的作用：一是有抑杀癌细胞的作用，二是增强宿主的免疫力。这些作用对患者术前控制病情及术后预防复发均有好处。中药扶正培本治疗可以预防、减轻或纠正化疗的副反应，并能增强化疗效果。

4. 临床体会

患者于 6 月 2 日入院，于宁夏医科大学总医院行阴超检查，结果提示左下腹腹壁异常，炎症改变，合并少量脓肿形成，盆腔少许积液，CA125 92.8U/mL（5月16日）。住院期间予以中药汤剂化痰散结、消痈排脓，药用黄芪、人参、灵芝等益气扶正，并运用卵巢癌中药封包外用方辅助治疗。患者诉腹痛明显减轻，自觉包块较前减少。

此患者住院期间治疗效果相当显著，最重要的是，及时抑制了癌细胞的恶性生长，挽救了一位年轻的妈妈！中医治疗肿瘤术后患者的优势在于整体调理、预防复发、减少副作用和改善生活质量等。通过中医的治疗，可以帮助患者更好地恢复健康，提高患者的生活质量。

十二、化痰散结法治疗纵隔肿瘤咯血胸痛

（一）临床资料

1. 病例

[病史] 患者王某，男，66岁。主诉：咳嗽、咳痰1年余，加重伴胸痛20天。现病史：患者1年前无明显诱因出现咳嗽、咳痰，偶有咳吐血丝，胸部憋闷，乏力，无喘促，无声音嘶哑，无吞咽困难，于银川市第二人民医院行胸部正侧位片检查，结果提示肺部炎症伴阴影。患者为求进一步明确诊断，遂就诊于宁夏医科大学总医院，行胸部CT检查，结果提示：①双肺间质性改变；②双肺炎症；③前纵隔不规则软组织肿块，包绕升主动脉及主动脉弓上段，与右肺上叶界限不清，致右肺上叶前实变不张，考虑胸腺恶性肿瘤可能性大，纵隔淋巴结转移；④左肺下叶钙化结节；⑤主动脉壁及冠状动脉壁钙化。嘱患者住院治疗，建议行化疗，患者家属拒绝行化疗。住院2天后患者前往西安市西京医院咨询，该医院建议穿刺、化疗，患者拒绝。之后患者就诊于宁夏中医医院，予以输液、口服中药汤剂治疗后症状稍减轻。患者为求进一步明确病因，遂前往北京大学肿瘤医院咨询，该医院建议穿刺、化疗，患者拒绝。20天前患者受凉后出现咳嗽、咳痰加重，咳时伴明显胸痛，时有胸闷气短，胸部憋闷，活动后喘促。今日患者为求进一步中医系统诊治，门诊拟"纵隔肿瘤"收住入院。入院症见：患者咳嗽、咳痰，白色黏痰液，偶可见豆腐渣样痰，易咯出，乏力，时有胸闷气短，活动及劳累后加重，咳时伴明显胸痛，夜间加重，心慌心悸，心前区憋闷，侧卧时右侧前胸口抽搐样疼痛，咽干咽痒偶作，咽部异物感，偶有头晕头昏，否认一过性黑蒙，双眼干涩，视物模糊，汗多，出汗时前胸口两侧对称，双眼睑无浮肿，手足心微热，颈肩部僵硬，腰部酸痛不适，右膝关节疼痛不适，纳食尚可，偶有胃脘部嘈杂不适，无反酸、烧心，夜

眠一般，入睡困难，早醒，大便干（2~4日1次），夜尿频（每夜2~3次），近期体重无明显增减。舌暗红，苔少，脉细数。

[辅助检查]（2023年7月5日宁夏医科大学总医院）胸部CT：①双肺间质性改变；②双肺炎症；③前纵隔不规则软组织肿块，大小约5.60cm×7.70cm，包绕升主动脉及主动脉弓上段，与右肺上叶界限不清，致右肺上叶前实变不张，考虑胸腺恶性肿瘤可能性大，纵隔淋巴结转移；④左肺下叶钙化结节；⑤主动脉壁及冠状动脉壁钙化。入院完善相关检查，血常规检查结果：中性粒细胞百分比73.30%、淋巴细胞百分比17.80%，明显异常。生化检查结果：肌酐50.60μmol/L↓，血糖6.35mmol/L↑。尿常规、便常规未见异常。腹部彩超右肾囊肿，门静脉、胆、胰、脾、左肾未见明显异常。心电图：窦性心动过速，心率122次/分，P-R缩短，异常心电图。

[体格检查]体温36.1℃，脉搏101次/分，呼吸23次/分，血压113/81mmHg。神志清晰，发育正常，营养中等，表情自如，自主体位，步态正常，精神差，查体合作，对答切题。全身浅表淋巴结未扪及肿大。咽喉充血、水肿，扁桃体Ⅰ度肿大，咽后壁散在疱疹，悬雍垂居中。胸廓无畸形，胸部触摸无异常，右侧按压疼痛，呼吸运动两侧对称，双侧语颤减弱，呼吸节律规整，两肺叩诊呈清音，呼吸音弱，左肺及右肺下叶可闻及痰鸣音，两肺未闻及湿啰音。心尖搏动位于左侧第5肋间左锁骨中线内0.5cm，心尖部无震颤、无摩擦感，心脏浊音界无扩大，心率102次/分，心律不齐，心音低钝，各瓣膜听诊区未闻及病理性杂音。双肾区无叩击痛，后背可见3个点状疤痕。

2. 中医诊断

癌病（气阴两虚证）。

3. 中医诊断依据

患者主因"咳嗽、咳痰1年余，加重伴胸痛20天"入院，结合检查结果，辨病属中医学"癌病"范畴。患者术后，气血俱虚，不能濡养脑络，故见头晕；气虚则见乏力、气短；气虚日久，血液运行无力，则成血瘀，日久伤阴。结合舌色暗红，苔少，脉细数，辨证为气阴两虚证。

（二）诊疗过程

首诊：刘教授查房时查体见患者咽喉充血、水肿，咽后壁可见散在疱疹，双侧两肺呼吸音低，左肺及右肺下叶可闻及痰鸣音，故初诊中药汤剂以解表祛邪、化痰止咳宣肺为主，用方以荆防败毒散加减，患者心率偏快，加阿胶以稳心率、养心血，加旋覆花以降逆胃气，减轻膈肌上移，缓解肺部胀满，减轻咳喘。3剂，日1剂，水煎服。

二诊：查患者表邪已去，故调整中药汤剂以益气扶正、补肺化痰、散结止咳为主，用药有紫菀、款冬花、白前、前胡、百部等，方选用射干麻黄汤加细辛重在温肺化饮，加旋覆花治以降逆胃气，缓解肺气胀满。4 剂，日 1 剂，水煎服。

三诊：查房时患者自诉咳嗽、喘憋较前缓解，继续增加化痰散结之力，上方外加猫爪草、介子、紫苏子，继续服用 3 剂，日 1 剂，水煎服。

四诊：患者出院后外带中药汤剂 7 剂巩固治疗，间断复诊于我院门诊继续口服中药汤剂。

（三）医案解析

1. 文献学习

本病类属于中医学的"肺积""咳嗽""咯血""胸痛"等范畴。如《素问·奇病论》曰："病胁下满，气逆……病名曰息积，此不妨于食。"《灵枢·邪气脏腑病形》说："肺脉……微急为肺寒热，怠惰，咳唾血，引腰背胸。"《素问·玉机真脏论》说："大骨枯槁，大肉陷下，胸中气满，喘息不便，内痛引肩项，身热，脱肉破䐃。"《难经·五十六难》说："肺之积，名曰息贲……久不已，令人洒淅寒热，喘咳，发肺壅。"

2. 诊疗分析

患者刚入院就诊时有寒邪、痰邪、风邪、水邪，整个都处于表面，近期有咯血丝，使用炒炭类药物可凉血。若皮肤处于寒凉环境，则易出血；若处于温暖环境，则不易出血。治疗一定要散寒湿、化水气，可减少血管、气管、肿瘤的水肿，维持止血、凝血功能正常，原发病是肿块，所以一定要控制肿块。化痰散结法已控制了患者的炎症、咯血、胸痛，可知患者最初一定存在炎性分泌，故治疗第一步解表祛邪就相当于西医的抗炎止咳。

3. 效果见验

刘教授观察患者近期的咯血是呈鲜红色，不是褐色，考虑咽部及气道血丝，而非陈旧性咯血。该患者治疗一定忌用活血化瘀药，因为活血化瘀药可促进血管内皮因子的高表达，若促进其高表达，则新生血管、血液更加丰富，会给肿瘤、结节生长提供更好的供血状态，促进其长大。结节最害怕有"血管影"，若患者咯血呈鲜红色，预后良好；若咯血呈褐色、黑色暗血，一般会出现大的咯血，有引发窒息的风险。

4. 临床体会

刘教授认为该纵隔肿瘤未行穿刺，考虑患者发病发展较缓慢，不论肿瘤属于良性还是恶性，若能控制住，则有可能属于炎性包块。治疗以化痰散结为主，多可使用温阳散结，无论是否行手术治疗，中药的化痰散结都可缓解患者症状，甚则使肿瘤变小。

十三、温阳散寒化湿法治疗卵巢囊肿

（一）临床资料

1. 病例

［**病史**］患者安某，女，30 岁，2023 年 3 月 10 日入院。主诉：发现卵巢囊肿近 2 年，下腹痛 2 天。患者 2 年前单位组织体检时发现卵巢囊肿，未予重视和检查，未定期复查。2 天前患者无明显诱因出现下腹疼痛，月经规律，经前无痛经，行妇科彩超检查，结果提示右侧附件区囊肿（16.4mm×12.0mm）。今为求进一步中医治疗，再次就诊于我院，门诊以"卵巢囊肿"收住入院。入院症见：患者下腹部胀痛明显，遇热缓解，手足冰凉，无烦躁，乏力明显，偶有气短，咳嗽、咳痰时作，偶咳白色黏痰，可咳出，偶有心慌心悸，汗出较多，纳食可，睡眠可，大小便正常。舌质红，苔白腻，舌体胖大，边有齿痕。

［**辅助检查**］血常规、血糖、肾功能、尿常规、便常规未见明显异常。腹部彩超：门静脉、胆、胰、脾、双肾未见明显异常。心电图：正常窦性心律，正常心电图。

［**体格检查**］体温 36.4℃，脉搏 62 次/分，呼吸 18 次/分，血压 106/68mmHg。神志清晰，发育正常，营养中等，表情自如，自主体位，步态正常，精神良好，查体合作，对答切题。全身浅表淋巴结未扪及肿大。咽喉充血、水肿，扁桃体无肿大，悬雍垂居中。两肺叩诊呈清音，呼吸音低弱，两肺闻及少许痰鸣音。心尖搏动位于左侧第 5 肋间左锁骨中线内 0.5cm，心尖部无震颤、无摩擦感，心脏浊音界无扩大，心率 62 次/分，心律齐，心音有力，各瓣膜听诊区未闻及病理性杂音。

2. 中医诊断

瘤病（寒湿凝滞证）。

3. 中医诊断依据

依据患者下腹部胀痛、遇热缓解、手足冰凉等症状，辨病属于"积聚"类病。《黄帝内经》中曰："正气存内，邪不可干。"患者正气亏虚，寒邪侵入体内，客于冲任，经血运行不畅，血海不能按时充盈；体胖，平素喜食甜食，脾失运化，痰湿内生，痰湿阻滞于冲任、胞脉，气血运行受阻，血海空虚。结合患者舌质红，苔白腻，舌体胖大，边有齿痕，四诊合参，辨证属于寒湿凝滞证。

（二）诊疗过程

首诊：刘教授查房时查体见患者咽喉充血、水肿，故初诊中药汤剂以解表祛邪、化湿散寒为主，用方以荆防败毒散加减，用药有荆芥、防风、羌活、独活、桂枝、麻黄、白芷、醋香附、茜草炭、炒白芍等。3剂，日1剂，水煎服。

二诊：查体见患者咽部无充血、水肿，故调整中药汤剂以散寒化湿、理气止痛为主，用方以补中益气汤合桂枝茯苓丸加减，用药有醋香附、茜草炭、乌药、小茴香、泽兰、牛膝、黄芪、人参、白术等。3剂，日1剂，水煎服。

三诊：查房时患者诉下腹部胀痛明显缓解，上方加醋鳖甲、益母草、炒桃仁、桂枝、茯苓，加大软坚散结力度，继续服用4剂，日1剂，水煎服。

四诊：患者出院前下腹部胀痛缓解。嘱患者继续院外治疗。

（三）医案解析

1. 文献学习

积聚之名，首见于《灵枢·五变》，其中曰："人之善病肠中积聚者……皮肤薄而不泽，肉不坚而淖泽，如此则肠胃恶，恶则邪气留止，积聚乃作。"《黄帝内经》里还有伏梁、息贲、肥气、奔豚等病名，皆属积聚范畴。在治疗方面，《素问·至真要大论》提出的"坚者削之""结者散之，留者攻之"等原则，具有一般的指导作用。《难经》对积聚作了明确的区别，并对五脏之积的主要症状作了具体描述。《金匮要略·疟病脉证并治》将疟疾引起的癥瘕称为疟母，并以鳖甲煎丸治之。《诸病源候论·积聚病诸候》对积聚的病因病机有较详细的论述，并认为积聚一般有一个渐积成病的过程，"诸脏受邪，初未能为积聚，留滞不去，乃成积聚"。《证治准绳·积聚》在总结前人经验的基础上，提出了"治疗是病必分初、中、末三法"的主张。中医文献中的癥瘕、痃癖以及伏梁、肥气、息贲等疾病，皆属积聚的范畴。

2. 诊疗分析

刘教授讲述积为有形，固定不移，痛有定处；聚为无形，聚散无常，痛无定处。积证以腹部可扪及大小不等、质地较硬之结块，并有疼痛为特征。积聚虽属于同一病证，但在治疗上要清楚治疗原则。积聚的发生，多因情志郁结，饮食所伤，寒邪外袭以及病后体虚，以致肝脾受损，脏腑失和，气机阻滞，瘀血内停，或兼痰湿凝滞，而成积聚。故《景岳全书·积聚》篇说："积聚之病，凡饮食、血气、风寒之属，皆能致之。"寒湿侵袭，脾阳不运，湿痰内聚，阻滞气机，气血瘀滞，积块乃成。在治疗过程中，以散寒、消瘀为主。

3. 效果见验

刘教授临床治疗积聚时始终注意顾护正气，功伐药物过多损正伤胃，故提出补气健脾和胃治法。方药中多加干姜、白术、山药等顾护脾胃的药物；因软坚散结过程中要耗气，故方药中加黄芪、党参、仙鹤草以补气。这样屡攻屡补，以平为期。

4. 临床体会

治疗积聚类疾病需要一个较长的时间段，不可操之过急。治疗过程中始终把顾护脾胃作为重点，健脾补气不可忽略。

参考文献

[1] 赵湘铃，段朝晖，张敏，等．中国子宫内膜癌疾病负担状况及流行趋势预测［J］．中国慢性病预防与控制，2023，31（08）：568-573.

[2] 李明珠，魏丽惠，隋龙，等．中国子宫颈癌筛查指南（一）［J］．现代妇产科进展，2023，32（07）：481-487.

[3] 王志启，王建六，魏丽惠．子宫内膜癌合并症146例临床分析［J］．中华妇产科杂志，2003，38（06）：350-353.

[4] 黄丽，项敏泓，李青松，等．四妙勇安汤治疗宫颈癌术后下肢水肿临床经验［J］．中国中医药现代远程教育，2018，16（01）：84-86.

[5] 郑玉玲，陈丽．温肾化气法治疗妇科肿瘤术后、放疗后下肢水肿验案2则［J］．中医肿瘤学杂志，2019，1（04）：74-76.

[6] 中华医学会整形外科学分会淋巴水肿治疗学组．乳腺癌术后上肢淋巴水肿诊治指南与规范（2021年版）［J］．组织工程与重建外科，2021，17（06）：457-461.

[7] 邢文婷，陈万强，吴季祺，等．负压淋巴回流促进系统联合肌效贴治疗乳腺癌术后上肢淋巴水肿患者的效果［J］．中国民康医学，2022，34（24）：28-30+37.

[8] 郭晓慧．如意消肿方治疗乳腺癌术后上肢淋巴水肿疗效观察［J］．循证护理，2021，7（10）：1406-1408.

[9] 杨志峥，肖书超，李璟．黄芪桂枝五物汤合内消丸化裁外敷辅助中医外治手段治疗乳腺癌术后上肢淋巴水肿的疗效［J］．肿瘤防治研究，

2020, 47 (12): 958 - 962.

[10] 佟蕾, 王文君, 王志华. 益气活血利水通络法治疗乳腺癌术后上肢淋巴水肿疗效观察 [J]. 实用中医药杂志, 2018, 34 (07): 759 - 760.

[11] 王磊, 李有怀, 唐铁雷, 等. 参芪利水汤联合按摩手法在乳腺癌术后上肢淋巴水肿患者中的应用效果探析 [J]. 四川中医, 2019, 37 (01): 158 - 160.

[12] 支修益, 石远凯, 于金明. 中国原发性肺癌诊疗规范 (2015 年版) [J]. 中华肿瘤杂志, 2015, 31 (01): 67 - 78.

[13] 吴勉华, 石岩. 中医内科学 [M]. 5 版. 北京: 中国中医药出版社, 2021.

[14] 冯阳, 施京红. 从化疗的不良反应探讨"培土生金"法在肺癌中的应用 [J]. 世界最新医学信息文摘, 2019, 19 (26): 218 + 221.

[15] 徐春娟, 陈荣, 裴丽, 等. 明代医学家李梴及其《医学入门》的现代研究 [J]. 湖南中医杂志, 2012, 28 (06): 86 - 88.

[16] 袁萌, 何裕民. 中医理论指导下女性健康管理的思考 [J]. 上海中医药杂志, 2014, 48 (07): 8 - 10.

第十部分 其他医案

一、益气健脾、升阳通窍法治疗过敏性鼻炎

(一) 临床资料

1. 病例

[病史] 患者王某，女，25 岁，2022 年 7 月 18 日入院。主诉：鼻塞、流涕间作半年，加重 3 天。患者半年前因受凉后出现鼻塞、流清涕、打喷嚏，双眼干痒，流泪，无咽痒、咽痛，无喘促，无呼吸困难，未予重视，亦未治疗。3 天前患者因受凉后鼻塞、流清涕较前加重，双眼干痒，流泪，咽干、咽痒、咽痛，无呼吸困难，无头晕头昏。今为求中医治疗，遂就诊于我院门诊，为进一步治疗，门诊以"过敏性鼻炎"收住入院。入院症见：患者鼻塞、流涕、打喷嚏，胸闷气短，疲乏无力，咽干、咽痒、咽痛，双目干涩、瘙痒，流泪，时有咳嗽、咳痰，痰白质黏，易咳出，纳可，睡眠可，二便调。舌红，苔白腻，脉浮紧。

[辅助检查] 待查。

[体格检查] 体温 36.0℃，脉搏 93 次/分，呼吸 22 次/分，血压 110/69mmHg。神志清晰，发育正常，营养中等，表情自如，自主体位，步态正常，精神欠佳，查体合作，对答切题。鼻不通畅，鼻唇沟对称，鼻中隔无偏曲，鼻翼无扇动，鼻窦区无压痛，流涕，无出血。两耳廓正常，外耳道无脓性分泌物，乳突区无压痛，两耳听力粗测正常。唇暗红，口腔黏膜无溃疡，咽喉充血、水肿，双侧扁桃体Ⅰ度肿大，悬雍垂居中。颈部僵硬，颈静脉不充盈，气管居中，双侧甲状腺未见肿大。两肺叩诊呈清音，呼吸音粗，两肺可闻及哮鸣音。心尖搏动位于左侧第 5 肋间左锁骨中线内0.5cm，心尖部无震颤、无摩擦感，心脏浊音界无扩大，心率 93 次/分，心律齐，心音有力，各瓣膜听诊区未闻及病理性杂音。

2. 中医诊断

鼻鼽 (风寒袭表证)。

3. 中医诊断依据

患者主因"鼻塞、流涕间作半年，加重 3 天"入院，辨病当属中医学"鼻鼽"范畴。肺主气，司呼吸，上连气道、喉咙，开窍于鼻，外合皮毛，

内为五脏华盖，其气贯百脉而通他脏，不耐寒热。若饮食不节，或过食肥甘厚味辛辣，或平素脾失健运，饮食精微不归正化，脾湿生痰，上渍于肺，壅遏肺气，故鼻塞；风寒犯肺，痰湿阻滞于肺，肺气失宣，故咳嗽、咳痰。结合舌红，苔白腻，脉浮紧，四诊合参，故辨证为风寒袭表证。

（二）诊疗过程

首诊：刘教授查房时查体见患者咽喉充血、水肿，咽后壁可见散在大小不等滤泡，两肺呼吸音低，可闻及少量痰鸣音，故初诊中药汤剂以解表祛邪、散寒化湿为主，用方以荆防败毒散加减，用药有荆芥、防风、羌活、独活、桂枝、麻黄、白芷、苍术等。3剂，日1剂，水煎服。

二诊：查体见患者咽部无充血、水肿，咽后壁滤泡消失，故调整中药汤剂以益气健脾、升阳通窍为主，方用补中益气汤合麻黄细辛附子汤加减，药用黄芪、人参、白术、升麻、辛夷、白芷、苍耳子、鹅不食草、细辛、桂枝等。4剂，日1剂，水煎服。

三诊：查房时患者诉鼻塞、流涕明显好转，上方加巴戟天、补骨脂等，继续服用3剂，日1剂，水煎服。

（三）医案解析

1. 文献学习

《礼记·月令》有言："季秋行夏令，则其国大水，冬藏殃败，民多鼽嚏。"这是关于鼻鼽最早的记载，故该病又称为"鼽嚏""鼽"等。《素问·脉解》曰："所谓客孙脉则头痛鼻鼽腹肿者，阳明并于上，上者则其孙脉络太阴也，故头痛鼻鼽腹肿也。"孙脉受到邪气侵袭继而引起的头痛、鼻鼽、腹胀与阳明经、太阴经失常有关。中医治疗鼻鼽由来已久，积累了丰富的经验，临床通过中药内服、针刺、艾灸、穴位贴敷等疗法的单一应用或联合应用，疗效显著。

2. 诊疗分析

刘教授认为，鼻鼽一病最主要的是由于患者表虚无力御邪。表虚不固，藩篱不牢，风寒之邪乘虚而入，停滞于鼻窍则发为鼻鼽。因风寒之邪，易伤皮毛，又肺主皮毛，开窍于鼻，若表虚不固，肺系易受外邪所客，所以固表御邪为首务。犹如给人体构筑一道"防火墙"，又如加盖一个"金钟罩"，这样固护体表，则外邪难入。

3. 效果见验

刘教授认为，鼻鼽以阳虚感受风寒之邪为主要病机。其中阳虚以肺、脾、肾三脏阳虚为主，故温阳当温肺、脾、肾三脏之阳。在鼻鼽的治疗过程中温阳是关键，所谓"天之大宝只此一丸红日，人之大宝只此一息真阳"。刘教授喜用麻黄、桂枝以开表通阳，干姜以温肺脾之阳，补骨脂、巴戟天以温肾阳，三脏阳气一旺，犹"红日当空，阴霾自散"，所以温阳散寒通窍是治疗鼻鼽的关键。人体阳气一身周流，则阴寒之邪难以停聚鼻窍及体内，鼻鼽之疾便无从而生。所谓"阳气者，若天与日，失其所，则折寿而不彰"，故阳气对人体发病与否起着关键作用。脾胃乃后天之本，气血生化之源。历代医家无不重视脾胃的运化功能，饮食物的吸收要依赖脾胃，药物的吸收也要依赖脾胃，所谓"内伤脾胃，百病由生"。鼻鼽患者以虚证居多，其中常表现为脾胃虚弱，故刘教授在治疗方剂中常加入益气健脾祛湿之品。

4. 临床体会

鼻鼽一病现代医学常称其为世界医学难题，除鼻喷激素与口服抗过敏药物，尚无有效的治疗方法。中医学对鼻鼽的病机用"营卫不调"一言以蔽之，虽然鼻鼽患者病程较长，治疗起来亦困难，但辨证治疗常获良效。在治疗时用对方法非常重要，否则不但临床疗效欠佳，而且会在一定程度上贻误病情，造成患者内心困扰和经济负担。刘教授临证善用固表御邪、温阳散寒通窍、调理脾胃之法，配合针刺、艾灸，并结合运动、生活饮食起居综合调理，每获良效。

二、疏风散寒、消肿散结法治疗扁桃体炎

（一）临床资料

1. 病例

[**病史**] 患者刘某，男，15 岁，2022 年 7 月 15 日就诊。主诉：咽干、咽痛 3 天。症见：咽干、咽痛，鼻流清涕，喷嚏，纳差，大便秘结，小便短少而黄。舌苔白腻，脉浮紧。

[**辅助检查**] 血常规：中性粒细胞百分比 48.9%↓，淋巴细胞百分比43.2%↑，血红蛋白浓度 106g/L↓，平均血红蛋白浓度 306g/L↓。

[**体格检查**] 体温 36.3℃，脉搏 90 次/分，呼吸 22 次/分，血压 90/65mmHg。神志清晰，发育正常，营养中等，表情自如，自主体位，步态正常，精神欠佳，查体合作，对答切题。全身皮肤黏膜无黄染，未见皮疹及出血点，无肝掌和蜘蛛痣。全身浅表淋巴结未扪及肿大。咽喉充血、水肿，咽后壁可见散在大小不等滤泡，双侧扁桃体Ⅲ度肿大，悬雍垂居中。两肺可闻及少量痰鸣音。心尖搏动位于左侧第 5 肋间左锁骨中线内0.5cm，心尖部无震颤、无摩擦感，心脏浊音界无扩大，心率 90 次/分，

心律齐，心音有力，各瓣膜听诊区未闻及病理性杂音。腹壁柔软，无肌紧张，压痛（+）。

2. 中医诊断

乳蛾（风寒侵袭证）。

3. 中医诊断依据

依据患者咽干、咽痛的临床特征，查体见扁桃体双侧Ⅲ度肿大，故诊断为乳蛾。症状可见咽干、咽痛，鼻流清涕，喷嚏，纳差，大便秘结，小便短少而黄，舌苔白腻，脉浮紧，辨证为风寒侵袭证。

（二）诊疗过程

首诊：刘教授查房时查体见患者咽喉充血、水肿，咽后壁可见散在大小不等滤泡，双侧两肺呼吸音低，可闻及少量痰鸣音，故初诊中药汤剂以疏风解表、消肿散结为主，用方以荆防败毒散加减，用药有荆芥、防风、羌活、独活、桂枝、麻黄、白芷、橘核、皂角刺、炒僵蚕等。3剂，日1剂，水煎服。

二诊：查体见患者扁桃体双侧Ⅱ度肿大，咽后壁滤泡消失，故调整中药汤剂以补中益气、消肿散结为主，用方以补中益气汤加减，用药有黄芪、人参、白术、皂角刺、橘核、鸡内金、白芷等。4剂，日1剂，水煎服。

三诊：患者自诉咽干、咽痛较前明显缓解，查体可见扁桃体双侧肿大消失，上方加浙贝母、芥子、醋鳖甲，继续服用3剂，日1剂，水煎服。

四诊：患者出院前复查扁桃体双侧肿大消失。嘱患者院外忌酒，避风寒。

（三）医案解析

1. 文献学习

扁桃体肿大中医称之为"乳蛾"，又按病情缓急分为急乳蛾和慢乳蛾，是五官科临床常见病、多发病。急乳蛾是指起病急骤，咽核红肿疼痛，表面或有黄白色脓液的一种疾病；慢乳蛾是指咽核肿大、咽部干痒微痛，哽咽不利，经久不愈的一种慢性咽病。乳蛾多为双侧咽核同时发病，单侧发病者也较为多见。无明显地域性。

2. 诊疗分析

乳蛾属实证、寒证，乃风寒之毒从口鼻内犯，积聚于咽喉而致喉核红肿疼痛；病邪入里，里热炽盛，而见高热；热毒内郁，灼伤喉核，血败肉腐成脓，则喉核表面可见白色脓点。病变部位在上、中二焦，与肺、胃相关，病机为风寒侵袭，治以疏风散寒、消肿散结为主。临床效果良好。

3. 效果见验

刘教授临床治疗乳蛾在消肿散结的基础上，提出以补中益气汤预防之法。气血不足引起免疫力低下，使风寒容易侵袭人体，而咽喉是人体门户最易受邪。刘教授在治疗乳蛾的过程中为防止咽喉反复发炎肿大，方药中多加人参、白术、金樱子、仙鹤草等补益肺气，肺气足，可以抵御风寒邪气入体。

4. 临床体会

扁桃体炎为咽喉红肿疼痛，用荆防败毒散疏散外风，仙方活命饮消肿散结，可用两方相合；对于反复发作的扁桃体炎，或者扁桃体肿大不能短期消散者，可辅以补肺益气之品，合玉屏风散之意，以防反复外感风寒而诱发；或有阴虚明显者，也可合用生脉饮，以益气养阴，以防疏风散寒或解毒散结而耗伤气阴。

三、茵陈五苓散合消风散治疗湿疹

（一）临床资料

1. 病例

[**病史**] 患者张某，女，58 岁，2023 年 10 月 11 日入院。主诉：颜面红斑、丘疹瘙痒 2 个月余，伴眼周皮肤肿胀 1 周。患者 2 个月前无明显诱因颜面部出现点状红斑及粟粒大丘疹，逐渐增多，丘疹很快变为水泡、破溃、糜烂、渗出，自觉瘙痒，有灼热感，曾就诊于当地医院，给予口服马来酸氯苯那敏（扑尔敏）、维生素 C 治疗，外用皮炎平软膏，症状稍缓解。1 周前患者受凉后眼周皮肤肿胀，用上述药物后症状未见缓解。患者为求进一步中医治疗，今来我院就诊，经查后门诊以"湿疹"收住入院。入院症见：患者颜面红斑、丘疹瘙痒，眼周皮肤肿胀，咳嗽、咳痰，咳少量白色黏痰，痰易咳出，伴胸闷气短，心慌心悸，无喘息胸痛，疲乏无力，双目干涩，视物模糊，口干口苦，头晕头昏，头痛，颠顶痛甚，胃胀痛，反酸、烧心，纳可，眠一般，二便正常，大便后段偏稀，近期体重未见明显增减。舌苔白腻，脉弦数。

[**辅助检查**] 血常规：中性粒细胞百分比 38.80% ↓，淋巴细胞百分比 47.60% ↑，嗜酸性粒细胞百分比 7.20% ↑，中性粒细胞计数 1.96×10^9/L↓。肝功能：γ - 谷氨酰转移酶 57.20U/L↑。红细胞沉降率：40mm/h↑。肾功能、血糖、尿常规、便常规未见明显异常。心电图：心率 76 次/分，窦性心律不齐。腹部彩超：轻度脂肪肝，多发胆囊结石，门静脉、胰、脾、双肾

未见明显异常。甲状腺及颈部淋巴结彩超：左侧甲状腺结节。甲功五项未见异常。

[**体格检查**] 体温 36.4℃，脉搏 93 次/分，呼吸 22 次/分，血压 134/79mmHg。神志清晰，发育正常，营养中等，表情自如，自主体位，步态正常，精神欠佳，查体合作，对答切题。全身皮肤黏膜黄染，未见皮疹及出血点，无肝掌和蜘蛛痣。面部见点状红斑及粟粒大丘疹，可见散在水泡，破溃、糜烂、渗出。全身浅表淋巴结未扪及肿大，头颅无畸形，巩膜可见黄染。咽喉充血、水肿，双侧扁桃体无肿大，悬雍垂居中。颈软，颈静脉不充盈，气管居中，颈前视诊略饱满，双侧甲状腺无肿大。两肺叩诊呈清音，呼吸音低，两肺可闻及痰鸣音。

2. 中医诊断

湿疮（脾虚湿蕴证）。

3. 中医诊断依据

依据患者颜面红斑、丘疹瘙痒，眼周皮肤肿胀的临床特征，诊断为湿疮。脾为湿困，湿热蕴久，耗伤阴血，化燥生风而致血虚风燥，肌肤甲错，发为本病。结合舌脉，故辨证为脾虚湿蕴证。

（二）诊疗过程

首诊：刘教授查房时查体见患者咽喉充血、水肿，双侧两肺呼吸音低，可闻及少量痰鸣音，故初诊中药汤剂以解表祛邪、散寒除湿为主，用方以荆防败毒散加减，用药有荆芥、防风、羌活、独活、桂枝、麻黄、白芷、茵陈、苍术等。3 剂，日 1 剂，水煎服。

二诊：查体见患者咽部无充血、水肿，咽后壁滤泡消失，故调整中药汤剂以益气健脾、散寒除湿为主，用方以茵陈五苓散合消风散加减，用药有茵陈、栀子、茯苓、泽泻、桂枝、苍术、蝉蜕、炒僵蚕、地肤子、蛇床子、浮萍、黄芪、人参、白术等。4 剂，日 1 剂，水煎服。

三诊：查房时患者自诉颜面红斑、丘疹瘙痒和眼周皮肤肿胀较前明显缓解，汗出多，上方加五倍子、五味子、炒白芍、山茱萸、浮小麦，继续服用 3 剂，日 1 剂，水煎服。

四诊：患者出院前复查中性粒细胞百分比、淋巴细胞百分比、嗜酸性粒细胞百分比、肝功能、红细胞沉降率均恢复正常。颜面红斑、丘疹瘙痒和眼周皮肤肿胀明显改善。嘱患者院外忌酒，饮食清淡。

（三）医案解析

1. 文献学习

湿疹是由多种内外因素引起的一种具有多形性皮损和渗出倾向的皮肤

炎症性反应，临床常见症状为皮肤红疹、瘙痒难耐，具有反复发作、缠绵难愈等特点，严重影响患者生活质量。湿疹在中医理论中属于"湿疮""浸淫疮""绣球风""香瓣疮""四淫""奶癣"等范畴。其基础病机为风热侵袭肌表，兼有湿邪浸淫；主要病机为湿热内蕴、脾失健运。中医治疗湿疹的主要方法包括中药内治法、中药外治法、针刺法，治法多以清热、健脾除湿、祛风养血为原则。

2. 诊疗分析

刘教授认为无论湿热湿疹还是寒湿湿疹，湿邪往往贯穿于湿疹的始终。中医认为，出现湿疹是因为体内水湿超过正常范围，可以是外界的湿邪入侵人体所致，也可以是脾脏功能失调不能运化水湿、水湿内停所致。当所处环境湿气过重，天气过于潮湿时，如果再过食辛辣、油腻的食物损伤脾脏，脾脏运化水湿的功能减弱，就会使体内湿邪积聚，最终从里达表淤滞于皮肤而形成湿疹。所以治疗时重视化湿，方用茵陈五苓散，方中茵陈蒿苦寒，可清热、利湿、退黄，五苓散有淡渗利湿之效，全方旨在清热利湿，且利水作用较强。湿疹离不开风邪，治疗时联合使用消风散，在此方剂中，君药包括牛蒡子、防风、荆芥、蝉蜕，主要能够起到开发腠理、止痒疏风的作用。牛蒡子的作用包括解毒消肿、宣肺透疹等；防风善行全身，主要作用为祛风；荆芥的作用包括消散疮疡、宣散疹毒等；蝉蜕可起到透疹止痒、疏散风热的功效。臣药包括苦参、苍术，分别可起到清热燥湿、祛风燥湿的作用。佐药包括石膏及贝母，均可产生清热泻火的作用。使药为甘草，主要是将诸药调和，并起到清热解毒的作用。

3. 效果见验

刘教授临床治疗湿疹在利湿和消风止痒的基础上，提出扶正祛邪法。正气存内，邪不可干。气血足，血行风自灭。由于疏风散寒除湿的药，容易损伤正气、损伤脾胃，刘教授在治疗湿疹的过程中为防止苦寒败胃，方药中多加党参、白术、陈皮、砂仁等健脾开胃药，调和肝脾。脾胃为后天之本，气血生化之源，留得一分胃气，便有一分生机。

4. 临床体会

湿疹病程有长有短，如果患者病程较长，多伴有正气亏损。治疗湿疹的中药大多耗伤气血，刘教授认为正气存内，邪不可干，对患者表现为气血亏虚者，方药中多加桑葚、黄精、熟地黄、黄芪、人参、白术、桂枝等益气养血之品，往往效果颇著。

四、养血祛风止痒法治疗荨麻疹

(一) 临床资料

1. 病例

[**病史**] 患者范某，女，32 岁，2023 年 11 月 2 日入院。主诉：全身皮肤瘙痒伴风团 2 个月，加重 3 天。患者诉 2023 年 9 月无明显诱因出现全身皮肤、眼睛、鼻腔瘙痒，自行口服奥罗他定治疗，瘙痒缓解，2 天后上述症状又反复出现，瘙痒不适，伴双下肢大小不等风团，未融合成片，可见红色抓痕，无疼痛及皮肤肿胀不适，数分钟后风团消失。2023 年 10 月患者就诊于我院门诊口服中药汤剂治疗，瘙痒较前减轻，夜间瘙痒较白天明显，夜间风团较频繁。3 天前患者全身皮肤瘙痒较前明显，情绪紧张后瘙痒加重，双下肢、后背部、臀部可见大小不等风团，数小时后风团消失。今为患者求进一步中医治疗，就诊于我院门诊，门诊以"荨麻疹"收住入院。入院症见：患者全身皮肤瘙痒，以双下肢、颈部、臀部、后背部瘙痒明显，夜间加重，伴随大小不等风团，无红肿，乏力，心慌心悸，中午时分明显，咽痒不适，咽部异物感明显，颈前噎塞感明显，无咳嗽、咳痰，无胸闷气短，无头晕头昏，口苦口干，口中异味明显，纳食少，稍感小腹部憋胀，手心偏热，情绪低落，汗出可，睡眠一般，大便偏干，小便调。舌红，苔薄，脉细弱。

[**辅助检查**] 血常规、空腹血糖、肝功能、肾功能、尿常规、便常规未见异常。腹部彩超：肝、胆、脾、胰腺、双肾、门静脉未见异常。心电图：正常窦性心律，正常心电图。

[**体格检查**] 体温 36.2℃，脉搏 64 次/分，呼吸 16 次/分，血压 113/58mmHg。神志清晰，发育正常，营养中等，表情自如，自主体位，步态正常，精神良好，查体合作，对答切题。颈部可见红色疱疹，未见出血点，无肝掌和蜘蛛痣。全身浅表淋巴结未扪及肿大。咽喉充血、水肿，双侧扁桃体 I 度肿大，悬雍垂居中。两肺叩诊呈清音，呼吸音清晰，两肺未闻及干、湿啰音。心尖搏动位于左侧第 5 肋间左锁骨中线内 0.5cm，心尖部无震颤、无摩擦感，心脏浊音界无扩大，心率 64 次/分，心律齐，心音有力，各瓣膜听诊区未闻及病理性杂音。双下肢、后背部、臀部可见大小不等风团，皮肤划痕试验阳性。

2. 中医诊断

瘾疹（血虚证）。

3. 中医诊断依据

依据患者主要临床症状为全身皮肤瘙痒，可见大小风团，辨病当属"瘾疹"范畴。患者平素饮食不规律，导致气血不足，不能濡养机体，发为本病。结合舌红，薄苔，脉细弱，故辨证为血虚证。

（二）诊疗过程

首诊：刘教授查房时查体见患者咽喉充血、水肿，双侧两肺呼吸音低，故初诊中药汤剂以解表祛邪、燥湿止痒为主，加少量养血之品，用方以荆防败毒散加减，用药有荆芥、防风、羌活、独活、桂枝、麻黄、白芷、白芍、浮萍、当归、浙桐皮、白鲜皮、蛇床子等。3剂，日1剂，水煎服。

二诊：查体见患者咽部无充血、水肿，故调整中药汤剂以补气健脾、养血祛风止痒为主，用方以补中益气汤合归脾汤加减，用药有白芍、浮萍、当归、浙桐皮、白鲜皮、蛇床子、龙眼肉、蝉蜕、熟地黄、黄芪、人参、白术等。4剂，日1剂，水煎服。

三诊：查房时患者自诉皮肤瘙痒较前缓解，心情不好及睡眠质量差时会加重，上方加合欢皮、北柴胡、首乌藤、鸡血藤，继续服用3剂，日1剂，水煎服。

四诊：患者出院前仍有局部头皮稍瘙痒，睡眠、情绪较入院前明显减轻。嘱患者院外加强营养摄入，保持心情舒畅和足够的睡眠。

（三）医案解析

1. 文献学习

瘾疹是一种皮肤出现红色或苍白色风团，时隐时现的瘙痒性、过敏性皮肤病。《诸病源候论·风瘙身体瘾疹候》中曰："邪气客于皮肤，复逢风寒相折，则起风瘙瘾疹。"此处所论内容相当于西医的荨麻疹，特点是皮肤上出现瘙痒性风团，发无定处，骤起骤退，退后不留痕迹。

2. 诊疗分析

刘教授认为患者禀赋不耐，初起为风寒外袭或风热客表，致营卫不和，邪气郁于腠理，外不得透达，内不得疏泄，故见风团；风为阳邪善行而数变，故起病急骤，时隐时现，发无定处；脾虚不运，不能生化五谷精微，血虚生风则使病情反复发作，又因情志内伤，使病情加重。总之，辨证属风寒、风热、血热、脾虚、血虚所引起。临床上要根据患者的临床表现及舌脉征象，灵活选用用药。

3. 效果见验

刘教授临床治疗瘾疹在祛风养血的基础上，注重补气健脾。因脾脏主运化五谷精微，为后天之本，故健脾可从本质上改善血虚，而气为血之帅，可推动血液运行。选方以补中益气汤合归脾汤加减，以党参、白术、人参、仙鹤草、鸡血藤等补气健脾，加龙眼肉、白芍、当归等养血之品。在治疗过程中选用祛风止痒药物，同时要防止苦寒药物伤及脾胃，故为顾护脾胃，佐以干姜。另外，不可忽视情志因素对本病的影响，故疏肝解郁始终贯穿治疗过程。以此使气血相生、脾胃调和、情志舒畅，本病自愈。

4. 临床体会

在治疗过程中，辨病不难，难在辨证，只要辨证准确，结合症状选方加减，会得到出奇效果。在所学中药中，祛风止痒药大部分为苦寒药物，在治疗过程中要顾护脾胃，不可顾此失彼，以免既损伤脾胃，又损伤阳气。

五、当归饮子加减治疗顽固性湿疹

（一）临床资料

1. 病例

[**病史**] 患者诉15年前因长期工作环境潮湿出现左手心皮肤瘙痒，局部见红色粟粒样丘疹，无破溃，自行涂抹药膏治疗（具体用药不详）后皮肤瘙痒可缓解，患者未予重视。此后患者自诉左手皮肤皮屑逐渐增多，无疱疹，蔓延至双手关节多处，瘙痒明显，遂就诊于固原市当地诊所口服中药汤剂治疗后瘙痒消失、皮屑消退，此后未予重视。半年后患者自诉上述症状再次反复，瘙痒明显，就诊于宁夏医科大学皮肤科，给予药物治疗（具体不详），症状未见缓解，此后未予重视，自行间断涂抹药膏治疗（具体不详）。半个月前患者自诉涂抹药膏后（具体不详）双手关节皮肤瘙痒明显，无渗出，皮屑增多，皮质粗糙肥厚，今为求进一步治疗，遂就诊于我院门诊，门诊以"湿疹"收住入院。入院症见：患者双手指间关节及掌指关节周围皮肤瘙痒、干燥、脱屑，有裂纹，无溃破，无渗液，粗糙肥厚，局部皮肤色素消退，接触洗衣液、洗洁精后双手瘙痒明显，头晕头昏，无头痛，视物模糊，双目干涩，气短，无胸闷，乏力，无咳嗽，咳痰少，胃脘部胀满，反酸，无烧心，口干、口苦，耳鸣，左膝关节疼痛，腰部酸困，纳可，汗出可，手足心热，睡眠欠佳，梦多，易醒，大便正常，小便偶有泡沫，近期体重未见明显增减。舌红少苔，脉细数。

[**辅助检查**] 血常规：中性粒细胞百分比45.8%↓，淋巴细胞百分比43.4%↑，血小板计数347×10^9/L↑。肾功能：尿酸418.7μmol/L↑，肌酐43.4μmol/L↓。血糖、肝功能、尿常规、便常规未见明显异常。心电图：窦性心律，T波改变（低平），正常心电图。腹部彩超：脂肪肝（轻度），

门静脉、胆、胰、脾、双肾未见明显异常。甲功五项未见异常。

[**体格检查**] 体温 36.0℃，脉搏 88 次/分，呼吸 22 次/分，血压 110/81mmHg。唇暗红，咽喉充血、水肿，扁桃体无肿大，悬雍垂居中。颈软，颈静脉不充盈，颈部视诊饱满，气管居中，双侧甲状腺触诊光滑。胸廓无畸形，乳房两侧对称，呼吸运动两侧对称，双侧语颤正常，呼吸节律规整，两肺叩诊呈清音，呼吸音低弱，两肺闻及痰鸣音。心尖搏动位于左侧第 5 肋间左锁骨中线内 0.5cm，心尖部无震颤、无摩擦感，心脏浊音界无扩大，心率 88 次/分，心律齐，心音有力，各瓣膜听诊区未闻及病理性杂音。双手指间关节皮肤肥厚，表面粗糙干燥，无渗液，呈苔藓样变，局部色素减退，触之较硬。

2. 中医诊断

湿疮（血虚风燥证）。

3. 中医诊断依据

患者主要临床症状为双手指关节皮肤瘙痒，病史反复，病程较长，皮肤粗糙肥厚，色素脱落，局部可见鳞屑，无渗出及破溃，辨病当属"湿疮"范畴。患者长期处于潮湿环境，湿邪阻滞，发为湿疮，病程日久，耗损气血，血虚不能濡养皮肤，故局部皮肤干燥、瘙痒、肥厚，伴有口干。结合舌脉，辨证为血虚风燥证。

（二）诊疗过程

首诊：刘教授查体见患者咽喉充血、水肿，皮肤瘙痒，故初期给予中药汤剂以疏风解表、养血润燥止痒为主，选方以当归饮子合荆防败毒散加减，方中有荆芥、防风、羌活、独活、麻黄、当归、地黄、炙甘草、黄芪、白芍、地肤子、蛇床子、炒僵蚕、白鲜皮、白芷、浮萍等，患者眠差，给予炒酸枣仁、远志、龙眼肉以养血安神。3 剂，日 1 剂，水煎服。

二诊：患者咽喉无充血、水肿，双手指皮肤鳞屑脱落，皮肤干燥好转，眠差，故调整中药汤剂以益气养血、润燥止痒为主，用方以当归饮子加减，用药有当归、地黄、黄芪、炙黄芪、白芍、龙眼肉以养血润燥，加桑白皮、白鲜皮、地肤子、蛇床子、浮萍、炒僵蚕、浙桐皮、土茯苓以祛风止痒。3 剂，日 1 剂，水煎服。

三诊：查房时患者双手指皮肤鳞屑全部脱落，皮损减轻，皮肤干燥、瘙痒好转，结合患者肾功能提示尿酸升高，予原方基础上加茯苓、盐泽泻、菟丝子、胡芦巴以化湿浊，鉴于湿疹病情缠绵，久病必有瘀，加三七粉，继续服用 3 剂，日 1 剂，水煎服。

四诊：患者出院前皮肤瘙痒基本消失，嘱其少食辛辣燥热、豆制品、

273

海鲜等，宜饮食清淡，按时休息，避免长时间使用芳香之品。

（三）医案解析

1. 文献学习

关于湿疹的病名，可谓是百家争鸣，湿疹在中医文献中有浸淫疮、旋耳疮、脐疮、乳头风等不同病名，一般统称为"湿疮"。浸淫疮病名最早见于汉代，并提出以黄连为基本方药进行治疗，张仲景《金匮要略·疮痈肠痈浸淫病脉证并治》中记载："浸淫疮，黄连粉主之。"清代邹汉璜《邹氏纯懿庐集·疮疡》提出"湿疮"之病名及特色的临床表现为水疱，"湿疮，水泡也"，与急性湿疹较类似。《金匮要略·疮痈肠痈浸淫病脉证并治》记载"浸淫疮，从口流向四肢可治，从四肢流来入口者不可治"，可以说是首次明确提及有关浸淫疮治则的描述。

2. 诊疗分析

刘教授认为湿疹是由风湿或风热之邪侵袭人体，浸淫血脉，内不得疏泄，外不得透达，郁于肌肤腠理之间所致，风邪贯穿疾病的始终，故祛风是治疗大法。初诊查体见患者咽喉充血、水肿，皮肤瘙痒明显，痒自风而来，止痒必先疏风，故当先以疏风解表为主，加荆芥、防风、羌活、独活、麻黄等辛散透达、疏风散邪、消疮透疹；僵蚕、浮萍疏散风热；配伍少许黄芪，使固表不留邪，祛风不伤正。二诊患者瘙痒仍然存在，且夜间瘙痒甚，夜间属阴，久病耗伤阴血，而阴血足则风自消，故加当归、白芍、生地黄以养血润燥；同时重用黄芪，因黄芪长于补气，托毒敛疮生肌，为疮家圣药，不仅可助滋阴养血之力，更防滋腻之品不化。三诊患者尿酸升高，因其长期喜食豆制品、菌类等，饮食不节，使脾胃功能受损，运化水湿功能失司，水湿停聚于内，湿邪内生。如《素问·至真要大论》"诸湿肿满，皆属于脾……诸痛痒疮，皆属于心"，故在养血祛风润燥止痒的同时要重视祛湿之法，可加茯苓、盐泽泻、猪苓等淡渗利湿之品。

3. 效果见验

刘教授临床治疗湿疹在祛风止痒、养血润燥的基础上，提出了祛湿化痰活血之法。临床上久病皮肤肥厚、粗糙者，应明辨燥显于外，湿蕴于内的征象。疾病初期，外湿甚者，皮肤渗出物增多，甚至黄水淋漓，可配伍苍术、薏苡仁、土茯苓；久病湿邪不显，仍要兼顾祛湿，治湿以助津液正常输布，濡养肌肤；对于口唇紫、慢性湿疹日久或皮肤暗紫者，加三七以活血化瘀，祛瘀不伤正，瘀血去而新血生。

4. 临床体会

治疗慢性湿疹常用地肤子、蛇床子、白鲜皮、浮萍、蝉蜕等祛风药，这些药物多为苦寒之品，容易伤到胃气，脾胃为后天之本、气血生化之源，故搭配一些健脾养胃之药物，如白术、陈皮、炒神曲、半夏、姜厚朴等，津亏热结者加黄精、乌梅生津止渴。

六、益气健脾化湿法治疗青少年湿疹

（一）临床资料

1. 病例

［**病史**］患者李某，男，17岁，2023年1月30日入院。主诉：颈后部皮肤瘙痒2年，加重3天。患者及家属诉2年前无明显诱因出现颈后部皮肤瘙痒，可见红色粟粒样丘疹，无破溃、渗液，无鳞屑，遂就诊于宁夏医科大学总医院，诊断为湿疹，给予外用糠酸莫米松软膏治疗后症状缓解，停药后症状复发。此后患者颈后部皮肤瘙痒范围逐渐扩大，局部皮肤粗糙，左侧背部、右肩部散发斑片状红色粟粒样丘疹，伴瘙痒，无鳞屑，外用上述药物治疗后症状可缓解。3天前感皮肤瘙痒较前加重，外用上述药物治疗后症状未见明显改善，为求中医进一步治疗，遂前往我院就诊。入院症见：颈后部、左侧背部、右肩部皮肤瘙痒，瘙痒难忍，搔抓后皮损融合成片，双目干涩，咽干咽痒，咽部异物感，乏力，双手心偏热、有汗，时有咳嗽、咳痰，咳少量白色黏痰，无明显心慌心悸、胸闷气短、头晕头昏，纳食可，无胃脘胀满不适，无反酸、烧心，夜寐差，多梦，二便正常。舌苔白，脉濡。

［**辅助检查**］血常规：中性粒细胞百分比31.7%↓，淋巴细胞百分比52.7%↑，嗜酸性粒细胞百分比7.6%↑，血小板计数437×10^9/L↑。肾功能：尿酸467.8μmol/L↑。

［**体格检查**］体温36.6℃，脉搏82次/分，呼吸20次/分，血压126/76mmHg。神志清晰，发育正常，营养中等，表情自如，自主体位，步态正常，精神欠佳，查体合作，对答切题。全身皮肤黏膜无黄染，颈后部、左侧背部、右肩部皮肤粗糙，可见红色粟粒样丘疹，未见出血点，无肝掌和蜘蛛痣。全身浅表淋巴结未扪及肿大。咽喉充血、水肿，双侧扁桃体Ⅱ度肿大、色红，悬雍垂居中。两肺叩诊呈清音，呼吸音略低，两肺可闻及少量痰鸣音。心尖搏动位于左侧第5肋间左锁骨中线内0.5cm，心尖部无震颤、无摩擦感，心脏浊音界无扩大，心率82次/分，心律齐，心音有力，各瓣膜听诊区未闻及病理性杂音。

2. 中医诊断

湿疮（脾虚湿蕴证）。

3. 中医诊断依据

依据患者皮肤瘙痒反复发作的临床特征，诊断为湿疮。患者现症见颈后部、左侧背部、右肩部皮肤瘙痒，瘙痒难忍，搔抓后皮损融合成片，咽干咽痒，乏力，双手心偏热、有汗，纳食可，二便正常，舌苔白，脉濡等，此乃属脾虚湿蕴证。患者身体消瘦，气血亏虚，血虚不能濡养肌肤，平素饮食不节，损伤脾胃，脾失运化，酿生湿邪，脾为湿困，湿邪蕴久耗伤阴血，发为本病，故皮肤瘙痒。舌苔白，脉濡，为脾虚湿蕴之征象。

（二）诊疗过程

首诊：刘教授查房时查体见患者咽喉充血、水肿，双侧扁桃体Ⅱ度肿大、色红，两肺呼吸音略低，可闻及少量痰鸣音，故初诊中药汤剂以解表祛邪、散寒化湿为主，用方以荆防败毒散加减，用药有荆芥、防风、羌活、独活、桂枝、麻黄、白芷、僵蚕、徐长卿、浙桐皮、白芍、威灵仙等。3剂，日1剂，水煎服。

二诊：查体见患者咽喉无充血、水肿，双侧扁桃体较前消退，故调整中药汤剂以益气健脾、化湿止痒为主，用方以参苓白术散加减，用药有黄芪、人参、白术、蛇床子、地肤子、百部、白鲜皮、浙桐皮、白芍、五倍子、乌梅、僵蚕、当归、苍术、徐长卿、浮萍、土茯苓等。4剂，日1剂，水煎服。

三诊：查房时患者自诉颈后部、左侧背部、右肩部皮肤瘙痒明显减轻，上方加茯苓、盐泽泻、杜仲、菟丝子、胡芦巴等，继续服用2剂，日1剂，水煎服。

四诊：患者出院前颈后部、左侧背部、右肩部皮肤无明显瘙痒，复查肾功能提示尿酸恢复正常。嘱患者院外饮食清淡。

（三）医案解析

1. 文献学习

湿疮在中医文献中早有记载，汉代《金匮要略》中称之为浸淫疮，隋代《诸病源候论》中也有详细记述。以后诸家皆有发挥，因部位不同而有多种命名，如生在手足部的叫疯疮，生在耳部的叫旋耳疮，生在脐部的叫脐疮，生在阴囊部的叫肾囊风，生在下肢的叫血风疮，生在乳部的叫乳头风等。

2. 诊疗分析

刘教授认为无论是急性湿疮、亚急性湿疮还是慢性湿疮，湿邪往往贯穿于湿疹的始终。《医宗金鉴·血风疮》指出："此证由肝、脾二经湿热，外受风邪，袭于皮肤，郁于肺经，致遍身生疮，形如粟米，瘙痒无度，抓破时津脂水浸淫成片，令人烦躁、口渴、瘙痒，日轻夜甚。"湿疹多由于脾胃受损，失其健运，湿热内生，又兼外受风邪，内外两邪相搏，风湿热邪浸淫肌肤所致。急性者以湿热为主；亚急性者多与脾虚湿蕴有关；慢性者病久耗伤阴血，血虚风燥，乃致肌肤甲错。因此益气健脾化湿法为本病的主要治疗方法。

3. 效果见验

刘教授临床治疗湿疹在益气健脾、化湿止痒的基础上，根据患者尿酸升高，又提出温肾降浊之法。湿浊（尿酸）为人体代谢障碍所形成的病理产物，寒湿、湿热均可阻于皮肤，而使风寒湿热之邪浸淫肌肤而为湿疮。湿疮病程较长，反复发作，耗伤阴血，血虚风燥，而致本病迁延难愈。刘教授在治疗上根据不同的临床表现选用清热利湿、益气健脾化湿、温肾降湿浊、养血润肤等药物，具有较好的效果。

4. 临床体会

湿疹病程有长有短，如果患者病程较长，多伴有正气亏损、阴血耗伤，在健脾化湿止痒的基础上，也要顾护正气之本，以防祛邪伤正。刘教授在治疗湿疹时，第一阶段用药以荆芥、防风、羌活、独活、桂枝、麻黄、白芷解表祛除外感之邪为主，少佐黄芪、人参扶正祛邪，徐长卿、浙桐皮、威灵仙祛风止痒；第二阶段患者表邪已净，仍有湿邪存在，大量使用黄芪，加入人参、白术、金樱子肉、升麻等药物以益气健脾为主，加入蛇床子、地肤子、百部、白鲜皮、浙桐皮、白芍、五倍子、乌梅、僵蚕、苍术、浮萍、土茯苓等祛湿止痒，祛邪与扶正力量同等；第三阶段，患者皮肤瘙痒明显减轻，佐以当归、白芍、山茱萸、阿胶以养血，祛除邪气引起的其他症状。

七、中药与火针结合治疗带状疱疹性神经痛

（一）临床资料

1. 病例

[**病史**]患者浦某，女，61岁，2023年9月6日入院。主诉：左侧髋部多发疱疹伴疼痛4天。患者诉4天前因受凉后左侧髋部出现簇状水泡，疱疹液清亮，累累如串珠，不过前后正中线，皮肤灼热，伴针刺样疼痛，持续性发作，无恶寒发热，遂就诊于贺兰县人民医院，诊断为带状疱疹，给予口服甲钴胺片（0.5毫克，1片，3次/日）、盐酸伐昔洛韦片（0.15克，2片，2次/日），外用阿昔洛韦乳膏等药物，及局部红外线照射等治疗后疼痛略缓

解，之后左下腹部、左腹股沟区、左侧臀部逐渐出现簇状水泡，不过前后正中线，为求中医治疗，遂前往我院就诊。入院症见：左侧髋部、左下腹部、左腹股沟区、左侧臀部多发簇状水泡，皮肤灼热、瘙痒，针刺样持续性疼痛，无发热恶寒，头晕头昏，双眼干涩，口干口苦，咽干咽痒，无明显咽部异物感，乏力，胸闷，心慌心悸，无明显气短，无咳嗽、咳痰，全身汗出较多，双手足心偏热，腰部酸痛，纳食可，无胃脘胀满不适，无反酸、烧心，夜寐安，小便调，夜尿 1~2 次，大便偏干（2 日 1 次）。舌暗红，苔白，脉弦细。

[**辅助检查**] 血常规、血糖、肝功能、肾功能、尿常规、便常规未见明显异常。心电图：窦性心律，电轴左偏（轻度），正常心电图。腹部彩超：脂肪肝（轻度），门静脉、胆、胰、脾、双肾未见明显异常。甲状腺及颈部淋巴结彩超：右侧甲状腺多发结节，大小约 1.0cm×0.5cm，双侧颈部淋巴结增大。颈部血管彩超：双侧颈动脉内-中膜增厚。

[**体格检查**] 体温 36.1℃，脉搏 79 次/分，呼吸 20 次/分，血压 157/84mmHg。神志清晰，发育正常，营养中等，表情自如，自主体位，步态正常，精神欠佳，查体合作，对答切题。全身皮肤黏膜无黄染，左侧髋部、左下腹部、左腹股沟区、左侧臀部多发簇状水泡，部分疱疹液清亮，部分疱疹色紫暗，累累如串珠，不过前后正中线，未见出血点，无肝掌和蜘蛛痣。全身浅表淋巴结未扪及肿大。咽喉充血、水肿，双侧扁桃体无肿大，悬雍垂居中。呼吸音低，两肺未闻及明显痰鸣音。心尖搏动位于左侧第 5 肋间左锁骨中线内 0.5cm，心尖部无震颤、无摩擦感，心脏浊音界无扩大，心率 79 次/分，心律齐，心音有力，各瓣膜听诊区未闻及病理性杂音。

2. 中医诊断

蛇串疮（气虚血瘀证）。

3. 中医诊断依据

依据患者多发簇状水泡，伴疼痛，累累如串珠，不过前后正中线的临床特征，诊断为蛇串疮。患者现症见左侧髋部、左下腹部、左腹股沟区、左侧臀部多发簇状水泡，皮肤灼热、瘙痒，针刺样持续性疼痛，舌暗红，苔白，脉弦细等，此乃属气虚血瘀证。因患者年老气血渐亏，起居不慎，外感风寒湿之邪，外邪蕴阻肌肤，外邪与气血相搏结，气血凝滞，经络阻塞不通，不通则痛，故疼痛剧烈。结合舌暗红，苔白，脉弦细，可知为气虚血瘀之征象。

（二）诊疗过程

首诊：刘教授查房时查体见患者咽喉充血、水肿，两肺呼吸音低，未闻及明显痰鸣音，故初诊中药汤剂以解表祛邪、活血通络为主，兼以补中益气，用方以荆防败毒散加减，用药有荆芥、防风、羌活、独活、桂枝、麻黄、白芷、当归、细辛、小通草、路路通、川芎等。5剂，日1剂，水煎服。配合火针针刺疱疹治疗。

二诊：查体见患者咽喉无明显充血、水肿，左侧髋部、左下腹部、左腹股沟区、左侧臀部疱疹干瘪，部分结痂，色暗红，无皮肤灼热、瘙痒，针刺样持续性疼痛明显缓解。患者疱疹部分结痂，考虑仍有邪气，故中药汤剂仍以解表祛邪、通络止痛为主，兼以补中益气，用方仍以荆防败毒散加减，用药有荆芥、防风、羌活、独活、桂枝、麻黄、白芷、当归、细辛、小通草、路路通等，加入五灵脂、蒲黄、白芍等止痛药物。3剂，日1剂，水煎服。继续使用火针针刺疱疹治疗。

三诊：查房时左侧髋部、左下腹部、左腹股沟区、左侧臀部疱疹全部干瘪、结痂，色黑，无皮肤灼热、瘙痒，无明显疼痛。患者疱疹全部结痂，考虑邪去伤正，故调整中药汤剂以益气健脾、活血通络止痛为主，用方以补中益气汤加减为主，用药有黄芪、炙黄芪、党参、白术、仙鹤草、金樱子肉、升麻等以补中益气为主，再加入浮萍、浙桐皮、地肤子、蛇床子、威灵仙等祛湿止痒药物，继续服用7剂，日1剂，水煎服。嘱患者院外饮食清淡，避风寒。

（三）医案解析

1. 文献学习

蛇串疮为病证名，又名蛇丹、缠腰火丹、火带疮、蛇缠虎带、缠腰龙、蜘蛛疮，见于《医宗金鉴·外科心法要诀》，是指以集簇性水疱沿身体单侧，断续排列成带，宛如蛇形，四畔焮红，伴疼痛为主要表现的皮肤疾病。因皮损状如蛇行，故名蛇串疮。因每多缠腰而发，故又称缠腰火丹。蛇串疮是急性疱疹性皮肤病，系由湿热火毒蕴蓄经络而发，以成簇水疱，沿一侧周围神经作带状分布，伴刺痛为临床特征，多见于成年人，好发于春秋季节。清代《外科大成·缠腰火丹》称此症为"缠腰火丹"，俗名蛇串疮，初生于腰，紫赤如疹，或起水疱，痛如火燎。

2. 诊疗分析

刘教授认为患者因受凉后左侧髋部出现簇状水泡，疱疹液清亮，累累如串珠，不过前后正中线，皮肤灼热，伴针刺样疼痛，符合带状疱疹性神经痛。患者年老体弱常因气血亏虚，感受寒邪后导致气血凝滞，经络阻塞不通，以致疼痛剧烈；患者皮肤灼热瘙痒，考虑发病初期有湿热蕴于肌肤所致。故本病初期以湿热火毒为主，后期是正虚血瘀兼夹湿邪为患。

3. 效果见验

刘教授在临床中治疗带状疱疹性神经痛，以荆防败毒散为首诊处方，意在解表祛邪、宣散风寒，使疱疹发散透彻，再加入细辛、小通草、路路通、当归以活血通络，浮萍、浙桐皮、蛇床子、地肤子、苍术以祛湿止痒，香附、茜草、蒲黄、五灵脂等止痛。直到疱疹全部干瘪、结痂，考虑到祛邪伤正、余邪残留，此时以补中益气汤加减，意在扶正祛邪，药用黄芪、炙黄芪、金樱子肉、升麻等以益气扶正，用细辛、小通草、路路通、当归、白芍、三七、浮萍、浙桐皮、蛇床子、地肤子等以活血通络止痛。脾胃为后天之本，气血生化之源，在本病的治疗过程中一定要顾护脾胃，方中加入党参、白术、半夏、旋覆花、厚朴等药物以健脾和胃。

此外，刘教授还提出火针治疗带状疱疹性神经痛的方法，带状疱疹初期以湿热火毒为主，使用火针针刺疱疹以泻火解毒、通络止痛，直至疱疹全部干瘪结痂，此时患者疼痛逐渐减轻甚至消失，此法在治疗带状疱疹性神经痛上具有较好的疗效。

4. 临床体会

带状疱疹最大的后遗症便是顽固性神经痛，且持续时间长，在临床中中药与火针治疗带状疱疹性神经痛已经取得明确的疗效，在我院临床中已经有 3 例成功案例。刘教授总结发言：中医辨证精准，治疗时分清标本缓急，兼顾脏腑，配合中医火针疗法，可以取得行之有效的成绩。

八、泻火解毒、通络止痛——针灸治疗带状疱疹

（一）临床资料

1. 病例

[**病史**] 患者张某，女，69 岁。主诉：发现带状疱疹 20 天，左侧胁肋部疼痛 15 天。患者诉 20 天前发现左侧胁肋部出现簇状水泡，疱疹液清亮，累累如串珠，不过前后正中线，无恶寒发热，无皮肤发痒，5 天后感左侧胁肋部有电击样疼痛，皮肤稍瘙痒，影响睡眠，遂就诊于宁夏回族自治区中医医院暨中医研究院皮肤科，诊断为带状疱疹，予以静滴阿昔洛韦注射液抗病毒治疗 8 天，予火针治疗 1 次，并口服抗病毒药物（具体用药及剂量不详），左侧胁肋部疱疹逐渐干燥、结痂，疼痛时轻时重。随后患者就诊于银川易德中医医院门诊，予针刺治疗 3 天，左侧胁肋部疼痛较前稍减轻。今为求进一步中医治疗，患者再次就诊于我院门诊，门诊以"带状疱疹性神经痛"收住入院。入院症见：左侧胁肋部疼痛明显，后背部皮肤发痒，稍有

乏力，无肝区不适，双眼干涩、疼痛，行走时有脚踩棉花感，无头晕头昏，有时心慌心悸，夜间出汗较多，双手足偏热，全身怕冷，咯少量白色稀痰，晨起明显，口干咽干，无咽痒咽痛，腰部酸痛，劳累后加重，纳食可，夜寐欠佳，入睡困难，二便正常，近半年体重未见明显增减。舌暗红，苔白腻，脉弦紧。

[体格检查] 体温 36.1℃，脉搏 72 次/分，呼吸 18 次/分，血压 140/81mmHg。神志清晰，发育正常，营养中等，表情自如，自主体位，步态正常，精神欠佳，查体合作，对答切题。全身皮肤黏膜无黄染，未见皮疹及出血点，无肝掌和蜘蛛痣。全身浅表淋巴结未扪及肿大。咽喉充血、水肿，咽喉壁可见散在针尖样疱疹，双侧扁桃体无肿大，悬雍垂居中。左侧胁肋部局部色素沉着，可见散在疱疹瘢痕。两肺叩诊呈清音，呼吸音低，两肺可闻及痰鸣音。心尖搏动位于左侧第 5 肋间左锁骨中线内 0.5cm，心尖部无震颤、无摩擦感，心脏浊音界无扩大，心率 72 次/分，心律齐，心音有力，各瓣膜听诊区未闻及病理性杂音。

2. 中医诊断

蛇串疮（湿毒浸淫证）。

3. 中医诊断依据

中医辨病属中医学"蛇串疮"范畴。患者起居不慎，外感风寒之邪，外邪蕴阻肌肤，故发病。久病则气血亏虚，又因余邪未尽，余邪与气血相搏结，气机阻滞，故疼痛。结合舌色暗红，苔白腻，脉弦紧，四诊合参，故辨证为湿毒浸淫证。

（二）诊疗过程

首诊：刘教授查房时查体见患者咽喉充血、水肿，咽后壁可见散在大小不等滤泡，双侧扁桃体无肿大，两肺叩诊呈清音，呼吸音低，两肺可闻及湿啰音。患者当前表证未解，故给予中药汤剂以疏风散寒为主，用方以荆防败毒散加减，用药有荆芥、防风、羌活、独活、桂枝、麻黄等。3 剂，日 1 剂，水煎服。

二诊：查体见患者咽部无充血、水肿，咽后壁滤泡消失，故调整中药汤剂以补气健脾、托毒透疹为主，用方以补中益气汤加减，用药有黄芪、炙黄芪、人参、白术、升麻、地肤子、蛇床子、徐长卿、刺蒺藜等。3 剂，日 1 剂，水煎服。

三诊：查房时患者自诉左侧胁肋部疼痛较前缓解，遂于上方加巴戟天、鹿角霜、桑寄生以温补肾阳、敛疮生肌，继续服用 3 剂，日 1 剂，水煎服。

四诊：患者出院前无明显左侧胁肋部疼痛，后背部皮肤发痒明显减轻，偶有乏力。嘱患者院外避风寒，定期复查，不适及时随诊。

（三）医案解析

1. 文献学习

在中医学中，带状疱疹属于"蛇串疮""老蛇缠腰""缠腰火丹""甑带疮"等范畴。古代医家对本病的病因病机论述颇多，《外科大成》中不仅记载了该病的症状及命名，也阐明了本病的病机是由心肾不交、肝火下移膀胱所致，曰："缠腰火丹，一名火带疮，俗名蛇串疮，初生于腰，紫赤如疹，或起水疱，痛如火燎，由心肾不交，肝内火炽，流入膀胱而缠带作也。"《疮疡经验全书》记载本病为热毒风毒所致，曰："火腰带毒，受在心肝二经，热毒伤心，流滞于膀胱不行，壅在皮肤，此是风毒也。"《诸病源候论》有言："甑带疮者，缠腰生，此亦风湿搏于血气所生，状如甑带。"本书认为该病病机是风湿搏结于血气，外发而成。《外科正宗》中记载本病为心火妄动、脾肺湿热所致，曰："火丹者，心火妄动，三焦风热乘之"，"腰胁生之，肝火妄动，名曰缠腰丹"。综上所述，古代医家典籍对该病的病因病机认识主要是在于风、湿、热（火）、毒等，涉及脏腑多为肝、脾、肺、心。

2. 诊疗分析

针刺采用"青龙摆尾针刺法"，此法源自《素问·诊要经络》中的"刺针必肃，刺肿摇针"及《灵枢·官能》中的"遥大其穴，气出乃疾"等针刺理论。青龙摆尾针刺法是以向针刺的针尖方向"走气"为主，并结合上下左右摇针行气与九六之法、天地人分层法而组成的一种复合式针刺方法，属于"飞经走气"四大方法之一。除此之外，采用围刺法，对带状疱疹周边进行浅刺，配合青龙摆尾针刺法以达到疏经通络、调理脏腑、平衡阴阳和调和气血的目的。方剂选用补中益气汤，此方组成精妙，脾胃一虚，肺气先绝，卫气不固，外邪侵之。其中重用黄芪为君药，补脾肺之气；再用大队的补气之药人参、白术、炙甘草助黄芪补益脾胃之气，为臣药，此配伍正切合了补益脾胃之气的立方之本；另外，脾胃气机升降失调导致清阳不升，浊阴不降，所以不能只补气，还得升提中气，本方用升麻益气的同时协助升提中气，从而达到补气升阳，使气机调畅之目的，共为佐药。刘教授认为，中焦脾胃元气下降，要引气上行，可加升麻，可以帮助人参、黄芪、白术、炙甘草这四味药气味上升，这就是引药上行的作用。

3. 效果见验

刘教授认为，脾胃是后天之本，气血运化之源，一身元气之本全靠脾胃之运化，脾胃位于气机升降的中心，所以刘教授在治疗上特别重视气机的升降，尤其强调促进脾胃运化和阳气升发。补中益气汤首选黄芪补气，《本草正义》言黄芪补气治疗气虚最佳，脾土虚弱，气虚下陷，用黄芪为上。张锡纯也说："黄芪既善补气，又善升气。"中气虚弱，阳气不升，肺气没有得到滋养，黄芪可以补脾肺之气，为最佳补气之药。李东垣还曾说过，饮食劳倦，导致脾胃虚弱，继而引起肺气不足，必须用大量的黄芪。另外，黄芪可以实卫气，使虚人不会因自汗而损伤元气。故本方立黄芪为君药，说明重用黄芪以补益脾胃是立方之本。外治法采用针刺"青龙摆尾针刺法"和"围刺法"疏经通络，内外合治，共凑补中益气、托毒敛疮之功。

4. 临床体会

治疗带状疱疹，宜采用普通针刺合中药汤剂联合应用。针刺法采用"青龙摆尾针刺法"和"围刺法"以达到局部的疏经通络，全身的调和阴阳之效。内治法选用补中益气汤，一则顾护脾肺之气，实营卫，充肌肤；二则托毒敛疮。内外相和，效果显著，患者症状改善，疼痛缓解，且能够降低后遗神经痛的发病率。

九、从甲状腺功能减退症论治月经失调

（一）临床资料

1. 病例

[病史] 患者张某，女，35岁。主诉：月经周期延后，经期延长半年，乏力1周。现病史：患者于半年前无明显诱因出现月经周期延后（延后约10天），经期延长，月经再次来潮时行经10～13天，经色暗红，量可，有血块，经期腰部酸困不适，无下腹部疼痛，无恶心，无潮热、盗汗，遂就诊于灵武市中医医院口服中药汤剂治疗。1个月前患者月经来潮，月经周期延后，月经量少，行经13天，经色暗红，有血块，腰部酸困，无明显痛经。1周前患者无明显诱因自觉乏力不适，今为求进一步中医治疗，遂就诊于我院，门诊以"月经不规则"收住入院。入院症见：月经周期延后约10天，经期延长，月经量少，无白带，无异味，无乳房胀痛，下腹部怕凉，偶有坠胀感，乏力不适，易烦躁，胸闷气短，偶有头晕头昏，心悸心慌，偶有心前区憋闷不适，咳嗽、咳痰，咳白色泡沫痰，出汗偏多，手足心偏热，纳食可，胃脘部偶有反酸，无胃胀、胃痛，夜寐欠佳，入睡困难，睡后易醒，大便偏稀，小便正常，近半年体重未见明显增减。既往史：既往身体状况一般，有甲减病史3年，口服左甲状腺素钠片（25微克，1次/日）治

疗，口服 1 年后因妊娠自行停药；有睡眠障碍病史 3 个月，未针对治疗；否认高血压、糖尿病、冠心病、慢性肾病病史；有新冠病毒感染史；否认肝炎、结核病病史；2020 年于海原县人民医院行剖宫产术，具体不详；否认输血史、外伤史；否认药物及食物过敏史。

[辅助检查] 甲功五项：TSH 10.49μIU/mL↑，余未见明显异常。

[体格检查] 体温 36.1℃，脉搏 95 次/分，呼吸 22 次/分，血压 96/68mmHg。神志清晰，发育正常，营养中等，表情自如，自主体位，步态正常，精神良好，查体合作，对答切题。全身皮肤黏膜无黄染，未见皮疹及出血点，无肝掌和蜘蛛痣。全身浅表淋巴结未扪及肿大，头颅无畸形，两侧瞳孔同圆等大，对光反应正常，眼球运动正常。鼻通畅，鼻唇沟对称，鼻中隔无偏曲，鼻翼无扇动，鼻窦区无压痛，无流涕和出血。两耳廓正常，外耳道无脓性分泌物，乳突区无压痛，两耳听力粗测正常。唇红，口腔黏膜无溃疡，咽喉充血、水肿，咽后壁可见散在大小不等滤泡，双侧扁桃体无肿大，悬雍垂居中。颈软，颈静脉不充盈，气管居中，颈前视诊饱满，双侧甲状腺未触及肿大。胸廓无畸形，乳房两侧对称，呼吸运动两侧对称，双侧语颤正常，呼吸节律规整，两肺叩诊呈清音，呼吸音可，两肺可闻及痰鸣音。心尖搏动位于左侧第 5 肋间左锁骨中线内 0.5cm，心尖部无震颤、无摩擦感，心脏浊音界无扩大，心率 95 次/分，心律齐，心音有力，各瓣膜听诊区未闻及病理性杂音。腹无膨隆，未见腹壁静脉曲张及蠕动波。下腹部可见一长约 15cm 的横行手术疤痕，局部愈合可。腹壁柔软，无肌紧张，无压痛及反跳痛，肝脾肋下未触及，无液波震颤，未触及包块。肝脾区均无叩击痛，无移动性浊音，双肾区无叩击痛。肠鸣音 5 次/分，未闻及血管杂音。

2. 中医诊断

月经后期（脾虚湿困证）。

3. 中医诊断依据

患者主因"月经周期延后，经期延长半年，乏力 1 周"入院，辨病属"月经后期"范畴。患者劳累过度，熬夜，休息不佳，平素饮食不规律，脾虚日久，失于固摄，故月经量少；湿浊内阻胞宫，故出现腰部酸困、下腹怕凉、大便偏稀。四诊合参，辨证为脾虚湿困证。

（二）诊疗过程

首诊：患者咽喉充血、水肿，可知表邪未祛，故加疏散风寒之荆芥、防风、麻黄、羌活等；汗多，故加五味子、白芍以止汗；咳嗽、咳痰，故加射干、白前、紫菀、款冬花、百部等以化痰止咳；睡眠欠佳，故加炒酸枣仁、远志、龙眼肉以养心安神；乏力、气短，故加炙黄芪、黄芪、人参片以补中益气。3 剂，日 1 剂，水煎服。

二诊：查体见患者咽喉无充血、水肿，结合其甲减病史，故以补中益气汤合右归丸加减治疗，加杜仲、鹿角霜、巴戟天、淫羊藿、胡芦巴等药物以温肾助阳。3 剂，日 1 剂，水煎服。

三诊：患者仍有烦躁、睡眠不佳，故在上方基础上加百合、首乌藤、香附、炒酸枣仁、柏子仁、远志、龙眼肉。3 剂，日 1 剂，水煎服。

四诊：患者月经来潮，腰部无明显酸困不适，无痛经，出院前嘱其继续服用上方 7 剂。

（三）医案解析

1. 文献学习

月经是指有规律的、周期性的子宫出血，是女性最显著的生理特征。古人称为"月事""经水""月水""月信"等。李时珍在《本草纲目》中说："月有盈亏，潮有朝夕，月事一月一行，与之相符，故谓之月水、月信、月经。"《黄帝内经》中对月经病就已有初步的认识，如"女子不月""月事不来""月事不以时下""月事衰少不来"等，但只是做了简单的症状记载，并未提出明确的病名。《黄帝内经》中对月经不调的病因病机也进行了丰富的论述，《素问·评热病论》曰："月事不来者，胞脉闭也，胞脉者属心而络于胞中，今气上迫肺，心气不得下通，故月事不来也。"《素问·阴阳别论》曰："二阳之病发心脾，有不得隐曲，女子不月。"晋代王叔和的《脉经》中首提"月经"之名，出现了"月使不调"，并指出了三月一至的"居经"、一年一至的"避年"这类特殊的月经。

2. 诊疗分析

刘教授认为甲状腺是机体内分泌系统中重要性最大的腺体，能起到合成甲状腺激素的作用，能够对机体新陈代谢形成调节，可影响女性排卵功能、性腺发育、月经周期。月经紊乱是女性多发的一类疾病，研究认为药物不良反应、器质性病变、内分泌激素异常是女性月经紊乱发生的主要原因，而其中以内分泌激素异常的影响最大。中医将月经失调的发病机制归属于阴阳盛衰所致，其认为"阳太过则先期而至，阴不及则后时而来"。肾阳是一身阳气之根本，具有振奋人身之作用，可以推动阴血、肾精的化生。因此肾阳的强弱会直接影响女性的生殖器官发育以及月经来潮。

3. 效果见验

刘教授认为甲状腺生理功能和月经的形成与肾阳之间存在密切的关系。肾为先天之本，主生殖以及生长发育，肾阳的强弱会直接影响女性的生殖器官发育以及月经来潮。故刘教授在治疗月经不规则合并甲减时，以温肾助阳治疗为主，主要组方为熟地黄、鹿角霜、山茱萸、山药、枸杞子、杜仲、当归、菟丝子、巴戟天等。其次根据患者处于不同的时期进行对应的给药处理，如果处于经后的卵泡期则采取温肾补阳合滋补气血的治疗原则，在基本方药的基础上加入阿胶、女贞子、墨旱莲、白术、桑椹等；处于经间排卵期则采取温肾补精合活血行气治疗原则，加入牛膝、香附、川芎等；经期前则采取补肾助阳合行气活血的治疗原则，加入巴戟天、川芎、香附、三七等药物；经期的治疗原则为温肾养血合活血调经的治疗原则，加入白术、党参、香附、川芎等。

4. 临床体会

月经不调患者性激素水平会出现异常改变，且甲状腺功能异常发生率较高，甲状腺功能障碍程度越高的患者性激素水平也会相应更高，提示甲状腺功能异常和月经紊乱有关，为我们临床治疗扩展了思路。

十、疏通经络、行气活血、调经止痛——针灸治疗痛经

（一）临床资料

1. 病例

［病史］患者殷某，女，25 岁。主诉：行经时下腹痛间作 5 年，伴乏力 1 周。患者于 5 年前无明显诱因出现行经时下腹痛，呈牵拉性疼痛，疼痛较重时可影响日常活动，热敷后疼痛可稍缓解，每次行经 4～5 天，月经周期 29～30 天，经量少，色暗红，血块较多，伴有下腹冰凉、腰部酸困，经期心慌心悸，烦躁，汗多，双乳胀痛，无明显恶心呕吐，未进一步就医。此后，患者上述症状反复，进食寒凉食物后病情加重，得温痛减。1 周前，患者感乏力不适、腰部酸困，现为求进一步中医治疗，就诊于我院门诊，门诊以"原发性痛经"收住入院。入院症见：患者经期下腹部牵拉性疼痛，疼痛较为剧烈，伴有下腹部冰凉，腰部酸困，下腹胀，头晕头昏，头痛偶作，双侧颞部明显，双目干涩、发痒，少许咳痰，喷嚏时作，无明显流涕，口干口苦，无反酸、烧心，无胃痛胃胀，肛门排气较多，颈肩部酸困，双膝关节怕凉，纳可，眠欠佳，梦多，汗可，手足偏凉，大便干，小便频，夜尿4～5 次，近期体重未见明显增减。舌红，苔白腻，脉沉细。

［体格检查］体温36.3℃，脉搏 71 次/分，呼吸 18 次/分，血压 113/78mmHg。神志清晰，发育正常，营养中等，体型偏瘦，表情自如，自主体

位，步态正常，精神欠佳，查体合作，对答切题。全身皮肤黏膜无黄染，未见皮疹及出血点，无肝掌和蜘蛛痣。全身浅表淋巴结未扪及肿大，头颅无畸形，两侧瞳孔同圆等大，对光反应正常，眼球运动正常。鼻通畅，鼻唇沟对称，鼻中隔无偏曲，鼻翼无扇动，鼻窦区无压痛，无流涕和出血。两耳廓正常，外耳道无脓性分泌物，乳突区无压痛，两耳听力粗测正常。唇色暗红，牙龈无肿胀，无溢脓及色素沉着，口腔黏膜无溃疡，咽喉充血、水肿，双侧扁桃体Ⅱ度肿大、色红，悬雍垂居中。颈软，颈静脉不充盈，气管居中，双侧甲状腺饱满。胸廓无畸形，乳房两侧对称，呼吸运动两侧对称，双侧语颤正常，呼吸节律规整，两肺叩诊呈清音，呼吸音清，两肺闻及少许痰鸣音。心尖搏动位于左侧第 5 肋间左锁骨中线内 0.5cm，心尖部无震颤、无摩擦感，心脏浊音界无扩大，心率 71 次/分，心律齐，心音有力，各瓣膜听诊区未闻及病理性杂音。腹无膨隆，未见腹壁静脉曲张及蠕动波。腹壁柔软，无肌紧张，下腹压痛（±），无反跳痛，肝脾肋下未触及，无液波震颤，未触及包块。肝脾区均无叩击痛，无移动性浊音，双肾区无叩击痛。肠鸣音 4 次/分，未闻及血管杂音。肛门及外生殖器未查。脊柱及四肢无畸形，活动自如，关节无红肿，双下肢无可凹陷性水肿，无杵状指（趾）。生理反射存在，病理反射未引出。

2. 中医诊断

痛经（寒湿阻滞证）。

3. 中医诊断依据

患者主因"行经下腹痛间作 5 年，伴乏力 1 周"入院，结合现代学检查，辨病属中医学"痛经"范畴。患者平素饮食不节，感寒饮冷，寒客冲任胞宫，血为寒凝，经期气血下注冲任，胞脉气血更加瘀滞，不通则痛，故行经下腹部疼痛。结合舌红，苔白腻，脉沉细，辨证为寒湿阻滞证。

（二）诊疗过程

首诊：刘教授查房时患者诉行经时下腹胀，腹部冰凉，下腹疼痛，头晕头昏、头痛，腰部酸困，此外，患者兼有表证未解，予中药汤剂治以健脾祛湿、温经散寒止痛为主，兼以疏风解表，用药有小通草、路路通、地黄、麦冬、桂枝、当归、荆芥、防风、羌活、独活、麻黄、白芷等。3 剂，日 1 剂，水煎服。予以普通针刺治疗，取穴有百会、四神聪 4 穴、双风池穴、双合谷、双内关、腰阳关、神阙、气海、关元、中极、双血海、双足三里，以温经散寒止痛。

二诊：患者自诉下腹胀改善，无腹痛，腰部酸困、下腹冰凉好转，头晕头昏偶作，无头痛，双目干涩、发痒好转，颈肩部酸困，双膝关节怕凉同前，纳可，睡眠一般，汗可，手足偏凉，二便可，故调整方剂以益气健脾、化湿通络、养心安神为主，用药有黄芪、炙黄芪、人参片、炒酸枣仁、远志、龙眼肉、柏子仁、郁李仁、广藿香、姜厚朴等。3剂，日1剂，水煎服。普通针刺继续予以上方穴位加减治疗。

三诊：查房时，患者下腹胀明显好转，无腹痛，腰部酸困、下腹冰凉改善，头晕头昏改善，无头痛，双目干涩、发痒明显好转，颈肩部酸困，双膝关节怕凉好转。继续予以普通针刺治疗以温经散寒止痛。

四诊：患者出院前下腹胀、下腹痛缓解，腰部酸困、下腹冰凉较前好转，无明显头晕头昏、头痛，晨起咳少许白色黏痰、可咳出，颈肩部酸困，双膝关节怕凉改善。嘱患者院外禁食生冷，定期复查，不适及时随诊。

（三）医案解析

1. 文献学习

中医古籍中"痛经"一病早期并没有统一病名。存世文献对于痛经的记载最早见于张仲景《金匮要略·妇人杂病脉证并治》，其云："带下，经水不利，少腹满痛，经一月再见者，土瓜根散主之。"虽无病名，但通过"经水不利""少腹满痛""经一月再见"这组症状，可判断为痛经。《黄帝内经》指出，冲、任、督脉一源而三歧，且冲脉和任脉又内系于胞中，与妇科疾病的产生和发展密切相关。《素问·骨空论》中提到："任脉为病……女子带下瘕聚；冲脉为病，逆气里急；督脉为病，脊强反折……其女子不孕。"任脉行于身前正中，总司一身之阴经，为阴经之海，主持诸阴而司妊养，与脏腑精气相通，与募穴共同协调机体的气血运行，涉及冲脉。冲脉为十二经脉之海，主一身血海而润养全身。痛经的发生离不开冲任、胞宫气血失调，故艾灸治疗亦以调理冲任、胞宫气血为根本。

2. 诊疗分析

中医认为痛经发病机制主要为气血运行受阻，受起居不慎、六淫为害、情志所伤等因素影响，另外痛经还受个人生理情况干扰。常见类型有气滞血瘀、寒凝胞中和湿热下注等。中医治疗主张通调气血。选取适宜的中药汤剂，能够发挥调经止痛、活血化瘀和疏肝理气等作用，帮助减轻痛经。

3. 效果见验

刘教授认为，通过辨证分型，该患者为寒湿阻滞型痛经，治疗原则应为温经散寒止痛。在针灸治疗痛经上，通过经络、腧穴配伍和针灸方法及手法的作用，达到疏通经络、行气活血、调经止痛的目的，但是一定要辨证施针。气滞血瘀，加三阴交、太冲、血海、足三里、阳陵泉；肾气亏虚，加足三里、三阴交、太溪、肾俞；气血虚弱加气海、脾俞、胃俞；寒凝血瘀加三阴交、归来。

4. 临床体会

痛经是妇科最常见的疾病，症状严重者可影响生活和工作。西医治疗原发性痛经以药物对症止痛为主，长期服用有产生耐药性、不良反应大、停药后病情易复发的缺点，而中医治疗痛经有独特的优势。中医对原发性痛经辨证分型，其中寒凝血瘀型痛经临床最为普遍，其病因主要是外感寒邪、内生寒邪，病机可概括为不通则痛。对此类痛经，中医遵循调理冲任、胞宫气血的原则，采用温经散寒、活血化瘀、调经止痛的治法，用调经止痛方治疗。治疗过程中可根据患者个体差异在基本方的基础上进行药物加减、穴位调配，亦可根据病情的变化及时调整治疗方案。中医治疗痛经不良反应小，标本兼治，远期可取得更好的临床效果。

参考文献

[1] 仝小林，刘文科.《金匮要略》临床诊疗思维探析 [J]. 上海中医药杂志，2012，46（04）：7-9.

[2] 谈勇，胡荣魁. 中医女性生殖节律理论创新 [J]. 南京中医药大学学报，2014，30（04）：301-305.

[3] 张志斌.《脉经》中的居经概念 [J]. 中华医史杂志，1999，29（04）：229.

[4] 吴莉莉，唐劲松，周正维，等. 血清性激素、促甲状腺激素检测对月经紊乱的临床意义 [J]. 实用临床医学，2017，18（01）：52-53.